# Archives of Gynecology and Obstetrics
Organ of the Deutsche Gesellschaft für Gynäkologie und Geburtshilfe

Founded in 1870 as "Archiv für Gynaekologie". Vols. 1–115 (1870–1922) published by August Hirschwald, Berlin; Vols. 115–175 (1920–1944) published by Springer, Berlin. As of Vol. 176 (1949) published by J. F. Bergmann, Munich. Edited by K. Credé (Vols. 1–41), O. Spiegelberg (Vols. 1–18), A. Gusserow (Vols. 24–77), G. Leopold (Vols. 42–94), E. Bumm (Vols. 78–123), K. Franz (Vols. 124–129), A. Döderlein (Vols. 130–172), H. von Peham (Vols. 130–142), R. Meyer (Vols. 130–167), G. A. Wagner (Vols. 143–175), H. Martius (Vols. 176–201), C. Kaufmann (Vols. 176–229), K. G. Ober (Vols. 190–238), H. A. Hirsch (since Vol. 210), F. E. Loeffler (since Vol. 226), H. Ludwig (since Vol. 230), H. Wulf (since Vol. 230). Since 1922 (Vol. 117) "Archiv für Gynäkologie" has been the organ of the Deutsche Gesellschaft für Gynäkologie und Geburtshilfe. As of Vol. 226 (1978) published under the English title "Archives of Gynecology". As of Vol. 241 (1987) published under the title "Archives of Gynecology and Obstetrics".

---

Manuscripts and inquiries may be addressed to:

*Prof. Dr. H. A. Hirsch*
Universitäts-Frauenklinik
Schleichstrasse 4
W-7400 Tübingen, FRG

*Dr. F. E. Loeffler, F.R.C.S., F.R.C.O.G.*
St. Mary's Hospital
Praed Street
London W2, England

*Prof. Dr. H. Ludwig*
Wartenbergstrasse 9
CH-4052 Basel
Switzerland

*Prof. Dr. K.-H. Wulf*
Universitäts-Frauenklinik
Josef-Schneider-Strasse 4
W-8700 Würzburg, FRG

---



(Continuation on cover page 3)

# Archives of Gynecology and Obstetrics

Continuation of Archiv für Gynäkologie, founded in 1870



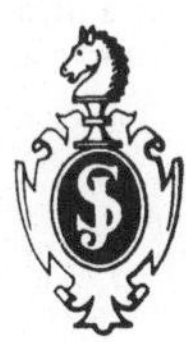

Springer-Verlag Berlin Heidelberg GmbH

# Guide for Authors

Papers should be submitted in English. The author must take special care to make certain that either American or British usage is followed consistently throughout the manuscript and in inscriptions in illustrations. After acceptance, all manuscripts will be forwarded to a language editor by the publisher, but this in no way diminishes the responsibility of the author to pay meticulous attention to the linguistic accuracy of his paper.

**The maximum acceptable length has been limited to 8 printed pages equivalent to 16 typewritten pages including figures and references: a fee of DM 150.00 per page will be charged for additional pages.**

Observations of particular interest, i.e., especially written-up single cases, will be published under the heading **"Case Reports"**. Such reports will usually not exceed 4 printed pages, 4 figures, and 1 table, and should be written in English.

**"Review articles"** and annotations reflect the present state of knowledge in special areas or summarize limited themes in which discussion has led to clearly defined conclusions.

Authors are requested to prepare manuscripts in accordance with the journal's accepted practice in such matters as the division of papers, lay-out of tables, etc.

**1. Manuscripts** should be typed in double-line spacing with wide margins on one side of the paper only. Form and content should be carefully checked to exclude the need for corrections in proof because only misprints should be corrected there. Correction costs exceeding 5% of the composition costs will be charged to the author. **Editorial procedures will be speeded up if two copies of the manuscript and illustrations are submitted.**

**2.** The **title page** should comprise: title of paper, first name(s) and surname of author(s), institute, any footnotes referring to the title (indicated by asterisks), address to which proofs should be sent, running title (not more than 72 typewriter strokes, including spaces).

**3. Summary.** Each paper should be preceded by a summary of the main points.

**4. Key words.** Immediately following the summary not more than 5 English key words should be supplied for subject indexing. Key words should be taken from the Index Medicus (Medical Subject Headings) or, failing this, composed on the same principles.

**5. Small print.** Historical reviews, materials and methods, histological data, and other secondary matter should be marked for small print. This is not done to save money – it costs more to set up – but to improve presentation.

**6. Footnotes,** other than those referring to the title heading, should be numbered consecutively.

**7.** The **references** should include only works referred to in the text. They should be cited as follows: journal papers – names and initials of all authors, year, full title, journal as abbreviated in Index Medicus, volume number, first and last page numbers. Papers published in volumes where the heading bears 2 dates should be cited with only **one** date, i.e., that given in the so-called source note on the first page of each paper. Books – names of authors, full title, edition, place, publisher, year.

Examples:
Daume E, Chari S, Hopkinson CRN, Sturm G (1979) Inhibition of follicle stimulating hormone binding to granulosa cells in vitro by human follicular flurd. Alcn Gynecol 227:289–292
Lorento C de (1960) Cerebral corte : arcl in the given a-cortical connections, motor projections into foitun the

(ed) Physiology of the nervous system, 3rd edn. University Press, New York, p 288

References should be listed at the end of the paper in **alphabetical** order under the first author's name, more than one reference to the same author or team of authors in chronological order.

They should be cited in the text by author and year.

**8. Figures.** The number and size of the illustrations must be kept to the minimum required for clarification of the text. Previously published figures cannot be accepted. Explanations of figures furnished as legends should not be repeated in the text. Numerical data given in graphs or tables must not duplicate each other. As a rule, requests for color reproductions cannot be approved unless the authors bear the costs. All figures, whether photographs, graphs, or diagrams, should be numbered consecutively throughout and submitted on separate sheets.

The figures should not extend beyond the print area $122 \times 195$ mm ($43/4 \times 71/2$ inches) including legend texts. Several figures should be grouped into a plate on one page.

**Line drawings.** Please submit good-quality prints. The inscriptions should be clearly legible. Letters 2 mm high are recommended. Computer drawings are acceptable provided they are of comparable quality to line drawings. Computer-drawn curves and lines must be smooth.

**Half-tone illustrations.** Please submit well contrasted photographic prints, trimmed at right angles and in the desired final size. Inscriptions should be about 3 mm high.

Color illustrations will be accepted; however, the authors will be expected to make a contribution towards the costs (approx. DM 980.00 for the first and DM 500.00 for each additional page).

**9. Captions.** Each figure should be briefly and clearly described. Remarks like: "for explanation see text" are not adequate. Captions are a part of the text and should be appended to it.

**10.** Papers which are ready to go to the printers can be published within 4 months of receipt. Fifty (50) offprints of each paper will be supplied to the author(s) Free of Image; additional copies may be ordered at cost pirce.

A 4

# Verhandlungen
# der Schweizerischen Gesellschaft für Gynäkologie
# und Geburtshilfe

## Jahresversammlung
## Interlaken, 13.–15. Juni 1991

# Inhaltsverzeichnis

Archives of

# Gynecology and Obstetrics

© Springer-Verlag 1991

## 1. Hauptthema/1$^{er}$ thème principal
## Notfälle in der Geburtshilfe/Urgences en obstétrique

# Einführende Bemerkungen

**H. Schneider**

Universitäts-Frauenklinik und Kantonales Frauenspital, Bern, Schweiz

Die Diskussion über die Pathologie der Schwangerschaft und der Geburt hat sich in den letzten Jahrzehnten zunehmend auf die perinatale Morbidität und Mortalität des Feten konzentriert. Dabei ist die Bedeutung mütterlicher Pathologie in den Hintergrund gerückt, was angesichts der Seltenheit schwerer mütterlicher Erkrankungen insbesondere mit tödlichem Ausgang im Zusammenhang mit Schwangerschaft, Geburt und Wochenbett nicht verwunderlich ist.

Wenn man sich jedoch vor Augen führt, daß Einzelfallanalysen von mütterlichen Todesfällen zeigen, daß bis zu 50% dieser tragischen Ereignisse vermeidbar und mehrheitlich Folge ärztlichen Versagens oder Fehlverhaltens sind, wird deutlich, daß wir auch der mütterlichen Morbidität und Mortalität wieder vermehrte Aufmerksamkeit schenken müssen [1, 2]. Dazu gehört auch die Aktualisierung dieser Thematik im Rahmen von Weiterbildungsveranstaltungen und Früherkennung und das korrekte Management von Störungen, die schwere mütterliche Pathologie bis hin zum Todesfall verursachen können, müssen vermehrt beachtet werden.

Die für die Jahre 1983–1988 erfaßten mütterlichen Todesfälle im Bundesland Bayern wurden in Form von detaillierten Einzelfallanalysen sorgfältig

**Tabelle 1.** Müttersterblichkeit in Bayern (1983–1988); primäre Todesursachen [1]

| | | |
|---|---|---|
| **Thromboembolien** | 20 | (8) |
| **Hämorrhagien** | 19 | (12) |
| **Infektionen** | 19 | (14) |
| **Präeklampsien** | 9 | (4) |
| Fruchtwasserembolien | 7 | (6) |
| Anästhesiekomplikationen | 4 | (4) |
| Verschiedene Ursachen | 14 | (11) |
| Ursachen ungeklärt | 8 | (2) |
| Gesamtzahl | 100 | (61) |
| Müttersterblichkeit | 14.3/100 000 Lbg. | |

( ) = Diagnose durch Autopsie gesichert

aufgearbeitet (Tabelle 1). Thromboembolien, Hämorrhagien, Infektionen und Präeklampsie/Eklampsie sind gemeinsam für 67% aller Todesfälle verantwortlich und diese vier Hauptstörungen sollen im folgenden ausführlicher besprochen werden, wobei das Schwergewicht auf Früherkennung sowie Akutmaßnahmen bei Notfallsituation gelegt werden soll.

## Literatur


1. Welsch H (1990) Müttersterblichkeit. In: Kaulhausen H (Hrsg) Hochrisikogeburt 1989. Thieme, Stuttgart
2. Sacks BP, Brown DA, Driscoll SG, Schulman E (1987) Maternal mortality in Massachussetts: trends and prevention. N Engl J Med 316:667

Arch Gynecol Obstet (1991) 249 [Suppl]: S 3–S 7

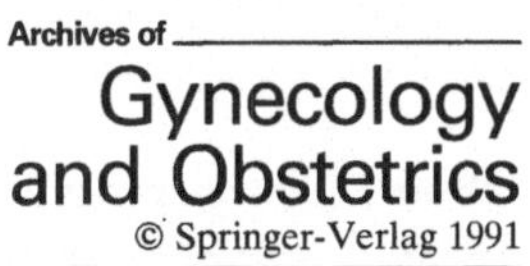


## I. Hypertensive Schwangerschaftserkrankungen/ Gestoses hypertensives

# Hypertonie in der Schwangerschaft: Einteilung und Bedeutung für den Schwangerschaftsausgang

**H. Schneider**

Universitäts-Frauenklinik und Kantonales Frauenspital, Bern, Schweiz

**Zusammenfassung.** Der Blutdruck hat als klinischer Parameter im Rahmen der Schwangerschaft besondere Bedeutung. Die Kombination von Hypertonie und Proteinurie im Sinne der Präeklampsie ist mit einem hohen Maß an fetaler und mütterlicher Morbidität verbunden. Die Hypertonie kann Hinweis auf Schwangerschaftspathologie sein, ist selbst jedoch nicht Ausdruck der Schwere der Störung.

Die regelmäßige Kontrolle des Blutdruckes ist wichtiger Bestandteil der Schwangerschaftsvorsorgeuntersuchung und Abweichungen vom Normalwert gelten als Hinweis für verschiedene Störungen im Schwangerschaftsverlauf. Basierend auf der Bedeutung, die dem erhöhten Blutdruck als Leitsymptom im Praxisalltag zukommt, werden verschiedene Störungen unter dem Begriff *hypertensive Schwangerschaftserkrankungen* zusammengefaßt. Dabei muß jedoch betont werden, daß die Hypertonien in ihrer Bedeutung für den Schwangerschaftsausgang ganz unterschiedlich sein können und Hypertonie keineswegs gleichbedeutend mit Präeklampsie oder EPH-Gestose ist. Ein im Rahmen der Schwangerschaftsvorsorge gemessener erhöhter Blutdruckwert kann Ausdruck sein:

a) einer isolierten Hypertonie, die für den weiteren Schwangerschaftsverlauf mehrheitlich bedeutungslos ist
b) sie kann erstes klinisch faßbares Symptom einer für den Schwangerschaftsausgang möglicherweise entscheidenden Störung, der Präeklampsie, sein
c) die Hypertonie ist Teilsymptom einer vollentwickelten Schwangerschaftserkrankung im Sinne der Präeklampsie.

Die korrekte Bewertung einer Hypertonie in ihrer Bedeutung für den Schwangerschaftsverlauf gehört zu den speziellen Schwierigkeiten bei der Betreuung von Schwangeren.

Entscheidend für das Verständnis ist die Differenzierung zwischen vorbestehender Hypertonie und schwangerschaftsinduzierter Hypertonie (Tabelle 1). Bei einem vorbestehenden hohen Blutdruck handelt es sich mehrheitlich um

**Tabelle 1.** Einteilung der hypertensiven Schwangerschaftserkrankungen

| Hypertonie in der Schwangerschaft |
| --- |

*A. Vorbestehende Hypertonie*
  - Chronische Hypertonie
  - Chronische Hypertonie mit Exazerbation (RR, Proteinurie)
  ⟶ Propf-Präeklampsie

*B. Schwangerschaftshypertonie*
  - Transiente Hypertonie
  - Hypertonie und Proteinurie
  ⟶ Präeklampsie

In Anlehnung: (1) ACOG 1972; (2) Consensus report: high blood pressure in pregnancy. Am J Obstet Gynecol (1990) 163:1689–1712; (3) ISSHP Clin Exp Hypertens Precnancy (1988) B 5:97–133

eine essentielle Hypertonie und der erhöhte Blutdruck ist das zentrale Merkmal der Störung. Auch die in der Schwangerschaft erstmals auftretende Hypertonie kann isoliert sein und hat dann keine Bedeutung für den Schwangerschaftsausgang. Die transiente Hypertonie der Schwangerschaft wird heute mit der essentiellen Hypertonie in Zusammenhang gebracht, in dem Sinne, daß die betroffenen Frauen nicht selten im späteren Leben eine essentielle Hypertonie entwickeln [1]. Im Gegensatz zu der isolierten Hypertonie steht die Verbindung der Hypertonie mit einer Proteinurie als Ausdruck der Präeklampsie, bei der die Hypertonie nicht alleiniges oder bestimmendes Merkmal der Störung, sondern Teil eines komplexen pathologischen Geschehens mit Störung der Mikrozirkulation verschiedener Organe ist. Im Gegensatz zur isolierten Hypertonie kommt der Präeklampsie besondere Bedeutung für den Schwangerschaftsausgang zu, da sie einen hohen Anteil an der perinatalen Morbidität und Mortalität sowohl des Feten wie auch der Mutter hat (Abb. 1). Die Präeklampsie kann eine rein schwangerschaftsinduzierte Störung sein oder sie entwickelt sich als sog. Propf-Präeklampsie bei vorbestehender Hypertonie.

Nach neueren Erkenntnissen steht im Zentrum der Pathophysiologie der Präeklampsie eine mehr oder weniger generalisierte Endothelzellschädigung, durch die, sowohl die gesteigerte Reaktivität der Arteriolen und der generalisierte Vasospasmus, wie auch die disseminierte intravasale Gerinnung und die durch Mikrothromben in der Kapillarstrombahn bewirkten Organschäden erklärt werden können [2] (Abb. 2). Die auf dem Boden von Endothelzellläsionen entstehenden Organschäden sind für die besondere Vielschichtigkeit des klinischen Erscheinungsbildes der Präeklampsie verantwortlich, wobei Störungen der Nierenfunktion, der Leber, der Gerinnung sowie Beeinträchtigungen des Zentralnervensystems im Vordergrund stehen. Die Hypertonie ist keineswegs ein zuverlässiger Parameter für die Schwere der Erkrankung und es besteht auch kein Zusammenhang zwischen Blutdruckerhöhung und dem perinatalen Ausgang von Schwangerschaften mit Präeklampsie [3]. Entscheidend ist vielmehr das Ausmaß der Beteiligung verschiedener Organe und für die unmittelbare Bedrohung des mütterlichen Lebens sind zwei klinische Verlaufsformen besonders bedeutungsvoll:

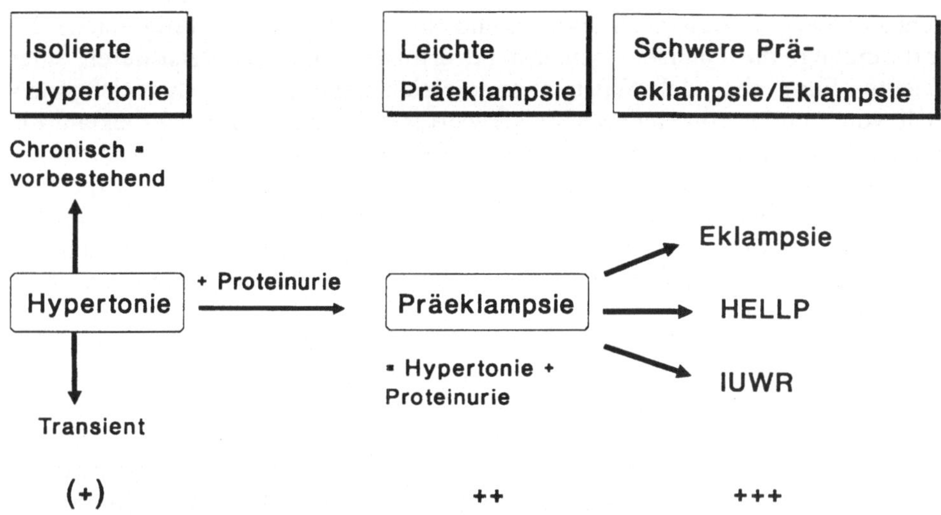



**Abb. 1.** Bedeutung der Hypertonie für den Schwangerschaftsausgang

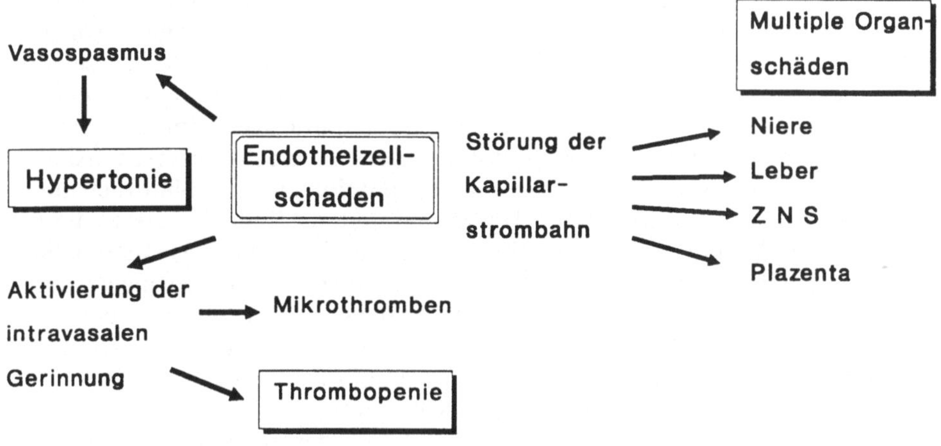



**Abb. 2.** Pathophysiologie der Präeklampsie

a) die Weiterentwicklung der Präeklampsie in eine Eklampsie, die charakterisiert ist durch generalisierte tonischklonische Krampfanfälle

b) die Entwicklung des HELLP-Syndroms mit Hämolyse, erhöhten Leberwerten und Thrombopenie.

Das breite Spektrum verschiedenster Symptome bereitet bei der Erkennung der Präeklampsie und der korrekten Einschätzung der Krankheit in ihrer Bedeutung für fetale und mütterliche Morbidität bzw. Mortalität besondere Schwierigkeiten. Atypische Verlaufsformen, bei denen die klassischen Symptome wie Hypertonie und Proteinurie nur angedeutet vorhanden sind, werden allzu leicht fehlgedeutet [4]. Zusätzlich erschwerend ist die Dynamik der Progredienz der Erkrankung, die einerseits schleichend erfolgen kann mit Persistieren einer leichten Form über viele Wochen, andererseits kann die Krankheit sich innerhalb von Stunden von einer leichten Hypertonie in eine schwerste Präeklampsie oder Eklampsie entwickeln. Auch zum Zeitpunkt des Auftretens in der Schwangerschaft können keine verbindlichen Angaben gemacht werden, da die Präeklampsie zu jeder Zeit in der zweiten Schwangerschaftshälfte manifest werden kann und schwere Formen bis hin zum eklamptischen Anfall gelegentlich erstmals während der Geburt oder in den ersten 48 Stunden nach der Geburt auftreten können.

Als leicht faßbares klinisches Symptom kommt der Blutdruckerhöhung eine zentrale Bedeutung für die Früherkennung einer möglicherweise schwerwiegenden Schwangerschaftspathologie zu. Die Zuordnung einer Erhöhung des Blutdruckwertes in der Schwangerschaft stellt im Einzelfall jedoch erhebliche Probleme dar, insbesondere wenn es sich um eine isolierte Hypertonie handelt. Die allgemein akzeptierten Grenzwerte für eine Hypertonie von 140/90 mm Hg haben auch für die Schwangerschaft Gültigkeit. Zusätzlich ist jedoch ein Blutdruckanstieg von systolisch >30 und diastolisch >15 mm Hg in der Schwangerschaft gleichbedeutend mit einer Hypertonie. Ein vor Schwangerschaftsbeginn oder in der ersten Schwangerschaftshälfte gemessener hypertoner Wert ist Ausdruck einer chronischen Hypertonie, meist der essentiellen Form. Die vorbestehende Hypertonie muß besonders in der zweiten Schwangerschaftshälfte beachtet werden, um Zeichen der Propf-Präeklampsie, wie weiterer Blutdruckanstieg oder das Auftreten einer Proteinurie frühzeitig zu erfassen. Die Diagnose der chronischen Hypertonie in der ersten Schwangerschaftshälfte kann durch den schwangerschaftsbedingten physiologischen Blutdruckabfall, der diastolisch im Mittel 7–10 mm Hg beträgt und am Ende des ersten Trimenons den Tiefstpunkt erreicht, erschwert werden. Frauen mit vorbestehender Hypertonie haben bemerkenswerter Weise einen stärkeren schwangerschaftsbedingten Blutdruckabfall als normotone Frauen [5]. Im letzten Schwangerschaftsdrittel steigen die diastolischen Werte normalerweise wieder leicht an, mit Rückkehr zu den Ausgangswerten. Der systolische Druck erfährt nur minimale Veränderungen während der Schwangerschaft.

Besonders problematisch ist die Interpretation der erstmals in der zweiten Schwangerschaftshälfte erfaßten Hypertonie, da diese gleichbedeutend sein kann
– mit einer transienten Hypertonie
– mit einer vorbestehenden Hypertonie, die in der ersten Schwangerschaftshälfte infolge der Blutdrucksenkung nicht erfaßt wurde
– mit dem Frühstadium (präproteinurisch) einer Präeklampsie.
Lediglich die Verlaufsbeobachtung ermöglicht die korrekte Zuordnung. Zum Ausschluß einer raschen Weiterentwicklung einer isolierten Hypertonie in eine schwere Präeklampsie sollte der Blutdruck anfänglich ambulant in 2- bis 3tägigen Abständen kontrolliert werden.

Abschließend sei noch auf einige Aspekte der Blutdruckmessung in der Schwangerschaft aufmerksam gemacht. Die Empfehlungen der American Heart Association für die standardisierten Bedingungen zur Blutdruckmessung haben auch in der Schwangerschaft Gültigkeit [6]. Die Frauen sollen vor der Blutdrucksenkung 5 min ruhig sitzen mit bequemer Lagerung des Meßarmes auf einer Unterlage, so daß sich die Meßstelle am Oberarm in Höhe des Herzens befindet. Die Messung sollte stets am gleichen Arm vorgenommen werden unter Verwendung einer normal breiten oder extra breiten Manschette (12 oder 15 cm). Grundsätzlich sollte die Breite der Manchette 40% des Oberarmumfanges entsprechen.

Als systolischer Wert wird der Quecksilbersäulenstand erfaßt, der dem ersten von zwei aufeinanderfolgenden hörbaren Herzschlägen bei langsamer Entlastung der Druckmanschette entspricht.

Auch in der Schwangerschaft sollte der Druck, bei dem das Strömungsgeräusch vollständig verschwindet (Korotkoff V), als diastolischer Wert gemessen werden. Angesichts der bei Schwangeren nicht selten beobachteten Persistenz des Strömungsgeräusches bis zum Nullwert des Manschettendruckes, muß in diesen Fällen Korotkoff IV, d. h. das plötzliche Leiserwerden des Strömungsgeräusches als diastolischer Druck erfaßt werden. Empfohlen wird für die Dokumentation ein entsprechender Vermerk, in dem der systolische und diastolische Wert durch den Zusatz der Zahl 0 mm Hg ergänzt werden [1].

Es sollte jeweils der Mittelwert von zwei aufeinanderfolgenden Messungen dokumentiert werden.

## Literatur


1. National High Blood Pressure Education Program (1991). Working Group Report on High Blood Pressure in Pregnancy. Am J Obstet Gynecol 163:1689–1712
2. Roberts JM, Taylor RN, Musci TJ, Rodgers GM, Hubel CA, McLaughin MK (1989) Preeclampsia: an endothelial cell disorder. Am J Obstet Gynecol 161:1200–1204
3. Redman CWG, Beilin LJ, Bonnar J, Wilkinson RH (1976) Plasmaurate measuments in predicting fetal death in hypertensive pregnancy. Lancet I:1370–1373
4. Goodlin RC (1976) Severe preeclampsia: another great imitator. Am J Obstet Gynecol 48:117–122
5. Chesley LC, Annitto JE (1947) Pregnancy in the patient with hypertensive diseases. Am J Obstet Gynecol 53:372–381
6. Frohlich ED, Grimm C, Labarthe DR, Maxwell MH, Perloff D, Weidman W (1988) Recommendation for human blood pressure determination by sphygmomanometers: report of a special taskforce appointed by the Steering Committee, American Heart Association. Hypertension 11:209A–222A

Arch Gynecol Obstet (1991) 249 [Suppl]: S 8–S 15

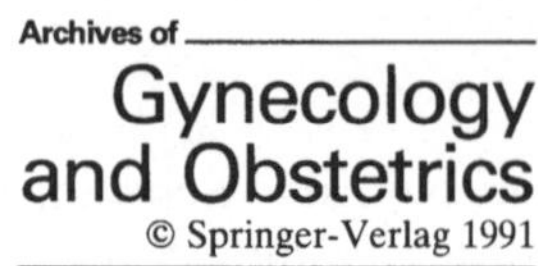
Archives of

Gynecology
and Obstetrics
© Springer-Verlag 1991

# Pathophysiologie und Prävention der Präeklampsie

**P. Dürig und H. Schneider**

Universitäts-Frauenklinik, Bern, Schweiz

## Einleitung

In der normalen Schwangerschaft sind mütterliches Blutvolumen und Herzzeitvolumen um ca. 40% erhöht. Ab der 20. Schwangerschaftswoche beginnt zudem der Blutdruck im großen Kreislauf zu fallen und er liegt im zweiten Trimenon im Mittel systolisch 5 mm Hg und diastolisch 10 mm Hg tiefer als außerhalb der Schwangerschaft, um gegen den Termin wieder auf die nichtschwangeren Ausgangswerte zurückzukehren [1]. Diese hämodynamischen Veränderungen können mit einer primären Dilatation der Widerstandsgefäße erklärt werden [2] und da gleichzeitig die Aktivität von vasopressorischen Substanzen, wie Vasopressin, Renin und Angiotensin II im mütterlichen Plasma erhöht ist [3], muß in der Schwangerschaft ein hochwirksames, vasodilatatorisches Prinzip zum Tragen kommen. Dabei kommen den Interaktionen zwischen dem Trophoblasten und dem mütterlichen Gefäßsystem eine zentrale Bedeutung zu. Einerseits entwickeln sich die uterinen Spiralarterien unter dem Einfluß der Trophoblastinvasion zu weitgestellten, auf Vasopressoren unempfindlichen Gefäßen [4]. Andererseits bilden die Endothelzellen der plazentaren und der mütterlichen Arterien vasodilatatorisch wirksame Substanzen, vor allem das Prostacyclin ($PGI_2$) und einen relaxierend wirkenden Endothelfaktor („endothelium-derived relaxing factor" EDRF), welche die Wirkung der Vasopressoren durch die parakrine Beeinflussung der glatten Muskelzellen in den Gefäßwänden nicht nur neutralisieren, sondern sogar übertreffen [5].

Bei der Präeklampsie dagegen ist das Blutvolumen und das Herzzeitvolumen im mütterlichen System vermindert und der periphere Widerstand ist erhöht und als Folge davon ist die Perfusion der mütterlichen Organe und der Plazenta vermindert [6]. Während die eigentlichen Ursachen dieser verfehlten Adaptation des mütterlichen Kreislaufsystems nachwievor nicht bekannt sind, können die wichtigsten klinischen Symptome durch eine Reihe von pathophysiologischen Mechanismen erklärt werden. Auf die unvollständige Trophoblastinvasion der Spiralarterien, die Ischämie des Trophoblasten, die Schädigung der Endothelzellen, die Aktivierung des Gerinnungssystems und das Prostacyclin

Defizit soll in der Folge näher eingegangen werden. Gleichzeitig werden die Möglichkeiten der Prävention der Präeklampsie vor dem Hintergrund der Pathophysiologie diskutiert.

## Die unvollständige Trophoblastinvasion der Spiralarterien

Brosens et al. [7, 8] haben gezeigt, daß die Invasion der Spiralarterien durch den Trophoblasten, welche in der normalen Schwangerschaft in zwei Schüben zwischen der dritten und der zwölften sowie der vierzehnten und achtzehnten Schwangerschaftswoche stattfindet, bei der Präeklampsie teils im decidualen, teils im decidualen und myometralen Anteil des Gefäßes ausbleibt. Die Erhaltung der muskulär-elastischen Wandschichten führt zu einer Lumeneinengung der Gefäße und zu einer Minderperfusion des intervillösen Raumes. Die Ursachen der gestörten Trophoblastinvasion sind nicht bekannt und es werden immungenetische Mechanismen im Sinne einer mangelhaften Bildung von blockierenden Antikörpern durch die Mutter bei zu großer Übereinstimmung der Histokompatibilitäts-Antigene zwischen der Mutter und dem Trophoblasten diskutiert. Für diese Hypothese sprechen eine Häufung von Präeklampsien bei Primiparae [9] und der Zusammenhang zwischen Präeklampsien und habituellen Aborten mit immunologischer Genese [10], eine geringere Inzidenz von Präeklampsien nach vorausgegangenen Bluttransfusionen [11] und die inverse Beziehung zwischen der Inzidenz der Präeklampsie und der Häufigkeit des Geschlechtsverkehrs [12]. Auch eine genetisch bedingte primäre Fehlleistung des Trophoblasten, z. B. bei Trisomien oder Triploidien ist denkbar.

## Die Ischämie des Trophoblasten

Page [13] und später Berger [14] haben die Ischämie des Trophoblasten ins Zentrum der Entstehung der Präeklampsie gestellt. Eine Hypoperfusion des intervillösen Raumes kann mit der unvollständigen Trophoblastinvasion der Spiralarterien erklärt werden oder sie kann Folge von vorbestehenden mütterlichen Gefäßveränderungen, z. B. im Rahmen eines Diabetes mellitus Typ I, eines Lupus erythematodes oder einer essentiellen Hypertonie sein. Die Häufung der Präeklampsie bei der „Hyperplazentose", z. B. bei Blasenmole, Mehrlingsschwangerschaften und Hydrops fetalis kann Folge einer relativen Ischämie des vermehrten Trophoblastgewebes sein.

Als histologisches Korrelat der chronischen Ischämie des Trophoblasten werden die gesteigerte Proliferation der Zytotrophoblast-Zellen und die Verdickung der Basalmembranen in den reifen Chorionzotten angesehen [15]. Roberts et al. [16] postulieren, daß der ischämische Trophoblast eine Substanz bildet, welche die Endothelzellen der mütterlichen und fetalen Gefäße schädigt. Sie konnten nachweisen, daß das Blut von präeklamptischen Frauen zytotoxisch auf Endothelzellen aus menschlichen Umbilikalvenen wirkt. Als Kontrollen dienten Serumproben von denselben Frauen, welche 6 Wochen postpartal entnommen wurden [17].

**Der Endothelzellschaden**

Die Endothelzellen bilden einerseits eine mechanische Grenze und ermöglichen andererseits den Stoffaustausch zwischen dem Blut und den Geweben. Darüber hinaus haben sie wichtige autokrine und parakrine Funktionen, wie die Synthese von vasoaktiven Substanzen, wie $PGl_2$ und EDRF, welche vasodilatierend wirken sowie von Endothelin 1, das ein wirksamer Vasokonstriktor ist [5]. Bei der Präeklampsie werden die beiden ersten Faktoren infolge der Endothelzellschädigung vermindert und der letzte vermehrt gebildet, so daß die Empfindlichkeit der Arteriolen auf Vasopressoren und die daraus resultierende periphere Vasokonstriktion erhöht ist [18]. Die Schädigung der Endothelzellen führt ferner zu einer Beeinträchtigung der Verbindungsstellen benachbarter Zellen mit Austritt von Flüssigkeit und Protein ins Interstitium (Ödembildung), sowie zur Aktivierung der Thrombozyten und der plasmatischen Gerinnung (siehe unten). Morphologisch äußert sich der Endothelzellschaden in einer Schwellung und Proliferation der Endothelzellen und in der subendothelialen Ablagerung von fibrinoidem Material an mütterlichen und an fetalen Gefäßen [15]. Biochemisch konnte der Nachweis der Endothelzellschädigung durch den Anstieg der Konzentration des zellulären Fibronectins (einem Makromolekül der Endothelzellen) [19], und eines Wachstumsfaktors („endothelium-derived growth factor") [20] sowie von Antikörpern gegen Laminin, einem Protein der Basalmembran [21] im Serum von präeklamptischen Frauen erbracht werden.


**Die aktivierte Gerinnung**

Die verminderte Aktivität von $PGl_2$ im Serum von präeklamptischen Frauen und die Exposition von „nackten" Basalmembranen führt zu einer vermehrten Adhärenz und Aggregation von Thrombozyten in der Mikrozirkulation. Der gesteigerte Thrombozytenverbrauch äußert sich in einer verminderten Thrombozytenzahl und einem erhöhten Thrombozytenvolumen [22] sowie in der erhöhten Konzentration von Serotonin, beta-Thromboglobulin und Plättchenfaktor 4 im Blut von präeklamptischen Frauen [23]. Zusammen mit der lokalen Aktivierung des plasmatischen Gerinnungssystems kommt es zur Bildung von Mikrothromben in den Arteriolen und Kapillaren, welche den Gefäßquerschnitt und damit die Perfusion der mütterlichen Organe und der Plazenta weiter vermindern. Eine generalisierte Aktivierung des plasmatischen Gerinnungssystems mit verminderter Konzentration von Antithrombin III und Faktor VIIIR:Ag sowie dem Nachweis von Thrombin-Antithrombin III-Komplexen und Fibrinabbauprodukten (D-Dimeren) läßt sich mit sensiblen und spezifischen Methoden jedoch nur bei ausgeprägter Thrombozytenaggregation mit Leberzellfunktionsstörung und Hämolyse (HELLP-Syndrom) nachweisen [24].

**Das Prostacyclin-Defizit**

Prostacyclin ($PGI_2$) wird vorwiegend in den Endothelzellen gebildet und hat eine stark vasodilatierende und thrombocyten-aggregations-hemmende Wirkung während Thromboxan ($TXA_2$), das vor allem von Thrombozyten abgegeben wird vasokonstriktorisch und throbozytenaggregierend wirkt. Die Halbwertszeit von $PGI_2$ liegt bei 3 min, diejenige von $TXA_2$ bei 30 sec, womit beide Substanzen vorwiegend lokal im Sinne von autokrinen und parakrinen Faktoren wirken [25]. In der normalen Schwangerschaft nimmt die Konzentration von $PGI_2$ um das 5fache , diejenige von $TXA_2$ um das 2fache zu, so daß das Gleichgewicht deutlich zugunsten des $PGI_2$ verschoben ist [26]. Bei Frauen mit Präeklampsie ist die Urinausscheidung von Prostacyclinmetaboliten vermindert [26], die Exkretion von Thromboxanmetaboliten dagegen deutlich vermehrt [27]. Das Überwiegen der Thromboxanaktivität führt zur peripheren Vasokonstriktion und zur thrombotischen Mikroangiopathie, woraus schlußendlich die Minderperfusion der mütterlichen Organe und der Plazenta resultiert.


**Die Prävention der Präeklampsie**

Acetylsalicylsäure hemmt in niedriger Dosierung vor allem die Synthese von $TXA_2$ und in geringem Masse auch von $PGI_2$ durch irreversible Blockierung des Enzyms Cyclooxygenase, welches die Umwandlung der Arachidonsäure in Prostaglandin-G2, der gemeinsamen Vorstufe von $PGI_2$ und $TXA_2$, katalysiert [28]. Die bevorzugte Hemmung der $TXA_2$-Synthese ist an die niedrige Dosis gebunden und wird einerseits damit erklärt, daß es viel weniger Thrombozyten als Endothelzellen im menschlichen Körper gibt [29]. Die Thrombozyten sind im portalen Kreislauf zudem direkt dem acetylierten Salicylat ausgesetzt, das stärker als das durch die Leber desacetylierte Salicylat wirkt, welches über den großen Kreislauf die Endothelzellen erreicht [30], und die kernhaltigen Endothelzellen sind zur Regeneration der Cyclooxygenase befähigt, während bei den kernlosen Thrombozyten eine Erholung vom Effekt der Salicylsäure nicht gegeben ist [31]. Die optimale Dosis für eine selektive Hemmung der $TXA_2$-Synthese liegt zwischen 50 und 80 mg Acetylsalicylat [32].

Bis heute wurden fünf prospektive radomisierte Studien zur Prüfung der Wirksamkeit und Verträglichkeit der Acetylsalicylsäure bei schwangerschaftsinduzierter Hypertonie und Präeklampsie durchgeführt (Tabelle 1). Beaufils [33] verabreichte 150 mg Acetylsalicylat und 300 mg Dipyridamol ab dem dritten Monat an Schwangere, welche aufgrund der Anamnese ein erhöhtes Präklampsierisiko aufwiesen. Die Selektionskriterien sind bei dieser Studie unklar und die Kombination mit Dipyridamol ist problematisch. Wallenburg [34] selektionierte die Frauen aufgrund einer abnormen Empfindlichkeit auf intravenös verabreichtes Angiotensin II in der 28. Schwangerschaftswoche. Die Dosis des Acetylsalicylats betrug 60 mg. Schiff [35] gab 100 mg Acetylsalicylat an Frauen, die aufgrund eines pathologischen roll-over-Tests in der 28. Schwangerschaftswoche selektioniert wurden. Benigni [36] wählte die Frauen aufgrund der Anamnese aus und behandelte ab dem 1. Trimenon mit 60 mg Acetylsalicy-

**Tabelle 1.** Prospektive, randomisierte Studien zur Prävention der Präeklampsie mit niedrig dosierter Acetylsalicylsäure

| Autoren | Anzahl Patienten | | SIH | | Präeklampsie | | IUWR | |
|---|---|---|---|---|---|---|---|---|
| | P | A | P<br>*n* (%) | A<br>*n* (%) | P<br>*n* (%) | A<br>*n* (%) | P<br>*n* (%) | A<br>*n* (%) |
| Beaufils (1985) | 45 | 48 | 22 (49) | 19 (40) | 6 (13) | 0 | 13 (29) | 4 (8) |
| Wallenburg (1985) | 23 | 21 | 4 (17) | 2 (9.5) | 7 (30) | 0 | 6 (26) | 4 (19) |
| Schiff (1989) | 31 | 24 | 4 (13) | 3 (9) | 7 (23) | 1 (3) | 6 (19) | 2 (6) |
| Benigni (1989) | 16 | 17 | 3 (19) | 0 | – | – | 6 (38) | 2 (12) |
| McParland (1990) | 52 | 48 | 13 (25) | 6 (12.5) | 10 (19) | 1 (2) | 7 (14) | 7 (15) |
| Total | 167 | 168 | 46 (27.5) | 30 (18) | 30 (18) | 2 (1.2) | 38 (23) | 19 (11) |

P: Placebo; A: Acetylsalicylsäure (60–150 mg); IUWR: Intrauterine Wachstumsretardierung; SIH: Schwangerschaftsinduzierte Hypertonie (nach Sibai 1991)

lat. In dieser Studie wurden die Metaboliten von $PGI_2$ und $TXA_2$ im Urin der Schwangeren bestimmt und ein Thromboxanmetabolit im Serum der Neugeborenen gemessen. McParland [38] definierte das Risikokollektiv mittels in der 18. und 24. Schwangerschaftswoche durchgeführter Doppler-Flußmessung der utero-plazentaren Zirkulation und verabreichte 75 mg Acetylsalicylat. In allen fünf Studien wurden die bis zum Termin behandelten Schwangeren mit einer Placebogruppe mit ähnlichem Risiko verglichen. Die Metaanalyse der fünf Studien zeigt einen deutlichen Trend in Richtung geringerer Inzidenz von schwangerschaftsinduzierter Hypertonie, Präeklampsie und intrauteriner Wachstumsretardierung bei der behandelten Gruppe [38]. In keiner der Studien traten mütterliche oder kindliche Komplikationen auf, welche der Salicylatbehandlung hätten angelastet werden müssen. Die Zahlen sind allerdings insgesamt zu klein, als daß daraus statistisch valide Schlußfolgerungen gezogen werden können. Zur Zeit sind in den USA (National Institut of Health) und in Europa (Oxford) je eine Multizenterstudie mit je über 6000 Patientinnen angelaufen, an denen die Wirksamkeit und Verträglichkeit von 60 mg Acetylsalicylat zur Prävention der Präeklampsie untersucht werden soll.

Andere präventive Strategien, z.B. eine fischreiche Ernährung, welche durch den hohen Gehalt an ungesättigten Fettsäuren, insbesondere der Eicosapentaensäure, die Synthese von $TXA_3$, welches weniger wirksam ist als $TXA_2$, fördert [39], oder die Anwendung des selektiven $TXA_2$-Synthetase-Inhibitors Dazoxiben [40] sind zur Zeit noch nicht abschließend zu beurteilen.

## Die Selektion der Patientinnen für eine Prophylaxe mit Acetylsalicylat

Trotz der limitierten Aussagekraft der vorliegenden kontrollierten Studien gibt es wenig Zweifel, daß mit einer täglichen Dosis von 50–80 mg Acetylsalicylat, die Manifestation einer Präeklampsie mit einer geringen Rate von Nebenwirkungen bei der Mutter und dem Kind verhindert werden kann. Für die bereits in

**Tabelle 2.** Risikogruppen für die Entwicklung einer Präeklampsie

---

*Sehr hohes Risiko*
  Vorbestehende Angiopathie bei
  – Autoimmunkrankheit (Lupus erythematodes, Antiphospholipid-Antikörpern)
  – Chronischer Hypertonie
  – Diabetes mellitus Typ 1

*Erhöhtes Risiko*
  – Primigravida unter 20 und über 40 Jahre
  – Mehrlingsgravidität
  – Präeklampsie bei einer früheren Gravidität oder bei der Mutter
  – Abruptio placentae oder ungeklärter fetaler Tod bei einer früheren Schwangerschaft
  – Habituelle Aborte mit einer immunologischen Genese

---

der Frühschwangerschaft einzusetzende Prophylaxe kommen Frauen mit einem sehr hohen Präeklampsie-Risiko, z. B. bei einer aktiven Autoimmunvaskulitis (Lupus erythematodes, Antiphospholipid-Antikörper) und bei einer manifesten hypertensiven oder diabetischen Angiopathie in Frage (Tabelle 2). Die Wirksamkeit der Acetylsalicylatgabe ab der 24. resp. der 28. Schwangerschaftswoche in den Studien von McParland, Wallenburg und Schiff deutet darauf hin, daß auch bei schon bestehenden biochemischen oder rheologischen Veränderungen die Prophylaxe noch sinnvoll sein kann. Die Doppler-Sonografie der uteroplazentaren Zirkulation erlaubt es, diejenigen Frauen aus einer Gruppe mit erhöhtem Präeklampsie-Risiko (Tabelle 2) herauszufiltern, welche von einer Aspirin-Prophylaxe profitieren können [41]. Es gelingt heute mit der kombinierten Anwendung von Farb- und gepulster Doppler-Sonografie neben den Arteriae arcuatae und radiales auch die Spiralarterien zu identifizieren und zu beurteilen [42]. Prospektive Studien müssen zeigen, ob wir damit näher an den Ort der initialen pathologischen Veränderungen herankommen und diese früher erfassen können. Die Bestimmung der Angiotensin II-Empfindlichkeit dagegen ist als Screening-Methode zu aufwendig und zu invasiv und hämatologische oder biochemische Parameter wie ein erhöhter Hämatokrit, eine Thrombocytopenie, Veränderungen im plasmatischen Gerinnungssystem, ein erhöhter Serum-Harnsäure-Spiegel und die verminderte Kalziumausscheidung im Urin eignen sich eher als Verlaufsparameter bei manifester Präeklampsie denn als Screening-Test [43].


## Schlußfolgerungen

1. Die primären Ursachen der Präeklampsie sind bis heute nicht bekannt. Es dürften mehrere Faktoren eine Rolle spielen, die in einen gemeinsamen pathophysiologischen Ablauf münden. Initiator und Effektor zugleich könnte der ischämische oder sonstwie veränderte Trophoblast sein. Die Mikroangiopathie mit verminderter Perfusion mütterlicher Organe wie Niere, ZNS, Leber und der Plazenta ist ebenso wie die nicht obligate Hypertonie Folge und nicht Ursache der pathologischen Prozesse.

2. Mit dem gestörten Prostacyclin-Thromboxan Gleichgewicht konnte ein pathophysiologisches Prinzip angewandt werden, das die Basis für eine Prävention mittels niedrigdosierter täglicher Acetylsalicylatgabe bietet. Für die erfolgreiche Behandlung ist die Verfeinerung diagnostischer Methoden zur Erkennung von Frühstadien dringend erforderlich.

3. Die Flußmessung an den Spiralarterien, an den Radialarterien und an den Arteriae arcuatae durch die gleichzeitige Anwendung von Farb- und gepulster Doppler-Sonografie könnte eine derartige Früherkennung von pathologischen Abläufen vor der Manifestation klinischer Symptome ermöglichen.

## Literatur


1. De Swiet M (1991) The cardiovascular system. In: Hitten F, Chamberlain G (eds) Clinical physiology in obstetrics. Blackwell Oxford, p 3
2. Schrier RW, Briner VA (1991) Peripher arterial vasodilation hypothesis of sodium and water retention in pregnancy: implications for pathogenesis of preeclampsia – eclampsia. Obstet Gynecol 77:632
3. Wilson M, Morganti AD, Zervoudakis I et al. (1980) Blood pressure, the renin-aldosteron system and sex steroids throughout normal pregnancy. Am J Med 68:97
4. Hamilton WJ, Boyd JD (1960) Development of the human placenta in the first three months of gestation. J Anat 94:297
5. Vane JR, Anggard MD, Botting R (1990) Regulatory functions of the vascular endothelium. N Engl J Med 323:327
6. Wallenburg HCS (1988) Hemodynamics in hypertensive pregnancy. In: Rubin PC (ed) Handbook of Hypertension, vol 10. Hypertension in pregnancy. Elsevier, Amsterdam, p 66
7. Brosens YA, Robertson WB, Dixon HG (1972) The role of the spiral arteries in the pathogenesis of preeclampsia. Obstet Gynecol Ann 1:177
8. Khong TY, De Wolf F, Robertson WB, Brosens I (1986) Inadequate maternal vascular response to placentation in pregnancies complicated by pre-eclampsia and by small-forgestation age infants. Br J Obstet Gynaecol 93:1049
9. MacGillivray I (1958) Some observations on the incidence of pre-eclampsia. Br J Obstet Gynaecol 65:536
10. Cooper DW, Hill Ja, Chesley LC et al. (1988) Genetic control of susceptibility to eclampsia and miscarriage. Br J Obstet Gynaecol 95:644
11. Feeney JG, Tovey LAD, Scott JS (1977) Influence of previous blood transfusion on incidence of preeclampsia. Lancet I:874
12. Marti JJ, Herrmann U (1977) Immungestosis: a new etiologic concept of essential EPH-gestosis with special consideration of primigravid patient. Am J Obstet Gynecol 128:489
13. Page EW (1939) The relationship between hydatid moles, relative ischemia of the gravid uterus and the placental origin of eclampsia. Am J Obstet Gynecol 37:291
14. Berger M, Cavanagh D (1963) Toxemia of pregnancy. The hypertensive effect of acute experimental placental ischemia. Am J Obstet Gynecol 87:293
15. Fox H (1988) The placenta in pregnancy hypertension. In: Rubin PC (ed) Handbook of hypertension, vol 10. Hypertension in pregnancy. Elsevier, Amsterdam, p 16
16. Roberts JM, Taylor RN, Goldfien A (1991) Endothelial cell activation as a pathogenetic factor in preeclampsia. Semin Perinatol 15:86
17. Rodgers GM, Taylor RN, Roberts JM (1988) Preeclampsia is associated with a serum factor cytotoxic to human endothelial cells. Am J Obstet Gynecol 159:908
18. Talledo DE, Chesley LC, Zuspan FP (1968) Renin-Angiotensin system in normal and toxemic pregnancies. III Differential sensitivity to angiotensin II and norepinephrin in toxemia of pregnancy. Am J Obstet Gynecol 100:218
19. Lockwood CJ, Peters JH (1990) Increased plasma levels of ED1 + cellular fibronectin precede the clinical signs of preeclampsia. Am J Obstet Gynecol 162:358

20. Taylor RN, Heilbron DC, Roberts JM (1990) Growth factor activity in the blood of women in whom preeclampsia develops is elevated from early pregnancy. Am J Obstet Gynecol 163:1839
21. Foidart JM (1988) Antibodies to laminin in preeclampsia. Eur J Obstet Gynecol Reprod Biol 28:167
22. Gills C, Inglic TCM (1981) Thrombocytopenia and macrothrombocytosis in gestational hypertension. Br J Obstet Gynecol 88:1115
23. Inglis TCM, Stuart J, Georg AJ et al. (1982) Haemostatic and rheological changes in normal pregnancy and pre-eclampsia. Br J Haematol 50:461
24. Heilmann L, Hojnacki B, Spannuth E (1991) Hämostase und Präeklampsie. Geburtsh Frauenheilkd 51:223
25. Ferris ThF (1988) Prostanoids in normal and hypertensive pregnancy. In: Rubin PC (ed) Handbook of Hypertension, vol 10. Hypertension in pregnancy. Elsevier, Amsterdam, p 102
26. Yilorkola O, Pekonen F, Viinikka L (1986) Renal prostacyclin and thromboxane in normotensive and preeclamptic pregnant women and their infants. J clin Endocrinol Metab 63:1307
27. Fitzgerald DJ, Rochi W, Murray R et al. (1990) Thromboxane A2 synthesis in pregnancy-induced hypertension. Lancet I:751
28. Van der Ouderaa FJ, Buytenhek M, Nuygteren D et al. (1980) Acetylation of prostaglandin endoperoxid synthetase with acetyl-salic acid. Eur J Biochem 109:1
29. Walsh SW (1990) Physiology of low-dose aspirin therapy for the prevention of preeclampsia. Semin Perinatol 14:152
30. Pedersen AK, Fitzgerald GA (1984) Dose-related kinetics of aspirin. Presystemic acetylation of platelet cyclooxygenase. N Engl J Med 311:1206
31. Masotti G, Galanti G, Poggesi L et al. (1979) Differential inhibition of prostacyclin production and platelet aggregation by aspirin. Lancet II:1213
32. Spitz B, Magness RR, Cox SM et al. (1988) Low-dose aspirin. I Effect on angiotensin II pressor responses and blood prostacyclin concentrations in pregnant women sensitive to angiotensin II. Am J Obstet Gynecol 159:1035
33. Beaufils M, Uzan S, Donsimoni R et al. (1985) Prevention of pre-eclampsia by early antiplatelet therapy. Lancet I:840
34. Wallenburg HCS, Dekker GA, Markovitz JW et al. (1986) Low-dose aspirin prevents pregnancy-induced hypertension and pre-eclampsia in angiotensin-sentive primigravidae. Lancet I:1
35. Schiff E, Peleg E, Goldenberg M et al. (1989) The use of aspirin to prevent pregnancy-induced hypertension and lower the ratio of thromboxane A2 to prostacylin in relatively high risk pregnancies. N Engl J Med 321:351
36. Benigni A, Gregorini G, Frusca T et al. (1989) Effect of low-dose aspirin on fetal and maternal generation of thromboxane by platelets in women at risk for pregnancy-induced hypertension. N Engl J Med 321:357
37. McParland P, Pearce JM, Chamberlain GVP (1990) Doppler ultrasound and aspirin in recognition and prevention of pregnancy-induced hypertension. Lancet I:1552
38. Sibai BM (1991) Low-dose aspirin may prevent preeclampsia. Perinatal Outlook 2:2
39. Olson S, Hansen HS, Sorensen TA et al. (1986) Intake of marine fat, rich in (n-3) polyunsaturated fatty acids, may increase birth wight by prolonging gestation. Lancet II:367
40. Van Asche FA, Spitz B, Vermeulen J et al. (1984) Preliminary observations on treatment of pregnancy-induced hypertension with a thromboxane-synthetase inhibitor. Am J Obstet Gynecol 148:216
41. Steel SA, Pearce JM, McParland P et al. (1990) Early doppler ultrasound screening in prediction of hypertensive disorders of pregnancy. Lancet I:1548
42. Jauniaux E, Jurkovic D, Campbell S et al. (1991) Investigation of placental circulation by color Doppler ultrasonography. Am J Obstet Gynecol 164:486
43. Jurcovic D, Jauniaux E, Kurjak A et al. (1991) Transvaginal color Doppler assessement of the uteroplacental circulation in early pregnancy. Obstet Gynecol 77:365
44. Wallenburg HCS (1989) Detecting hypertensive disorders of pregnancy. In: Chalmers I, Enkin M, Keirse MJNC (eds) Effective care in pregnancy and childbirth. Oxford University Press, p 382

Arch Gynecol Obstet (1991) 249 [Suppl]: S 16–S 21

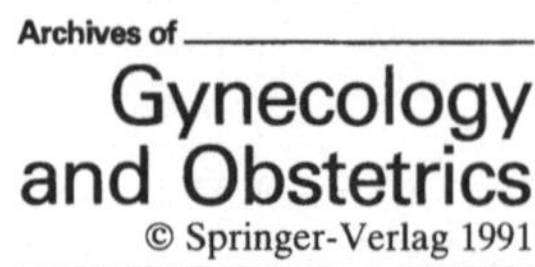

Archives of
**Gynecology
and Obstetrics**
© Springer-Verlag 1991

## II. Infektionen/Infections

# Les infections virales et leur signification dans la période périnatale

**F. Béguin**

Département de Gynécologie et d'Obstétrique, Hôpital Cantonal Universitaire, Genève, Schweiz

Le dépistage, le diagnostic et le traitement des maladies virales dans la période périnatale posent souvent à l'obstétricien et au néonatalogue de difficiles problèmes que la littérature actuelle n'aide pas toujours à bien résoudre. Nous avons tenté de résumer ici aussi clairement que possible ce qui nous semble représenter une attitude logique à l'égard de quatre de ces infections: l'infection par le VIH (virus de l'immunodéficience humaine), l'hépatite B, l'herpès et la varicelle. Nous avons surtout consacré les quelques lignes qui suivent au diagnostic, à l'attitude souhaitable au moment de l'accouchement, à la protection du nouveau-né et à la protection du personnel médical et paramédical.

## VIH

Depuis 1987, nous avons introduit dans notre clinique d'obstétrique une politique de dépistage volontaire systématique chez les femmes enceintes. Cette politique répond à certains conditions: information, conseil, consentement éclairé, respect de la confidentialité, transmission des résultats et de leur signification aux patientes, droit aux soins. Les avantages attendus du test sont la prévention de la transmission au partenaire ou à l'enfant à naître, la prise en charge médico-sociale de la mère et du nouveau-né, la possibilité d'instaurer dans certains cas un traitement préventif, un message de prévention à toute la population obstétricale, le soulagement des mères négatives et le recueil de données épidémiologiques. Ces dernières seront utiles pour déterminer les activités à développer dans les services de soin.

Le principal inconvénient de ce type de dépistage est l'existence de résultats faussement positifs, même si ce risque est minime dans la pratique [3]. Les personnes découvertes séropositives courent le risque de se voir marginalisées, pénalisées sur le plan social et d'éprouver des difficultés psychologiques. Les traitements proposés actuellement sont d'une efficacité douteuse et partielle. Les coûts d'un tel dépistage sont importants. Enfin, la connaissance de la séropositivité a peu d'influence sur les décisions de grossesse: dans des groupes socio-économiques comparables, le taux d'interruptions est similaire entre les femmes séropositives et les femmes séronégatives [8].

Le dépistage systématique autoritaire de toutes les femmes enceintes nous semble inacceptable éthiquement. Le dépistage volontaire systématique, tel que nous le pratiquons, pose bien des problèmes. A l'heure actuelle, il est certainement difficile de trouver un consensus général à ce sujet dans un pays tel que le nôtre.

Le dépistage, dans l'idéal, devrait être réalisé avant le début de la grossesse. Malheureusement, le concept d'examen prégravidique n'est pas encore largement appliqué dans notre pays. On procédera donc à ce dépistage au cours du premier contrôle de grossesse. Ce dépistage sera répété en cas de risque augmenté d'infection.

La césarienne ne diminue pas significativement le taux de transmission à l'enfant. Une infection maternelle à VIH ne représente donc pas, en soi, une indication de césarienne. On évitera, en cours d'accouchement, l'emploi d'une électrode de monitorage et la ponction du scalp fœtal. On lavera et désinfectera soigneusement le nouveau-né pour éliminer les sécrétions et le sang maternel potentiellement infectant. L'enfant sera manipulé, bien entendu, avec des gants pendant cette procédure de lavage et de désinfection [5].

Il est inutile et contre-indiqué de séparer la mère et l'enfant.

Il est impossible de donner une réponse univoque à la question de l'allaitement maternel en cas de positivité VIH de la mère. Le VIH a été isolé dans le lait maternel et quelques cas de transmission par cette voie ont été publiés [4]. Dans les pays développés, il est d'usage de déconseiller l'allaitement surtout si l'infection est récente (virémie importante après transfusion de sang positif par exemple) ou si la mère présente un stade avancé de la maladie. Si le risque d'infection néonatale par le lait maternel existe, il est probablement minime et doit être comparé, surtout dans les pays en voie de développement, avec les avantages évidents de l'allaitement maternel.

Les anticorps anti-VIH sont toujours présents chez les nouveau-nés de mère positive. Les anticorps néonataux d'origine maternelle disparaissent 9 à 18 mois après la naissance. Le diagnostic de certitude d'une atteinte de l'enfant demandera donc, en pratique, un certain temps d'attente après la naissance. Un diagnostic plus précoce serait aujourd'hui possible par utilisation de cultures virales et de techniques d'amplification génique.

La vaccination d'un nouveau-né suspect d'avoir été infecté pose problème. Il convient de n'utiliser que des vaccins à virus tués. Toutefois, la rougeole pouvant être particulièrement meurtrière ches les enfants atteints, la vaccination contre la rougeole (à virus atténués) est recommandée. Le BCG est contre-indiqué.

En salle d'accouchement, lors de la naissance, la protection du personnel médical et paramédical comprend l'utilisation de blouses imperméables, d'un masque, de lunettes, de chaussures en plastique, de gants, éventuellement de double gants. On évitera toute aspiration par voie buccale.

Lors d'un accident à VIH, on désinfectera la plaie à l'aide de chlorhexidine. En cas d'exposition suspecte, on pratiquera des contrôles sérologiques jusqu'à 6 mois après l'accident et on s'abstiendra de tout don de sang, de sperme, d'organe. Les rapports sexuels seront protégés.

## Hépatite B

Il a été prouvé que le dépistage de l'hépatite B chez toutes les femmes enceintes était une mesure de santé publique efficace et économique. Le gynécologue-accoucheur et le pédiatre jouent un rôle essentiel dans la prévention de la transmission verticale mère-enfant du virus de l'hépatite B. Ce dépistage devrait être réalisé avant le début de la grossesse ou lors du premier contrôle gravidique. En cas de négativité, ce dépistage devrait être répété chez les mères à haut risque, en cas d'hépatite aiguë ou en cas d'exposition suspecte.

La césarienne ne diminue pas le taux de transmission du virus à l'enfant. L'hépatite B ne représente donc pas, en soi, une indication de naissance par voie abdominale.

Il n'y a pas lieu de séparer la mère de l'enfant ni d'isoler l'enfant d'une mère porteuse du virus. La séro-vaccination dès la naissance est indispensable chez tout enfant né d'une mère porteuse chronique du virus de l'hépatite B ou dont un membre du foyer familial autre que la mère est porteur chronique de ce virus. Les immunoglobulines spécifiques seront administrées dès la naissance, puis à 3 et 6 mois de vie. La vaccination sera réalisée dès la naissance, puis à un et 6 mois de vie. Si la séro-vaccination est convenablement réalisée, l'allaitement maternel n'est pas contre-indiqué.

Le programme de vaccination d'un enfant né d'une mère porteuse du virus de l'hépatite B ne doit pas être modifié.

Certains ont proposé la vaccination de tous les nouveau-nés provenant de groupes à risques.

Si la mère est porteuse du virus de l'hépatite B, il convient de procéder à la vaccination du partenaire et des proches parents de la patiente s'ils ne sont pas porteurs d'anticorps HBsAc.

Le virus de l'hépatite B constitue un danger beaucoup plus important pour le personnel de santé que le VIH.

En cours d'accouchement, le personnel médical et paramédical doit observer les mesures de précautions universelles décrites plus haut.

Tout le personnel soignant ne présentant pas d'anticorps HBsAc devrait être vacciné. En cas d'exposition suspecte, une séro-vaccination sera pratiquée.

La transmission du virus de l'hépatite B se fait essentiellement par voie sanguine mais la transmission sexuelle est également certaine. Le taux de transmission mère-enfant serait inférieur à 10%. Une certitude concernant la transmission verticale ne pourra provenir que de l'utilisation de tests de confirmation d'efficacité diagnostique prouvée [6].


## Herpès

La transmission mère-enfant du virus de l'herpès simplex génital, en période périnatale, peut provoquer une infection néonatale rare mais potentiellement gravissime.

Le diagnostic est avant tout clinique mais doit être confirmé par culture. Les tests cytologiques et le diagnostic par immunofluorescence sont des méthodes plus rapides mais de sensibilité moins bonne. Les tests sérologiques sont inutiles.

Le dépistage systématique de toutes les femmes enceintes présentant une anamnèse d'herpès génital récurrent semble inutile et cher. Binkin et coll. [1] ont étudié les bénéfices potentiels, les risques et les coûts d'un dépistage par culture virale de toutes fes femmes enceintes présentant une anamnèse d'herpès génital récidivant aux Etats-Unis. Ils ont estimé qu'un dépistage hebdomadaire ne détecterait que 25% des femmes excrétant le virus au moment de la naissance. Chez les 3,6 millions de femmes accouchant chaque année, le dépistage préviendrait 31 infections néonatales, 11 morts néonatales, 7 retards mentaux modérés ou sévères, mais 3 femmes mourraient des suites de la césarienne indiquée par le résultat des cultures. Le coût de chaque cas pathologique évité serait de 1,8 millions de dollars et 5700 césariennes inutiles seraient pratiquées chaque année.

La primo-infection génitale herpétique comporte un risque de transmission du virus à l'enfant élevé, d'environ 50%. En revanche, ce risque n'est que de 4% en cas de récidive herpétique. La plupart des études montrent que la majorité des mères d'enfants atteints ne présentaient pas d'anamnèse d'herpès ni de lésion herpétique évidente.

La césarienne ne protège pas l'enfant à 100%, même si les membranes sont intactes au moment de l'intervention.

Les cultures virales réalisées chez la mère ne permettent pas une bonne prédiction de l'atteinte fœtale et néonatale.

Il est donc évident que l'attitude médicale souhaitable est difficile à définir en présence de tant de difficultés diagnostiques et de pronostic.

Notre attitude actuelle, à la naissance, peut se résumer ainsi: (1) En cas d'anamnèse d'herpès récidivant mais sans lésions actuelles: pas de césarienne. (2) En cas d'anamnèse d'herpès récidivant ou de primo-infection avec lésions actuelles: césarienne pour autant que les membranes amniotiques ne soient pas rompues depuis plus de 4–6 h. (3) En cas de primo-infection herpétique sans négativation des cultures virales dans la semaine précédant l'accouchement: césarienne.

Il est évident qu'une telle marche à suivre ne répond pas de façon satisfaisante à tous les cas de figure.

En cas d'infection herpétique génitale, on renoncera à l'emploi d'électrodes de monitorage et à la ponction du scalp fœtal. Les lésions extragénitales seront recouvertes. L'allaitement n'est pas contre-indiqué.

Le traitement du nouveau-né par acyclovir sera appliqué en cas d'infection néonatale et même, selon les cas, en cas de suspicion ou de possibilité de transmission mère-enfant.

Récemment B. Stray-Pedersen [7] a proposé de prévenir la survenue d'une récidive d'herpès par l'administration de 200 mg, 4 fois par jour, d'acyclovir dès une semaine avant le terme. Quatre-vingt-douze mères ont été étudiées dont 46 ont reçu le traitement d'acyclovir. Parmi les 46 femmes du groupe de contrôle non traitées, 12 (26%) ont présenté une poussée d'herpès génital avec cultures positives et 9 (20%) ont subi pour cette raison une césarienne prophylactique. Dans le groupe des 46 mères traitées, aucune femme n'a présenté d'infection herpétique récidivante et, de ce fait, aucune césarienne n'a été pratiquée pour cette indication. Aucun des 92 enfants n'a présenté un herpès néonatal. Cette étude peut prêter le flanc à certaines critiques mais présente une attitude intéressante dont la valeur devra être prouvée sur des collectifs plus larges et lors d'expérimentations cliniques plus rigoureuses.

## Varicelle

La varicelle peut être la cause d'une infection congénitale ou périnatale.

La survenue d'une varicelle chez l'adulte est en général bruyante et évidente. Les formes pulmonaires de l'infection peuvent être fatales.

La culture du liquide aspiré de lésions vésiculaires fraîches permet de confirmer le diagnostic. Le dosage des anticorps permet d'établir le status d'immunité après exposition. Le dosage sérologique peut être réalisé avant la grossesse ou en début de grossesse mais n'est en général pas conseillé de manière systématique.

La varicelle survenant en période d'organogénèse peut provoquer un syndrome malformatif rare mais parfois grave avec atteintes neurologiques, oculaires, dumatologiques et des membres. En cas d'exposition d'une mère ne présentant pas d'anticorps, on administrera des immunoglobulines spécifiques dans les 72 h. Etant donnée la rareté de l'atteinte fœtale précoce, l'interruption de grossesse est l'objet de controverses.

Quelques données du problème de l'infection varicelleuse en période périnatale sont essentielles. La transmission peut être transplacentaire ou post-natale. La virémie survient 12–48 h avant le début de l'éruption et 10–17 jours après l'exposition. Le danger d'atteinte de l'enfant est maximal si le début de l'éruption survient de 4–5 jours avant la naissance à 2 jours post-partum. Cela semble dû à l'absence d'immunité passive provenant de la mère, probablement parce qu'une réponse immune efficace n'a pas eu le temps de se mettre en place [2]. On administrera donc systématiquement des immunoglobulines spécifiques et un traitement d'acyclovir au nouveau-né si l'éruption est survenue pendant ce laps de temps. Dans certains cas, il peut être utile de retarder l'accouchement par un traitement tocolytique afin d'échapper à cette période dangereuse.

L'acyclovir est le traitement de base des formes maternelles graves (pneumonie) et de l'atteinte du nouveau-né.

La vaccination anti-varicelleuse est à l'étude mais n'a pas encore fait la preuve de son inocuité (possibilité d'induire un zona?).

On isolera l'enfant de la mère en période d'incubation jusqu'à 5 jours après le début de l'éruption. Dans ces cas, l'allaitement est contre-indiqué.

L'enfant sera isolé des autres enfants jusqu'à une semaine après le début de l'éruption ou jusqu'à la diminution nette de la symptomatologie ou encore jusqu'à 20 jours après l'exposition.

Le personnel médical et paramédical doit être protégé par isolement respiratoire afin d'éviter la transmission aux personnes susceptiles et la dissémination nosocomiale.

## Bibliographie


1. Binkin NJ, Koplan JP, Cates W (1984) Preventing neonatal herpes. Jama 251:2816–2821
2. Brunell PA (1986) Placental transfer of varicella-zoster antibody. Pediatrics 38:1034–1038
3. Burke DS, Brundage JF (1988) Measurement of the false positive rate in a screening program for human immuno deficiency virus infections. N Engl J Med 319:961–964
4. Colebunders R, Kapita B (1987) Breastfeeding and the transmission of HIV. Lancet II:1487
5. Lissauer T (1989) Impact of AIDS on neonatal care. Arch Dis Child 64:4–7
6. Reesink HW, Wong VCW (1990) Mother-to-infant transmission and hepatitis C virus. Lancet I:1216–1217
7. Stray-Pedersen B (1990) Acyclovir in late pregnancy to prevent neonatal herpes simplex. Lancet I:756–757
8. Sunderland A, Moroso G (1988) Influence of HIV infection on pregnancy decisions. IV International Conference on AIDS, Stockholm, June 1988

Arch Gynecol Obstet (1991) 249 [Suppl]: S 22–S 29

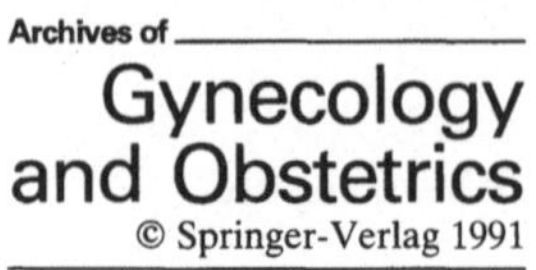
Archives of
## Gynecology and Obstetrics
© Springer-Verlag 1991

# Bakterielle Zervixdiagnostik in der Schwangerschaft

**Th. Gyr und H. Schneider**

Universitäts-Frauenklinik, Bern, Schweiz

**Zusammenfassung.** Der genitalen Mikroflora kommt eine wichtige Bedeutung bei der Entwicklung von vorzeitigen Wehen, des vorzeitigen Blasensprunges und damit der Frühgeburtlichkeit zu. Ein vaginales Infekt-Screening von asymptomatischen Schwangeren ist nicht sinnvoll. Bei vorzeitiger Wehentätigkeit und beim vorzeitigen Blasensprung wird ein bakterieller Abstrich empfohlen. Schwangere mit vorzeitiger Wehentätigkeit und pathogener Vaginalflora können von einer antibiotischen Behandlung profitieren. Bei klinischen Zeichen eines Amnioninfektes sollte die Schwangerschaft unter Antibiotikaschutz beendet werden.

**Key words:** Bacterial vaginosis – Preterm labor – Rupture of membranes – Diagnosis – Treatment

## Einleitung

Der Bakteriellen Infektion des unteren Genitaltraktes während der Schwangerschaft wird in den letzten Jahren zunehmend Bedeutung beigemessen [2, 16, 18, 29]. Epidemiologische und klinische Beobachtungen sowie Ergebnisse von Laboruntersuchungen weisen darauf hin, daß die vaginale bzw. zervikale Mikroflora eine wichtige Rolle bei der Entstehung der intraamnialen Infektion, der vorzeitigen Wehentätigkeit, des vorzeiten Blasensprunges und damit der Frühgeburtlichkeit spielen kann [8, 12, 17]. Zervikovaginale Mikroorganismen können Enzyme freisetzen, welche einerseits die zervikale Barriere stören und die Eihäute zersetzen [31] und andererseits eine metabolische Kaskade in Gang setzen, welche durch Freisetzung von Prostaglandinen zu uterinen Kontraktionen führt [17].

## Keimspektrum

Die normale Mischflora der Vagina setzt sich aus unterschiedlichen Keimen zusammen. Die bakterielle Diagnose erfolgt durch die Kultur. Das Grampräparat erlaubt zwar die rasche Identifikation grampositiver Kokken, Sensitivität und vor allem Spezifität des vaginalen Grampräparates sind jedoch der Kultur unterlegen [7, 27]. Neben Lactobacillus finden sich Erreger wie Gardnerella vaginalis, Gruppe B Streptokokken, Anaerobier, Ureaplasma urealyticum, Mykoplasma hominis und Candida. Bei der asymptomatischen Frau werden vor allem Döderlein Bakterien gefunden, die übrigen Keime spielen eine untergeordnete Rolle [20]. Während der Schwangerschaft kommt es zu einem Rückgang dr Anaerobier während die übrigen Erreger konstant bleiben [11]. Das relative Risiko, eine Frühgeburt zu erleiden, ist bei einem vaginalen Nachweis von verschiedenen Erregern erhöht. Diskutiert werden in diesem Zusammenhang vor allem Mykoplasma hominis, Ureaplasma urealyticum und Chlamydia trachomatis [1, 5, 8, 18, 25, 26]. Bei einem Vergleich verschiedener Untersuchungen fällt auf, daß das Spektrum der Vaginalflora regional variiert und offenbar durch soziale Faktoren beeinflußt wird [29]. In unserem Patientengut konnten bei asymptomatischen Schwangeren der Poliklinik in 12% der Fälle Gardnerella vaginalis, in 6% Chlamydien und in 3% Gruppe B Streptokokken nachgewiesen werden [15]. Bei Schwangeren mit einem vorzeitigen Blasensprung bis 34/6 SSW konnten wir zudem Enterokokken in 8% und E. coli in 3% der Fälle isolieren ($P < 0.05$) (Tabelle 1).

Neben der vaginalen und zervikalen Mikroflora ist auch die intraamniale Keimbesiedlung von Bedeutung [25, 28]. Romero und Mitarbeiter untersuchten das Fruchtwasser von 111 Schwangeren mit vorzeitiger Wehentätigkeit [25] und fanden in 22% der Fälle eine positive bakterielle Kultur. Das Erregerspektrum entsprach der zervikalen Mikroflora was darauf hinweist, daß eine Keimaszension aus der Vagina durch intakte Eihäute für die Entwicklung der intraamnialen Infektion verantwortlich ist. Durch Untersuchungen von Zwillingsschwangerschaften wurden diese Beobachtungen bestätigt [24]. Im Fruchtwasser von Schwangeren mit vorzeitiger Wehentätigkeit fand sich in 11% der Fälle eine

**Tabelle 1.** Zervikovaginale Mikroflora von Schwangeren mit vorzeitigem Blasensprung und von Schwangeren der Poliklinik der UFK Bern

| | VBS ≤ 34/6 SSW<br>$n = 122$ (%) | Kontrollen<br>$n = 96$ (%) | |
| --- | --- | --- | --- |
| Gardnerella vaginalis | 12 | 12 | |
| Gruppe B Streptokokken | 9 | 3 | |
| Enterokokken | 8 | 0 | $P < 0,05$ |
| E. coli | 3 | 0 | |
| Chlamydien | 3 | 6 | |
| Peptostreptokokken | 1 | 0 | |
| Streptococcus pneumoniae | 1 | 0 | |
| Neisseria gonorrhoeae | 0 | 0 | |
| Haemophilus influenzae | 1 | 0 | |

positive Kultur von Zwilling A, von Zwilling B dagegen lediglich in 7% der Fälle. In allen Fällen mit intraamnialer Infektion von Zwilling B wies Zwilling A ebenfalls eine positive Kultur auf. Auffallend war, daß die Latenzzeit vom Zeitpunkt der Amniozentese bis zur Geburt bei Schwangeren mit einer intraamnialen Infektion im Mittel 3,5 Stunden betrug gegenüber 168 Stunden bei Schwangeren ohne Infekt, was auf die Bedeutung von intraamnialen Infektionen bei der Entstehung von Uteruskontraktionen hinweist. Es muß jedoch betont werden, daß der intraamniale Nachweis von pathogenen Keimen nicht zwingend auf eine drohende Frühgeburt hindeutet. Im Fruchtwasser von asymptomatischen Schwangeren können in über 5% der Fälle ebenfalls pathogene Keime nachgewiesen werden, wobei sich die weitere Schwangerschaft in der Regel unauffällig gestaltet und septische Verläufe selten beobachtet werden [10]. Offenbar kann es zu einer Keimaszension durch intakte Eihäuten kommen, welche ohne Bedeutung für Mutter und Kind ist. Bei der Untersuchung von Abstrichen, welche postpartal zwischen den Amnionblättchen entnommen wurden, konnten ebenfalls Erreger wie Ureaplasmen, Mykoplasmen, Gardnerella, Anaerobier und Streptokokken isoliert werden [13]. Bei Frühgeborenen wurden dabei signifikant häufiger Ureaplasmen und Gardnerella vaginalis gefunden wie bei Termingeburten. Ein positiver Bakteriennachweis zwischen den Amnionblättern wies außerdem eine deutliche Korrelation mit histologisch bestätigter Chorioamnionitis bzw. mit bakterieller Vaginose auf. Auch diese Beobachtungen deuten darauf hin, daß die Keimaszension aus der Vagina eine wichtige Rolle bei der Entwicklung von zervixwirksamen Kontraktionen und von intrauterinen Infektionen spielt.

**Wechselwirkungen zwischen Erreger und Wirt**

Die lokale Abwehr in der Zervix basiert auf dem Schutz durch den Schleim, welcher Mucin bzw. Neuraminsäure enthält [17]. Daneben findet sich in vaginaler und zervikaler Flüssigkeit IgA und ggf. IgG. IgA-Proteasen werden durch Neisseria gonorrhea, durch Ureaplasma sowie durch eine Reihe weiterer Mikroorganismen des Genitaltraktes synthetisiert. Auch IgG-Proteasen sowie Mucinasen und Proteasen können durch Mikroorganismen synthetisiert werden. Durch eine Enzymfreisetzung kann es zu einer empfindlichen Störung der lokalen Abwehr kommen was durch digitale Untersuchungen, uterine Kontraktionen und ein sich erweiternder Muttermund zusätzlich unterstützt werden kann. Wenn sich die Mikroorganismen nun sekundär in der Zervix niedergelassen haben, können weitere Mechanismen in Gang kommen [17, 23]: Große Mengen von lysosomalen Phopholipasen können durch entzündliche Stimuli aus dezidualen Zellen und aktivierten Makrophagen bzw. Granulozyten freigesetzt werden. Andere Mediatoren wie Interleukin-1 und -2 unterstützen solche Reaktionen. Durch vermehrte Aktivität von Phopholipase wird Arachidonsäure freigesetzt was zu progressiver Wehentätigkeit führen kann. Leukotriene und Thromboxan können durch lokale Thrombosierungen oder durch starke chemotaktische Stimuli diese Mechanismen unterstützen. Proteasen bzw. Collagenasen und Elastasen aus Mikroorganismen können auf dieser Ebene erneut wirken und zu einer Schwächung bzw. zu einer erhöhten Durchlässigkeit der Amnionblätter für Bakterien führen.

Die Folge dieser Vorgänge sind eine Reifung der Zervix, vorzeitige uterine Kontraktionen, ein vorzeitiger Blasensprung und schlußendlich eine Frühgeburt.


## Therapeutische Ansätze

Die prophylaktischen bzw. therapeutischen Maßnahmen sind vorwiegend auf drei Ziele ausgerichtet:
1. Eine drohende Frühgeburt, d.h. die Entwicklung von vorzeitigen Wehen oder eines vorzeitigen Blasensprunges sollte durch eine Prophylaxe, ev. eines Risikokollektives verhindert werden.
2. Nach Einsetzen von zervixwirksamen Uteruskontraktionen bzw. nach erfolgtem Blasensprung sollte die Latenzzeit bis zur Geburt verlängert werden, um eine fetale Reifung zu ermöglichen.
3. Ein intrauteriner bzw. neonataler Infekt sollte vermieden, allenfalls behandelt werden.


## Bakterielle Vaginose

McGregor und Mitarbeiter [19] untersuchten den Einfluß einer prophylaktischen Antibiotikagabe auf die zervikovaginale Mikroflora und auf den perinatalen Verlauf. Im Rahmen einer randomisierten Doppelblindstudie wurden 229 Schwangere mit einem Gestationsalter zwischen 26 und 30 Wochen nach Entnahme von bakteriologischen Abstrichten 7 Tage mit Erythromycin bzw. mit Placebo behandelt. Unter den mit Placebo behandelten Schwangeren kam es vermehrt zu einem VBS am Termin, während der frühe VBS nicht häufiger beobachtet wurde. Geburtsgewicht und Gestationsalter bei Geburt unterschieden sich in den beiden Gruppen nicht. Interessanterweise wurde bei einer Nachkontrolle nach Abschluß der Behandlung in beiden Gruppen das gleiche Keimspektrum gefunden, insbesondere wurden Gruppe B Streptokokken und Chlamydien in gleicher Häufigkeit isoliert. Die Autoren schlossen, daß eine prophylaktische Antibiotikagabe eines unselektionierten Patientengutes ohne Nutzen ist. In einer multizentrischen, randomisierten, placebokontrollierten Studie wurden 1181 Schwangere mit zervikalem Befall von Ureaplasma urealyticum untersucht [6]. Nach einer 4wöchigen Therapie mit Erythromycin konnten keine Unterschiede in der Häufigkeit von Ureaplasma gefunden werden. Die Frühgeburtenrate war identisch, ebenso wurden vorzeitige Wehen oder ein früher vorzeitiger Blasensprung in der mit Antibiotika behandelten Gruppe gleich häufig beobachtet. Das neonatale outcome zeigte in einer Multivarianzanalyse zwar einen Zusammenhang mit sozioökonomischen Faktoren und Gewohnheiten, nicht aber mit dem Nachweis von Uraplasma urealyticum oder deren Behandlung. Der Nutzen einer antibiotischen Behandlung von asymptomatischen Schwangeren mit nachgewiesenem zervikovaginalem Befall mit unterschiedlichen Mikroorganismen ist nicht belegt.

### Vorzeitige Wehentätigkeit, vorzeitiger Blasensprung

Weitere Risikokollektive, bei welchen eine Antibiotikagabe diskutiert wird, sind Schwangere mit vorzeitigen zervixwirksamen Wehen oder mit vorzeitigem Blasensprung. Durch prophylaktische Gabe von Ampicillin bzw. Erythromycin während 10 Tagen konnte die Latenzzeit bis zur Geburt von Schwangeren mit vorzeitiger Wehentätigkeit signifikant verlängert werden [22]. Das Geburtsgewicht und die Anzahl von Termingeburten war in den behandelten Gruppen signifikant höher. Vor allem Schwangere mit negativer Fruchtwasserkultur aber Gruppe B Streptokokken und/oder Gardnerella vaginalis im Zervixabstrich profitierten von der Antibiotikaaplikation. Amon und Johnston berichten über die randomisierte prophylaktische Antibiotikatherapie von Schwangeren mit frühzeitigem Blasensprung vom Zeitpunkt der Diagnose bis zur Geburt [3, 14]. Sie beobachteten eine signifikante Verlängerung der Latenzzeit vom Blasensprung bis zur Geburt, was in der Arbeit von Johnston in einem höheren Geburtsgewicht von 1897 g gegenüber 1587 g resultierte. Die Verteilung der Gestationsalter bei VBS, welche einen wichtigen Faktor für die Latenzzeit darstellt wie auch die Dosierung der Antibiotika wurde von Johnston allerdings nicht näher angegeben. Morales und Mitarbeiter untersuchten den Einfluß von prophylaktischer Amplicillingabe mit und ohne Lungenreifungsinduktion bei Schwangeren mit VBS vor 34 Wochen, wobei eine prolongierte Antibiotikagabe bis zur Geburt Schwangeren mit positiver zervikaler Bakterienkultur vorbehalten war [21]. Sie fanden im Gesamtkollektiv keine Unterschiede der Latenzzeit oder der mütterlichen bzw. neonatalen Infektmorbidität, die Zahl der Fälle mit neonataler Sepsis bei mütterlichem Befall mit Gruppe B Streptokokken war in der behandelten Gruppe jedoch signifikant niedriger. Eine neonatale Sepsis wurde in den Arbeiten von Amon und Johnston in der behandelten Gruppe weniger häufig beobachtet (Tabelle 2), wobei dies ohne Einfluß auf die perinatale Mortalität war. Die Inzidenz von Chorioamnionitis, postpartaler Endome-

**Tabelle 2.** Antibiotikaprophylaxe beim frühen vorzeitigen Blasensprung

|  |  | $n$ | RDS (%) | Sepsis (%) |  |
|---|---|---|---|---|---|
| Amon [3] | AB | 43 |  | 2 |  |
|  | Ko | 39 |  | 17 | $P < 0{,}05$ |
| Morales [21] | AB + St | 44 | 20 | 7 |  |
|  | AB − St | 37 | 57 | 3 | n.s. |
|  | Ko + St | 43 | 32 | 6 |  |
|  | Ko − St | 41 | 48 | 12 |  |
| Johnston [14] | AB | 40 | 15 | 7 |  |
|  | Ko | 45 | 24 | 24 | $P < 0.05$ |
| UFK Bern |  | 99 | 11[a]/32[b] | 5 |  |

[a] Schweres Atemnotsyndrom mit Intubation; [b] leichtes Atemnotsyndrom; AB: Antibiotikaprophylaxe; Ko: Kontrollen; St: Lungenreifungsinduktion mit Steroiden. UFK Bern: Keine Antibiotikaprophylaxe

tritis, neonataler nekrotisierender Enterocolitis und neonatalen pulmonalen Komplikationen war in der antibiotisch behandelten Gruppe in der Arbeit von Amon eher höher wie in der unbehandelten. Interessant ist, daß die Gruppe B Streptokokken Infektionen in den amerikanischen Arbeiten mit bis zu 32% der Schwangeren deutlich häufiger auftraten wie in unserem Kollektiv mit 9% ($P =$ 0,0005). Im Patientengut der UFK Bern lag die Latenzzeit VBS-Geburt ohne Antibiotikaprophylaxe bei 32% der Schwangeren mit frühem VBS bei über 7 Tagen. Der Unterschied zwischen unserem Kollektiv ohne Prophylaxe und den erwähnten amerikanischen Kollektiven mit Prophylaxe ist nicht signifikant. Die Rate der Neugeborenen mit neonataler Sepsis lag in unserem Kollektiv mit 5% im Bereich der erwähnten Gruppen mit Antibiotikaprophylaxe, während das schwere Atemnotsyndrom mit 11% deutlich seltener als in den 3 amerikanischen Arbeiten gesehen wurde. Auf die Gefahr einer Keimselektion durch lange Gabe von Antibiotika wurde in den verschiedenen Arbeiten hingewiesen. Diese Überlegung scheint beachtenswert, wenn man bedenkt, daß 15% der Schwangeren mit VBS vor 34/7 Wochen Latenzzeit von mehr als 2 Wochen und 9% Latenzzeiten von mehr als 3 Wochen ohne Gabe von schwangerschafts-erhaltenden Medikamenten aufweisen.

Bei VBS mit klinischen Zeichen der Chorioamnionitis nimmt die Häufigkeit eines neonatalen Infektes bzw. einer neonatalen Sepsis zu [4]. Bei Schwangeren mit Amnionininfektsyndrom sollte die Geburt angestrebt und Antibiotika appliziert werden [30], wobei die Gabe von Antibiotika unter der Geburt, d. h. vor Abnabeln des Kindes sinnvoll ist [9].


## Schlußfolgerung

Es wird heute allgemein akzeptiert, daß der genitalen Mikroflora eine wichtige Bedeutung bei der Entwicklung von vorzeitigen Wehen, des vorzeitigen Blasensprunges und damit der Frühgeburtlichkeit zukommt. Unklar ist, warum es bei gleichem Erregerspektrum bei gewissen Schwangeren zu einer Frühgeburt kommt während andere ohne Behandlung bis zum Termin austragen. Offen ist außerdem, welche Wechselwirkungen zwischen Erreger und Wirt von Bedeutung sind und wodurch diese ausgelöst werden bzw. wie Schwangere identifiziert werden können, welche ein erhöhtes Frühgeburts-Risiko aufgrund einer genitalen Infektion aufweisen.

Ein generelles Infekt-Screening während der Schwangerschaft zur Erfassung eines Risikokollektives ist nicht sinnvoll, da der Nutzen einer Therapie von asymptomatischen Vaginosen nicht gesichert ist. Bei vorzeitiger Wehentätigkeit wird ein bakterieller Abstrich empfohlen. Bei zervikovaginalem Nachweis einer pathogenen Flora ist eine resistenzgerechte antibiotische Behandlung indiziert. Beim vorzeitigen Blasensprung sollte ebenfalls ein Abstrich für die bakterielle Kultur abgenommen werden. Eine Antibiotikagabe ist bei diesem Patientengut nicht gesichert und möglicherweise mit Nachteilen verbunden. Eine antibiotische Behandlung sollte aus diesem Grund bei Schwangeren mit vorzeitigem Blasensprung lediglich im Rahmen von kontrollierten Studien erfolgen. Bei klinischen Zeichen eines Amnioninfektes sollte die Schwangerschaft nach Ent-

nahme eines bakteriologischen Abstriches unverzüglich unter Antibiotikaschutz
beendet werden.

## Literatur

1. Alger LS, Lovchik JC, Hebel JR, Blackmon LR, Crenshaw MC (1988) The assocication of
   Chlamydia trachomatis, Neisseria gonorrhoeae, and group B streptococci with preterm rupture
   of the membranes and pregnancy outcome. Am J Obstet Gynecol 159:397–404
2. Alger LS, Masrcos JP (1986) Etiology of preterm premature rupture of the membranes. Clin
   Obstet Gynecol 29:758–778
3. Amon E, Lewis SV, Sibai BM, Villar MA, Arheart KL (1988) Ampicillin prophylaxis in
   preterm premature rupture of the membranes: a prospective randomized study. Am J Obstet
   Gynecol 159:539–543
4. Blackmon LR, Alger LS, Crenshaw C (1986) Fetal and neonatal outcome associated with
   premature rupture of the membranes. Clin Obstet Gynecol 29:779–815
5. Carey JC, Blackwelder WC, Nugent RP, Matterson MA, Rao Av, Eschenbach DA, Lee MLF,
   Rettig PJ, Regan JA, Geromanos KL, Martin DN, Pastorek JG, Gibbs RC, Lipscomb KA,
   VIPS-Group (1991) Antepartum cultures of Ureaplasma urealyticum are not useful in predicting pregnancy outcome. Am J Obstet Gynecol 164:728–733
6. Eschenbach DA, Nugent RP, Rao AV, Cotch MF, Gibbs RS, Lipscomb KA, Martin DN,
   Pastorek JG, Rettig PJ, Carey JC, Regan JA, Geromanos KL, Poole WK, Edelman R, VIPS-
   Group (1991) A randomized placebo-controlled trial of erythromycin for the treatment of
   Ureaplasma urealyticum to prevent premature delivery. Am J Obstet Gynecol 164:734–742
7. Feld SM, Harrigan JT (1987) Vaginal gram stain as an immediate detector of group B
   streptococci in selected obstetric patients. Am J Obstet Gynecol 156:446–448
8. Fischbach F, Kolben M, Thurmayr R, Hafter R, Sedlaczek E, Ziegelmeier M, Preisl G,
   Weindler J, Graeff H (1988) Genitale Infektionen und Schwangerschaftsverlauf: Eine prospektive Studie. Geburtsh Frauenheilk 48:469–540
9. Gibbs RS, Dinsmoor MJ, Newton ER, Ramamurthy RS (1988) A randomized trial of
   intrapartum vs. immediate postpartum treatment of women with intra-amniotic infection.
   Obstet Gynecol 72:823–828
10. Goldstein I, Zimmer EZ, Merzbach D, peretz BA, Paldi E (1990) Intraamniotic infection in the
    very early phase of the secon trimester. Am J Obstet Gynecol 163:1261–1263
11. Goperlud CP, Ohm MJ, Galasek RP (1976) Aerobic and anaerobic flora of the cervix during
    pregnancy and the puerperinum. Am J Obstet Gynecol 126:858–862
12. Gravett MG, Hummel D, Eschenbach DA, Holmes KK (1986) Preterm labor associated with
    subclinical amniotic fluid infection and with bacterial vaginosis. Obstet Gynecol 27:229–237
13. Hillier SL, Martius J, Krohn M, Kiviat N, Holmes KK, Eschenbach DA (1988) A case – control
    study of chorioamnionic infection and histologic chorioamnionitis in prematurity. N Engl J Med
    319:972–978
14. Johnston MM, Sanchez-Ramos L, Vaughn AJ, Todd MW, Benrubi GI (1990) Antibiotic
    therapy in preterm premature rupture of the membranes: a randomized prospectivem, double-
    blind trial. Am J Obstet Gynecol 163:743–756
15. König Ch, Hänggi W, Krech Th, Viollier AF, Schneider H (1990) Nachweis von Chlamydia
    trachomatis im Zervikalabstrich von schwangeren Frauen und bei Teenagern. Arch Gynecol
    Obstet [Suppl] 247:126 (Abstract)
16. Martius J, Eschenbach DA (1990) The role of bacterial vaginosis as a cause of amniotic fluid
    infection, chorioamnionitis and prematurity – a review. Arch Gynecol Obstet 247:1–13
17. McGregor JA (1988) Prevention of preterm birth: new initiatives based on microbialhost
    interactions. Obstet Gynecol Surv 43:1–14
18. McGregor JA, French JI, Richter R, Franco-Buff A, Johnson A, Hillier S, Judson FN, Todd JK
    (1990) Antenatal microbiologic and maternal risk factors associated sith prematurity. Am J
    Obstet Gynecol 163:1465–1473
19. McGregor JA, French JI, Richter R, Vuchetich M, Bachus V, Seo K, Hillier S, Judson FN,
    McFee J, Schoonmaker J, Todd JK (1990) Cervicovaginal microflora and pregnancy outcome:

results of a double-blind, placebo-controlled trial of erythromycin treatment. Am J Obstet Gynecol 163:1580–1591
20. Miller JM, Pastorek JG (1986) The microbiology of premature rupture of the membranes. Clin Obstet Gynecol 29:739–757
21. Morales WJ, Angel J, O'Brian W, Knuppel R (1989) Use of Ampicillin and corticosteroids in premature rupture of the membranes. Obstet Gynecol 73:721–726
22. Morales WJ, Angel JL, O'Brian WF, Knuppel RA, Finazzo M (1988) A randomized study of antibioty therapy in idiopathic preterm labor. Obstet Gynecol 72:829–833
23. Romero R, Mazor M (1988) Infection and preterm labor. Clin Obstet Gynecol 31:553–584
24. Romero R, Shamma F, Avila C, Jimenez C, Callahan R, Nores J, Mazor M, Brekus CA, Hobbins JC (1990) Infection and labor. VI Prevalence, microbiology, and clinical significance of intraamniotic infection in twin gestations with gestations with preterm labor. Am J Obstet Gynecol 163:757–761
25. Romero R, Sitorti M, Oyarzun E, Avila C, Mazor M, Callahan R, Sabo V, Athanassiadis AP, Hobbins JC (1989) Prevalence, microbiology and clinical significance of intraamniotic infection in women with preterm labor and intact membranes. Am J Obstet Gynecol 161:817–824
26. Ryan GM, Abdella TN, McNeeley SG, Baselsky VS, Drummond DE (1990). Chlamydia trachomatis infection in pregnancy and effect of treatment on outcome. Am J Obstet Gynecol 162:34–39
27. Sandy EA, Blumenfeld ML, Iams JD (1988) Gram stain in the rapid determination of maternal colonization with group B beta-streptococcus. Obstet Gynecol 71:796–800
28. Silver RS, Gibbs RS, Castillo M (1986) Effect of amniotic fluid bacteria on the course of labor in nulliparous women at term. Obstet Gynecol 68:587–590
29. Sweet RL, Gibbs RS (1990) Premature rupture of the membranes. In: Sweet RL, Gibbs RS (eds) Infectious diseases of the female genital tract. Williams & Wilkins, Baltimore Honkong Sidney London, p 320
30. Toth M, Witkin SS, Ledger W, Thaler H (1988) The role of infection in the etiology of preterm birth. Obstet Gynecol 71:723–726
31. Vadillo-Ortega F, Gonzales-Avila G, Karchmer S, Cruz NM, Ayala-Ruiz A, Lama MS (1990) Collagen metabolism in premature rupture of amniotic membranes. Obstet Gynecol 75:84–88

Arch Gynecol Obstet (1991) 249 [Suppl]: S 30–S 32

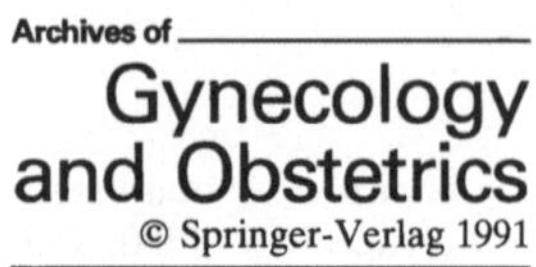


# Der septische Abort

**S. Heinzl**

Kantonsspital Basel, Universitäts-Frauenklinik, Basel, Schweiz

Unter einem septischen Abort versteht man jedes Abortgeschehen, welches mit Fieber über 38°C einhergeht. Diese Definition geht davon aus, daß bei diesen Fällen mit der unvorhersehbaren Komplikation eines septischen Endotoxinschockes gerechnet werden muß [3, 8].

Septische Aborte sind in den letzten Jahrzehnten in unseren Breitengraden deutlich zurückgegangen. Dies hängt eng mit der Liberalisierung des induzierten Abortes zusammen. So ging die Mortalität beim septischen Abort in England und Wales von 50 Fällen im Jahre 1935 auf 0 im Jahre 1985 zurück [8]. Andererseits ist in Entwicklungsländern der septische Abort immer noch ein häufiges Ereignis. In der gynäkologischen Abteilung des Kenyatta-National-Hospital in Nairobi sind in den Jahren 1986 und 1987 25 von 89 akut verstorbenen Frauen an einem septischen Abort erlegen [6].

Insgesamt darf davon ausgegangen werden, daß ca. 10% aller Aborte infiziert sind. Bei den meisten bleibt die Infektion jedoch auf die Dezidua beschränkt. Nur bei wenigen kommt es zur Beteiligung von Myometrium, Tuben und in der Folge zur Pelvioperitonitis mit Douglas-Abszeß. Zur Ausbildung eines septischen Abortes kommt es meist nur bei inadäquater Behandlung. Die häufigste Ursache ist eine Infektion mit einer Mischflora, hauptsächlich Escherichia coli, Beta-hämolytische Streptokokken, Bacterium Clostridium perfringes, aber auch Anaerobier. Am meisten gefährdet sind junge Frauen, bei welchen ein Abort nach der 12. Woche bei liegendem IUP induziert wird. Weitere Risiken für einen septischen Abort sind nach einer unvollständigen Entleerung des Uterus, sowie nach einer Perforation zu erwarten. Andererseits kann es bei jedem Abort, v. a. bei protrahiertem Verlauf, zu einer solchen Infektion kommen [1, 2, 7, 8].

Die Symptome eines beginnenden Infektes sind Fieber über 38°C, Leukozytose, übelriechender putrider Fluor, schmerzhafter weicher Uterus, Unterbauchschmerzen. Klinische Zeichen, welche auf ein septisches Geschehen mit möglichem Schock hinweisen, sind:
Septische Temperaturen, Schüttelfrost, Tachykardie, Blutdruckabfall, kalte Peripherie, Somnolenz bis Koma, Oligurie bis Anurie, Ateminsuffizienz.

Labor: Leukozytose >20.000, pathologischer Gerinnungsstatus, Absinken der Thrombozyten, Hämokonzentration, pathologische Blutgaswerte.

Bei jedem Abort mit Fieber >38°C ist folgendes Vorgehen angezeigt: Bakteriologische Abklärung aus dem Zervixkanal (Keim- und Resistenzbestimmung der Erreger), fortlaufende Temperaturkontrolle, fortlaufende Blutdruck-, Puls- und ZVD-Kontrolle, Urinbilanz stündlich, Bestimmung des Gerinnungsstatus 4stündlich, Thrombozytenkontrolle 2stündlich, Bestimmung der Nierenparameter. Gleichzeitig soll entweder ein Ultraschall oder Röntgen des Abdomens wegen etwaiger Fremdkörper oder freier Luft im Bauch durchgeführt werden.

Nach Abstrichentnahme aus dem Zervikalkanal ist sofort eine hochdosierte Antibiotika-Therapie zu beginnen. Dabei sollte ein breites Wirkungsspektrum unter Einschluß der Anaerobier erreicht werden. Ein mögliches Schema wäre folgendes:
Ampicillin 2 g i. v./6stündlich,
bei Penicillinallergien Cephalothin 1–2 g i. v./6stündlich,
Gentamycin 5 mg/kg Körpergewicht – max. 240 mg i. v. täglich
und Clindamycin 600 mg/6stündlich.
Die Gabe von Heparin wird in der Literatur sehr kontrovers diskutiert. Obwohl kontrollierte Studien fehlen, wird heute beim septischen Abort bei noch intakter Gerinnung Heparin in einer Dosierung 2–3 × 5000 IE subkutan täglich empfohlen. Sind die Gerinnungsparameter pathologisch, so ist heute die Heparingabe wegen bekannter fataler Folgen nicht mehr indiziert [1, 2, 4, 5, 7, 9].

Nach Erreichung eines genügenden Antibiotikaspiegels nach ca. 4–6 Stunden sollte die vollständige Entleerung des Uterus angestrebt werden. Eine Dilatation des Zervikalkanals sollte, wenn immer möglich, vermieden werden. Bei geschlossenem Muttermund kann, sofern es klinisch noch vertretbar ist, eine Entleerung mit Prostaglandin versucht werden. Wird trotz dieser Maßnahmen keine Besserung erreicht, so muß als ultima ratio die Hysterektomie indiziert werden. Bei rechtzeitiger Operation darf mit einer plötzlichen Besserung des Zustandes gerechnet werden, da das toxische Geschehen unterbrochen wird [7–9].

Bei Sepsis (plötzliches Absinken des Blutdruckes, Thrombozytopenie, Nachlassen der Urinausscheidung) muß die Betreuung in einer intensivmedizinischen Einheit angestrebt werden. Die nötige entsprechende Betreuung wie die Gabe von alpha-adrenergen Substanzen, kontrollierte bzw. assistierte Beatmung etc. können in der Regel nur von einem intensivmedizinisch geschulten Arzt fachgerecht durchgeführt werden. Ebenso benötigt man eine Klinik mit optimaler Infrastruktur wie Labor, Blutspendedienst u. a. [1, 2, 4, 5, 7].

Bei zeitgerechter und adäquater Betreuung kann heute der septische Abort mit Schock in fast allen Fällen verhindert werden. Über 90% der Fälle sprechen auf eine hochdosierte Antibiotikagabe und Uterusentleerung günstig an. Bei Verschleppung, wie es häufig bei illegalem Abort vorkommt, verschlechtert sich die Prognose enorm. Sobald sich das Schockgeschehen an den Nieren und den Lungen manifestiert, gelingt es nur noch selten, den fatalen Ablauf aufzuhalten. Die Mortalität liegt heute noch bei ca. 10% [3, 5, 7–9]. Auch muß beim infizierten Abort mit einer beachtlichen Morbiditätsrate gerechnet werden. Im Vordergrund steht die Sterilität.

**Zusammenfassend ist festzuhalten**

Der septische Abort ist in der zivilisierten Welt deutlich zurückgegangen. Tritt er dennoch auf, müssen Frühsymptome ernst genommen und sofort behandelt werden. Die hochdosierte Antibiotikatherapie steht im Vordergrund. Sind Sepsis oder gar Schockzeichen (wie Abfall des Blutdruckes, der Thrombozyten, Nachlassen der Urinausscheidung) vorhanden, sollte nicht gezögert werden, die Patientin in eine intensivmedizinische Abteilung zu verlegen.

Wir dürfen zu Recht für uns in Anspruch nehmen, daß durch die moderne Medizin in diesem Bereich ein deutlicher Rückgang der Mortalität und Morbidität erreicht wurde.

## Literatur


1. Graeff H (1981) Infektionen in der Schwangerschaft, unter der Geburt und im Wochenbett. In: Käser et al. (eds) Gynäkologie und Geburtshilfe, Bd 2, Teil 2, 2. Aufl. Thieme, Stuttgart New York
2. Grimes DA, Cates W, Selik RM (1981) Fatal septic abortion in the United States 1975–1977. Obstet Gynecol 57:739
3. Knörr K, Knörr-Gärtner H, Beller FK, Lauritzen C (1989) Geburtshilfe und Gynäkologie. Springer, Berlin Heidelberg New York
4. Ludwig H, Genz HJ (1988) Gerinnungsstörungen. In: Käser et al. (eds) Gynäkologie und Geburtshilfe, Bd 3, Teil 2, 2. Aufl. Thieme, Stuttgart New York
5. Rivlin ME, Hunt JA (1986) Surgical management of diffuse peritonitis complicating obstetric/ gynecologic infections. Obstet Gynecol 67:652
6. Rogo KO (1989) Mortality in acute gynecology: a developing country. Int J Gynecol Obstet 30:343
7. Schwarz RH (1984) Handbook of obstetric emergencies. Medical examination Publishing, New York
8. Turnbull A, Chamberlain G (1989) Obstetrics. Churchill, Livingstone London New York
9. Parker MM, Parrillo JE (1983) Septic shock/Hemodynamics and pathogenesis. In: Rinke CM (ed) Concepts in emergency and critical care. JAMA 250:3324

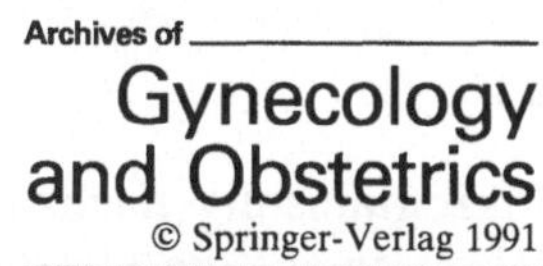

Archives of

# Gynecology
## and Obstetrics

© Springer-Verlag 1991

## III. Postpartale Blutungen/Saignements postpartals

# Postpartale Atonie

**P. Husslein**

Allgemeines Krankenhaus, 1. Universitäts-Frauenklinik, Wien, Austria

Die postpartale Atonie war bis vor kurzem eine gefürchtete geburtshilfliche Komplikation.

Bei Durchsicht der Lehrbücher und Literatur zu diesem Thema wird klar, daß die einschlägigen Begriffe sehr uneinheitlich Anwendung finden. Von einer verstärkten postpartalen Blutung spricht man, wenn innerhalb von 24 Stunden nach der Geburt mehr als 500 ml Blutverlust vorliegen; dies stellt weiterhin bei inadäquater Therapie eine lebensgefährliche geburtshilfliche Komplikation dar. In rund ⅘ aller Fälle ist die Ursache einer solchen verstärkten postpartalen Blutung eine ungenügende Kontraktion des Uterus (Uterusatonie); in den restlichen 20% liegt eine Verletzung der Geburtswege oder eine Gerinnungsstörung vor.

Ein besseres Verständnis des Mechanismus des Blutungsstopps post partum hat zu einer veränderten therapeutischen Grundhaltung geführt. Umfaßten die meisten Empfehlungen für diese Notsituation früher operative Verfahren (vom Halten des Uterus über die Tamponade, zu operativen Verfahren mit Ligatur der zuführenden Blutgefäße bzw. schlußendlich zur Uterusexstirpation), so ist in den letzten Jahren ein deutlicher Trend zugunsten von medikamentösen Therapieschemen und hier vor allem zum Einsatz von Prostaglandinen (PG) zu beobachten.

Der Mechanismus des Blutungsstopps post partum erfolgt auf zwei Wegen: (1) Über eine Gefäßkonstriktion, vornehmlich durch Druck von außen und nur im geringen Maße durch Gefäßwandkontraktion. Dabei handelt es sich um einen sehr wirksamen, akuten, praktisch sofort einsetzenden Effekt. (2) Über Gefäßwandverletzungen erfolgt eine Thrombozytenaggregation und Fibrinbildung, woraus eine Thrombose – und allerdings verspätet – ein Blutungsstopp, diesmal allerdings mit chronischem Effekt, eintritt.

Zahlreiche Autoren, unter anderem wir selbst, haben zeigen können, daß die zentralen Hormone für die Kontraktur des Uterus post partum in der Plazenta produzierte PG, vornehmlich $PGF_{2\alpha}$ darstellen. In allen diesbezüglichen Untersuchungen konnte gezeigt werden, daß das Maximum der zirkulierenden PG-Metabolitspiegel rund 15 min post partum, also zum Zeitpunkt der

Plazentalösung nachzuweisen sind (Abb. 1). Nachdem PG eine ausgeprägte Wirkung auf die Uterusmuskulatur ausüben, kommt ihnen, den heutigen Vorstellungen entsprechend, eine zentrale Rolle für den Blutungsstopp post partum zu.

Diesem besseren Verständnis des physiologischen Ablaufes der Nachgeburtsperiode entsprechend, stellen PG heute einen integrierenden Bestandteil von Behandlungsschemen für die postpartale Atonie dar.

Die Häufigkeit der postpartalen Atonie schwankt zwischen 2 und 8%. Litschgi konnte 1988 an einem Geburtengut der Arbeitsgemeinschaft Schweizer Frauenkliniken, von 105437 Geburten, eine Inzidenz von knapp 2% demonstrieren; hingegen berichtete Zahradnik bei derselben Gelegenheit über 8% postpartale Atonien aus dem Krankengut der Universitätsklinik Freiburg [1]. Diese Unterschiede haben zum Teil ihre Wurzeln in unterschiedlichen Definitionen, sicherlich aber auch im unterschiedlichen Krankengut der beiden Untersucher.

Bei Betrachtung der retrospektiven Analysen der modernen Literatur zeigt sich, daß den klassischen Risikofaktoren einer postpartalen Atonie, wie Überdehnung des Uterus, Multiparität oder Status post operativer Entbindung nur

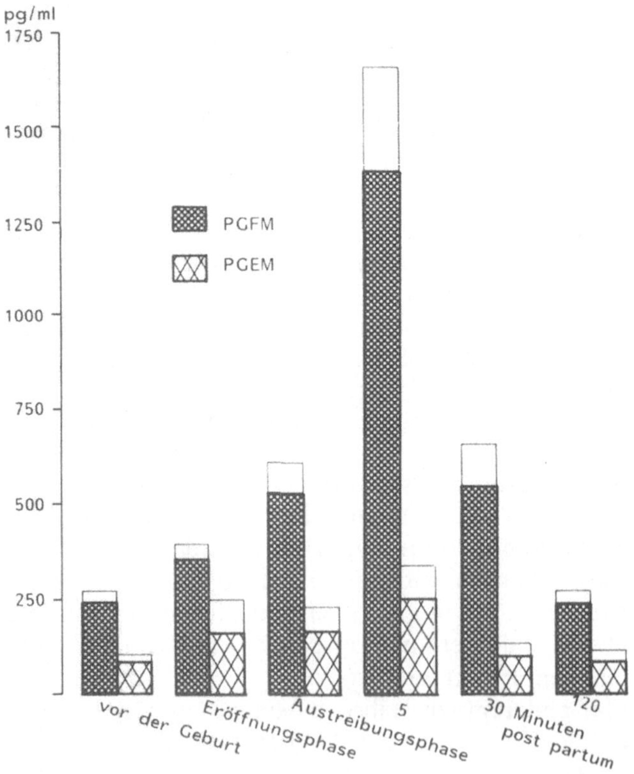


**Abb. 1.** Plasmakonzentration der Prostaglandinmetaboliten PGEM und PGFM vor und während Geburten nach spontanem Wehenbeginn (pg/ml; X ± SD)

teilweise Bedeutung zukommt. Als entscheidende anamnestische Risikosituation dürften vor allem eine Atonie in der Vorgeschichte bzw. eine gestörte Myometriumfunktion bei dieser Geburt – also der Einsatz von Wehenmitteln zur Geburtseinleitung, oder Aufrechterhaltung einer regelrechten Kontraktilität anzusehen sein.

Bespricht man den Einsatz der PG zur Behandlung der postpartalen Atonie, so muß gleich zu Beginn festgehalten werden, daß die Einführung dieser wirksamen und in vielen Fällen tatsächlich lebensrettenden Medikamente nicht als Anlaß genommen werden darf, bewährte Regeln der Geburtsleitung in Frage zu stellen. Dies gilt vor allem für die korrekte Diagnose von Verletzungen der Geburtswege, die Begutachtung der ausgestoßenen Plazenta, adäquater Volumenersatz bei verstärkter Blutung etc.

Auf der Basis zahlreicher, zumeist unkontrollierter, offener und retrospektiver Untersuchungen lassen sich mit großer Wahrscheinlichkeit folgende Schlußfolgerungen über den Einsatz der PG bei der postpartalen Atonie ziehen: 1. Alle publizierten Verfahren sind bei rechtzeitigem Einsatz mit sehr hohen Erfolgschancen vergesellschaftet. 2. Die Rate an Nebenwirkungen ist dabei außerordentlich gering. 3. Deshalb sollte der Einsatz von PG bei der postpartalen Atonie standardisiert und möglichst simpel sein. 4. PG müssen früh und beim therapeutischen Einsatz in genügend großer Menge angewendet werden.

Tabelle 1 zeigt die gängigen Therapieschemen aufgeschlüsselt nach Applikationsart und nach den in den meisten Ländern kommerziell erhältlichen PG.

In dieser Zusammenstellung wurden bewußt Medikamente ausgelassen, die zwar wirksam sind und über die es auch eine ausreichende Erfahrung gibt, aber die der praktischen Geburtshilfe heute nicht zur Verfügung stehen (z. B. 15-Methyl-$PGF_{2\alpha}$). Auch das natürliche $PGE_2$ wurde nicht berücksichtigt, da damit wenig klinische Erfahrung vorliegt.

Alle erwähnten Therapieschemate sind als außerordentlich wirksam und praktisch als risikolos zu bezeichnen [1, 2].

Der Vorzug der intravenösen Applikationsform ist der rasche Wirkungseintritt, die Steuerbarkeit – der Nachteil, der etwas größere administrative Aufwand bei der Herstellung der entsprechenden Lösungen.

Die intramuskuläre Applikation ist sicherlich die einfachste, hier muß allerdings mit einem verzögerten Wirkungseintritt gerechnet werden. $PGF_{2\alpha}$ eignet sich nicht zur intramuskulären Applikation, weil es dabei häufig zu

**Tabelle 1.** Prostaglandin zur Behandlung der postpartalen Atonie

| | $PGE_2$ Derivat<br>Nalador® | $PGF_{2\alpha}$<br>Prostin $F_{2\alpha}$® |
|---|---|---|
| Intravenös<br>(rascher Wirkungseintritt, steuerbar,<br>relativ „kompliziert") | 4–8(–16) µg/min | 30–150 µg/min |
| Intramuskulär<br>(etwas verzögerter Wirkungseintritt, einfach) | 250–500 µg<br>alle 2 Stunden | |
| Intrauterin<br>(sehr wirksam) | 250–500 µg | 1–5 mg (in 1 mg/ml<br>Portionen) |

ausgeprägten Schmerzen im Bereich der Injektionsstellen kommt. Die intrauterine, entweder transvaginale, aber auch transabdominale Applikation durch Halten des Uterus an die vordere Bauchwand, ist außerordentlich wirksam, stellt aber, was die subjektive Empfindung der Patientin anbelangt, einen ungewöhnlichen und somit Notfällen vorbehaltenen Eingriff dar.

Ob man sich für die Anwendung des lang wirksamen $PGE_2$-Derivates Nalador® oder für den Einsatz des natürlichen $PGF_{2\alpha}$, Prostin $F_{2\alpha}$® entscheidet, hängt weniger mit der Überlegenheit des einen oder anderen Vorgehens zusammen, als mit der Frage, mit welchem PG die entsprechende Abteilung Erfahrung hat. Prospektive Vergleichsuntersuchungen gibt es nicht. Sie sind, unserer Ansicht nach, auch nicht erforderlich. Bei korrekter Indikationsstellung und frühzeitigem Einsatz werden beide Vorgangsweisen ein gleich gutes Ergebnis erbringen, unter Umständen kann bei Versagen auf die eine Therapie, als letzter Ausweg vor einer Laparotomie, das andere Schema eingesetzt werden.

Problemfälle beim Einsatz von PG bei der postpartalen Atonie sind vor allem eine falsche Diagnose. Toppozada, ein Routinier bei der Anwendung von PG bei dieser Indikation, empfiehlt die Gabe von PG sogar, um die Differentialdiagnose zwischen Atonie und Verletzung zu stellen [1].

In allen Diskussionen um dieses Thema hat sich gezeigt, daß bei retrospektiver Betrachtung bei den Versagern der PG diese zu spät zum Einsatz kamen. Wenn einmal eine ausgeprägte Gerinnungsstörung vorliegt, ist selbst durch eine massive Kontraktur des Myometriums eine weitere Blutung nur teilweise zu verhindern.

Intrauterine Infektionen und eine Placenta accreta, vornehmlich im unteren Uterinsegment, können auch relativ hartnäckige Atonien verursachen. Zumeist gelingt es hier, durch Erhöhung der Dosis, das Problem zu überwinden.

Was sind in diesem Zusammenhang die noch heute offenen Fragen: (1) Die entscheidende Frage ist sicher die nach dem Zeitpunkt des Einsatzes der PG. Schon allein aus Kostengründen kann man heute nicht fordern, daß PG routinemäßig in der Nachgeburtsperiode appliziert werden sollen. Die Indikation im Einzelfall wird zweifelsohne immer individuell gestellt werden müssen; aufgrund der geringen Nebenwirkungsrate und der fast fehlenden Risiken ist allerdings ein früher Einsatz bei sich abzeichnender verstärkter postpartaler Blutung zu empfehlen. (2) Unklarheit herrscht noch über die Frage, ob PG prophylaktisch bei bestimmten Risikokonstellationen eingesetzt werden sollen. Wahrscheinlich kann man hier den Standpunkt vertreten, daß bei Status post Atonie, bei protrahiertem Geburtsverlauf und bei Mehrlingen ein solcher prophylaktischer Einsatz sinnvoll ist. (3) Ob Oxytocin (in Kombination mit Methergin) beim Durchtritt der Schultern zur Reduktion der Rate an postpartalen Atonien routinemäßig appliziert werden soll, ist eine Frage, die hier ebensowenig beantwortet werden soll, wie die, ob eine „Cord traction", wie sie in den anglosächsischen Ländern propagiert wird, sinnvoll ist oder nicht. (4) Unter Umständen sollten zur Geburtseinleitung unter anderem auch wegen der geringen Rate an postpartalen Atonien PG und nicht Oxytocin zum Einsatz kommen.

Um aber nicht mit verwirrenden, unklaren Fragestellungen zu enden, soll zum Abschluß eine Therapieempfehlung von Keirse, anläßlich eines Rundtischgespräches über postpartale Atonie im Rahmen des „First European Congress of Prostaglandins in Reproduction" erwähnt werden, die einfach, rasch wirksam und mit wenig Nebenwirkungen verbunden ist [1]. Er empfiehlt, bei sich anbahnender verstärkter postpartaler Blutung, aber auch in einzelnen Fällen prophylaktisch, gleichzeitig 250 mcg Nalador® intrauterin transabdominal und dieselbe Menge intramuskulär zu verabreichen.

Der Einsatz der PG bei der postpartalen Atonie ist sicher eine der wesentlichsten Bereicherungen, die die Einführung dieser Substanzgruppe mit sich gebracht hat.

PG sollten heute in jedem Kreißsaal, zusammen mit einem einfachen, auch dem jüngsten Klinikassistenten bekannten Anwendungsschema, griffbereit vorhanden sein; dies wird, aller Wahrscheinlichkeit nach, dazu führen, daß operative Eingriffe zur Behandlung der postpartalen Atonie der Vergangenheit angehören werden.

## Literatur


1. Egarter C, Husslein P (1989) Post partum uterine atonia. Eicosanoids and Fatty Acids, Vol. 7. Facultas, Wien
2. Haller U, Kubli F, Husslein P (1988) Prostaglandine in Geburtshilfe und Gynäkologie. Springer, Berlin, Heidelberg New York

Arch Gynecol Obstet (1991) 249 [Suppl]: S 38–S 45

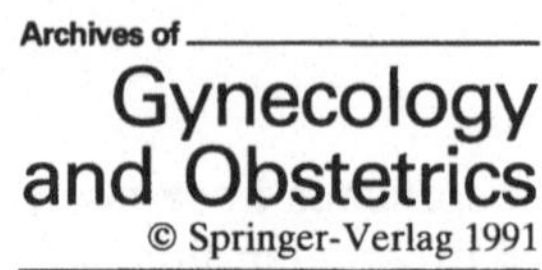
Archives of

**Gynecology
and Obstetrics**

© Springer-Verlag 1991

# *IV.  Tiefe Venenthrombose/Thrombose veineuse profonde*

## Venöse Thromboembolie in Schwangerschaft und Puerperium: Pathophysiologie, Therapie, Prophylaxe

**B. Lämmle**[1] **und H. Schneider**[2]

[1]Hämatologisches Zentrallabor der Universität, Inselspital und [2]Universitäts-Frauenklinik, Bern, Schweiz

In dieser kurzen Übersicht werden folgende Punkte diskutiert: (1) Inzidenz und Pathogenese der schwangerschaftsassoziierten venösen Thromboembolien. (2) Konservative Therapie der tiefen Venenthrombose in Schwangerschaft und Puerperium. (3) Prophylaxe der venösen Thromboembolie bei Risikopatientinnen.

### Inzidenz und Pathogenese venöser Thromboembolien in Schwangerschaft und Puerperium

Neben diversen anderen klinischen Konditionen (Tabelle 1) gelten auch Schwangerschaft und Geburt als Risikofaktoren für das Auftreten venöser thromboembolischer Komplikationen [1, 2].

In retrospektiven Studien wird die Inzidenz venöser Thromboembolien während Schwangerschaft und Puerperium mit ca. 0,07–0,7% angegeben [2–7]. Das venöse Thromboembolie-Risiko wird durch eine Schwangerschaft ca. 5-

**Tabelle 1.** Klinische Risikofaktoren für venöse Thromboembolie

---

- Höheres Alter
- Chirurgische Eingriffe, Trauma
- Adipositas
- Immobilisierung
- Malignome
- Status nach tiefer Venenthrombose/Lungenembolie
- Varikosis
- Nephrotisches Syndrom
- Paroxysmale nächtliche Hämoglobinurie
- Myeloproliferative Syndrome (Polyzythaemia vera, essentielle Thrombozythaemie)
- Diverse inflammatorische Systemerkrankungen wie M. Behçet,
  systemischer Lupus erythematodes, etc.
- Homocystinurie
- Orale Kontrazeptiva
- Schwangerschaft, Geburt, Puerperium

---

**Tabelle 2.** Prothrombotische Veränderungen in Schwangerschaft und Puerperium

- Venöse Stase, dilatierte parauterine Venen
- Erhöhte Plasmaspiegel prokoagulatorischer Faktoren (F VII, F VIII, Fibrinogen, F X, F II)
- Erhöhter von Willebrand-Faktor
- Verminderte Gerinnungsinhibitoren (Protein S, Antithrombin III)
- Verminderte Fibrinolyse-Aktivität (erhöhte Plasminogenaktivator-Inhibitoren)
- Thromboplastinreiche Plazenta/Dezidua

bis 6mal erhöht. So berichten beispielsweise Letsky und de Swiet [2] vom Queen Charlotte's Maternity Hospital in London über 20 Fälle von tiefer Venenthrombose und 10 Fälle von Lungenembolien anläßlich von 35000 Geburten in der Zeitspanne von 1970–1980, was einer Inzidenz von 0,09% entspricht. Es gilt allerdings zu beachten, daß die Zahl thromboembolischer Komplikationen in retrospektiven Studien wahrscheinlich deutlich unterschätzt wird. Die Lungenembolie scheint heute die häufigste mit Schwangerschaft und Wochenbett assoziierte mütterliche Todesursache zu sein [2].

Diverse Faktoren dürften pathogenetisch zum erhöhten Thromboembolie-Risiko beitragen (Tabelle 2).

Neben der durch den graviden Uterus verursachten venösen Stase sind diverse prothrombotische Alterationen des Hämostase- und Fibrinolysesystems zu beobachten. Die im Verlaufe der Schwangerschaft progredient ansteigenden Plasmaspiegel der Gerinnungsfaktoren F VII, F VIII, Fibrinogen und F X [8] erhöhen das Gerinnungspotential. Auch F II ist während der Schwangerschaft (leicht) erhöht, allerdings findet sich kein Anstieg parallel zur Schwangerschaftsdauer. Ob die ausgesprochen starke Erhöhung des von Willebrand-Faktors während der Schwangerschaft [8] für die Pathogenese der Venenthrombose bedeutungsvoll ist, scheint fraglich. Die parallel zur Schwangerschaftsdauer abnehmende fibrinolytische Aktivität [8], bedingt durch eine Erhöhung der Konzentrationen von Plasminogenaktivator-Inhibitoren (PAI-1 und PAI-2) [9], muß demgegenüber als thrombogene Veränderung betrachtet werden, ebenso wie die progressive Reduktion des freien, antikoagulatorisch aktiven Protein S-Spiegel [10, 11]. Das antikoagulatorisch wirkende Protein C wird während der Schwangerschaft nicht vermindert [11, 12] und das Antithrombin III – bei fehlender Präeklampsie – lediglich minim reduziert [11, 12]. Schließlich ist der hohe Thromboplastingehalt der Plazenta – mindestens lokal – als gerinnungsaktivierender Faktor zu betrachten und dürfte wahrscheinlich für den progredienten Anstieg der Plasmaspiegel des Thrombin-Antithrombin III-Komplexes während der normalen Schwangerschaft bis zum Termin [11] mitverantwortlich sein.

## Therapie der venösen Thromboembolie in der Schwangerschaft

Bei klinischem Verdacht auf das Vorliegen einer tiefen Venenthrombose und/oder einer Lungenembolie sollte unverzüglich eine Vollheparinisierung gestartet werden mit intravenöser Bolusinjektion von ca. 5000 IE, gefolgt von einer kontinuierlichen Infusion mit 25000–30000 IE/24 h. Die Dosierung wird aufgrund regelmäßiger Bestimmungen der aktivierten partiellen Thromboplastinzeit (aPTT) oder Thrombinzeit gesteuert [13]. Die Blutentnahmen zur Laborkontrolle der systemischen Heparinisierung dürfen nicht aus mit Heparin perfundierten Venenkathetern erfolgen, da trotz Verwerfen der ersten 5–10 ml Blut mit In-vitro-Heparin-Kontamination der Blutprobe und damit einer Verfälschung der Laborteste zu rechnen ist [14].

Wegen der erheblichen therapeutischen Konsequenzen für die Schwangere muß die klinische Verdachtsdiagnose einer tiefen Venenthrombose und/oder einer Lungenembolie unbedingt objektiviert werden. Die Duplex-Sonographie und im Zweifelsfalle die aszendierende Phlebographie (bis auf Höhe der Femoralvene, unter Abschirmung des Beckens) bzw. die kombinierte Ventilations- und Perfusionsszintigraphie der Lunge erlauben in der Regel den Nachweis oder Ausschluß der Venenthrombose bzw. Lungenembolie.

Es ist allgemein übliche Praxis, Patienten mit tiefer Venenthrombose einige Tage Bettruhe zu verordnen, wenngleich der diesbezügliche Nutzen zur Vermeidung einer Lungenembolie nie objektiviert wurde. Sicher sollten Schwangere mit thrombosebedingten Beinbeschwerden während einiger Tage immobilisiert werden. Während der nachfolgenden Mobilisation sollen die Beine bandagiert und während der gesamten Schwangerschaftsdauer Stützstrümpfe getragen werden.

Nach ca. 7–10 Tagen kontinuierlicher intravenöser Heparinisierung kann auf eine subkutane Vollheparinisierung umgestellt werden, wobei in der Regel eine 12stündliche Dosis von 10000–15000 IE Heparin adäquat ist. Laborkontrollen am Fußpunkt, d.h. vor der nächsten Heparininjektion, sollen eine systemische Heparinwirkung anzeigen, initiale Kontrollen 4 Stunden nach subkutaner Applikation dienen der Vermeidung einer Überdosierung des Heparins. Wähangezeigt sind, können diese im weiteren Verlauf gelockert und z.B. wöchentlich durchgeführt werden.

Es scheint uns von großem Vorteil, unmittelbar vor Geburtsbeginn wieder auf eine kontinuierliche intravenöse Heparinisierung umzustellen, so daß während der Geburtsphase die Dosierung durch Adaptation der Tropfenzahl besser gesteuert werden kann. Je nach dem Alter der Thrombose zum Zeitpunkt der Geburt, kann die Heparin-Dosis vorübergehend auf ca. 10000 IE/24 h reduziert und unmittelbar postpartal wieder erhöht werden. Postpartal soll unbedingt für ca. 6 Wochen weiterbehandelt werden, wobei die Heparinisierung überlappend auf eine orale Antikoagulation umgestellt werden kann. Coumarine sollen so dosiert werden, daß ein INR-Wert* von 2,0–3,0 resultiert, je nach dem Zeitpunkt der stattgehabten Thromboembolie. Orale Antikoagulation der Mutter ist kein Hinderungsgrund für das Stillen. Da Coumarine teilweise in die Muttermilch übergehen können, soll der Säugling täglich 1 mg Vitamin K1 per os erhalten.

Das Risiko einer längerfristigen Heparintherapie beinhaltet neben der allgemein erhöhten Blutungsgefahr die Möglichkeit einer heparininduzierten Osteo-

---

* Nach WHO-Empfehlung sollen die Quickwerte oral antikoagulierter Patienten als „International Normalized Ratio" (INR)-Werte angegeben werden [30]

porose [15]. Wirbel- und Rippenfrakturen wurden vereinzelt beobachtet, scheinen jedoch selten zu sein [2]. Allerdings soll beim Auftreten einer venösen Thromboembolie in der Frühschwangerschaft nach ca. 3 Monaten auf eine prophylaktische Heparindosierung (z. B. 2 × 5000–7500 IE/die subkutan) übergegangen werden, da die heparininduzierte Osteoporose wahrscheinlich mit der Dosis und Dauer der Heparinbehandlung assoziiert ist.

Eine regelmäßige Kontrolle der Thrombozytenzahl unter längerdauernder Heparinisierung ist notwendig, um die zwar seltene, aber äußerst gefährliche, immunologisch bedingte heparininduzierte Thrombozytopenie [16] zu erkennen. Diese ist ihrerseits oft mit letalen arteriellen und/oder venösen thromboembolischen Komplikationen assoziiert, muß im Speziallabor notfallmäßig diagnostiziert werden [16] und verlangt ein sofortiges Sistieren der Heparinisierung.

Orale Antikoagulantien treten – im Gegensatz zum Heparin – diaplazentar in den Feten über. Wegen der Unreife der fetalen Leber mit verminderter Synthese von Gerinnungsfaktoren wird der Fetus bei „guter Einstellung" der Schwangeren „überantikoaguliert". Die fetale Mortalität, vor allem infolge von Blutungen, scheint sehr hoch (ca. 15%) zu sein [8]. Während des ersten Trimenons können Coumarine ferner teratogene Schäden bewirken und beispielsweise zum Bild der sogenannten Chondrodysplasia punctata, einer schweren Störung der Knochen- und Knorpelbildung beim Embryo, führen [2, 8]. Orale Antikoagulantien müssen deshalb in den ersten 12–16 Schwangerschaftswochen wegen möglicher Teratogenizität sowie in den letzten 4 Wochen vor der Geburt wegen peripartaler Blutungsgefahr strikte vermieden werden [2, 8, 17].

Falls eine subkutane Heparinisierung während der Schwangerschaft nicht durchführbar scheint, kann nach der 12. Schwangerschaftswoche bis 4 Wochen vor der Geburt eine vorsichtige orale Antikoagulation mit einem INR-Zielwert von 2,0–2,5 initiiert werden, wobei wöchentliche Quickkontrollen erfolgen sollen. Wenn immer möglich, ziehen wir allerdings die Heparinisierung der oralen Antikoagulation während der Schwangerschaft vor.

Eine systemische Thrombolysetherapie während der Schwangerschaft ist wegen der erheblichen Blutungsgefahr absolut kontraindiziert, Thrombozytenaggregationshemmer sind wirkungslos.

Wahrscheinlich werden in Zukunft Low-molecular-weight-Heparine auch zur Therapie etablierter Venenthrombosen in der Schwangerschaft verwendet werden können, allerdings liegen zur Zeit noch kaum Erfahrungen vor und das Problem des Labormonitorings ist ungelöst.

**Prophylaxe der venösen Thromboembolie bei Risikopatientinnen**

Das primäre Problem besteht darin, die Risikopatientin aufgrund klinischer Gegebenheiten zu erkennen bzw. das individuelle Risiko für eine Schwangere, im Verlaufe der Schwangerschaft oder des Puerperiums eine Thromboembolie zu erleiden, abzuschätzen. Aufgrund einer allerdings recht vagen Schätzung betrage das Risiko einer Schwangerschafts-assoziierten venösen Thromboembolie ca. 12%, falls die Schwangere ein früheres thromboembolisches Ereignis erlitten hatte [2]. Höheres Lebensalter, Anzahl Schwangerschaften, Bettruhe während der Schwangerschaft und Sectio scheinen das Thromboembolie-Risiko ebenfalls zu vergrößern, wobei keine genauen Daten vorliegen, das Ausmaß der Risikoerhöhung einzuschätzen.

Gut etablierte Risikofaktoren für venöse Thromboembolien, auch außerhalb einer Schwangerschaft, sind der kongenitale Antithrombin III-, Protein C- oder Protein S-Mangel [17], wobei letzterer wahrscheinlich auch arterielle Thromboembolien begünstigt [18]. Das Vorliegen von hochtitrigen Antikardiolipin-Antikörpern bzw. des sogenannten Lupus-Antikoagulans ist ebenfalls mit einem erheblichen Risiko für venöse und arterielle Thrombosen assoziiert, betroffene Frauen leiden oft an rezidivierenden Aborten, und gelegentlich findet sich eine begleitende Thrombozytopenie [19]. Conard et al. [20] haben das venöse Thromboembolie-Risiko bei *unbehandelten* Schwangeren mit kongenitalem Antithrombin III-, Protein C- und Protein S-Mangel evaluiert (Tabelle 3).

Nach diesen Zahlen (Tabelle 3) besteht beim kongenitalen Antithrombin III-Mangel ein besonders hohes Thrombose-Risiko, was zu einer generellen Thromboseprophylaxe-Empfehlung bereits während der Schwangerschaft führt. Allerdings wird man auch in dieser Situation die persönliche Anamnese mitberücksichtigen. Wir haben selbst eine zum dritten Mal schwangere Frau mit Antithrombin III-Mangel und Status nach zwei völlig problemlosen Geburten trotz fehlender Thromboembolie-Prophylaxe betreut. Eine medikamentöse Thromboseprophylaxe wurde aufgrund ihrer Anamnese und der regelmäßigen Thrombin-Antithrombin III-Komplex-Bestimmungen (s. unten) erst unmittelbar präpartal eingesetzt, Geburt und Wochenbett verliefen komplikationslos.

Beim Protein C- und Protein S-Mangel scheint das Thromboembolie-Risiko nicht so hoch zu sein, daß eine generelle Prophylaxe-Empfehlung bereits während der Schwangerschaft gegeben ist, aber selbstverständlich wird man auch in diesen Fällen die individuelle Anamnese mitberücksichtigen.

Beim Antithrombin III-, Protein C-, und Protein S-Mangel ist aber unabhängig von der früheren Thromboembolie-Anamnese eine Thromboseprophylaxe während des Puerperiums indiziert, wobei diese vor der Geburt gestartet und bis mindestens 6 Wochen postpartal durchgeführt werden sollte.

Im Falle früherer thromboembolischer Komplikationen sowie bei Vorliegen schwangerschaftsspezifischer und/oder allgemeiner klinischer Risikofaktoren (Tabelle 1) stellen wir eine relativ großzügige Indikation zur Thromboembolie-

**Tabelle 3.** Thromboembolie (TE)-Häufigkeit bei unbehandelten[a] Schwangeren mit kongenitalem Mangel an Gerinnungsinhibitoren [20]

| | Mangel an | | |
| --- | --- | --- | --- |
| | AT III | Protein C | Protein S |
| *n* Frauen | 25 | 36 | 17 |
| *n* TE/n Schwangerschaften | | | |
| während Schwangerschaft | 9/50 (18%) | 5/74 (7%) | 0/31 (0%) |
| während Puerperium | 13/39 (33%) | 13/68 (19%) | 5/29 (17%) |

[a] Nur Schwangerschaften/Puerperia ohne medikamentöse TE-Prophylaxe berücksichtigt

Prophylaxe ab der 2. Schwangerschaftshälfte, auch bei Fehlen labormäßig faßbarer Hinweise auf eine Thrombophilie.

Zur Prophylaxe während der Schwangerschaft werden 12stündlich 5000– 7500 IE unfraktioniertes Heparin subkutan appliziert oder einmal täglich ca. 5000 IE (WHO-Standard) eines Low-molecular-weight-Heparins. Nach neueren Erkenntnissen passieren Low-molecular-weight-Heparine die Plazentarschranke – analog dem Standard-Heparin – nicht und haben den wesentlichen Vorteil einer längeren Plasmahalbwertzeit und besseren Bioverfügbarkeit, was die einmal tägliche Applikation ermöglicht [21]. Vor Geburtsbeginn ist es nach unserer Ansicht oft von Vorteil, auf eine kontinuierliche intravenöse Infusion (z. B. 10000 IE Standard-Heparin/24 h) zu wechseln, um im Falle einer verstärkten Blutung eine bessere Steuerbarkeit zu gewährleisten, wobei diese niedrigdosierte Heparinisierung ein durchaus akzeptables Blutungsrisiko beinhaltet.

Bei bekanntem Antithrombin III-Mangel wird kurz vor der Geburt und eventuell in den ersten postpartalen Tagen zusätzlich Antithrombin III substituiert, um den Antithrombin III-Spiegel über 80% zu halten.

Beim Vorliegen von Antikardiolipin-Antikörpern und/oder eines Lupus-Antikoagulans bestehen keine einheitlichen Prophylaxe-Richtlinien. Gewisse Autoren befürworten die Gabe von Steroiden mit oder ohne Aspirin [22] oder subkutanes Heparin [23]. Beim aktuellen Stand des Wissens scheint uns im Falle hochtitriger Antikardiolipin-Antikörper und nach Maßgabe der persönlichen Anamnese eine Heparin-Prophylaxe, z. B. mit einem Low-molecular-weight-Heparin, angezeigt. Bei anamnestischen Hinweisen auf arterielle thromboembolische Komplikationen ist die zusätzliche Gabe von ca. 250 mg Acetylsalicylsäure täglich zu empfehlen.

Von Felten und Mitarbeiter [24] haben die Plasmaspiegel des Thrombin-Antithrombin III-Komplexes bei Schwangeren mit labormäßig faßbaren thrombophilen Zuständen im Verlaufe der Schwangerschaft wiederholt gemessen. Bei einem Anstieg des Thrombin-Antithrombin III-Komplexes über den für das entsprechende Schwangerschaftsstadium festgelegten Normwert haben diese Autoren eine subkutane Heparinisierung (1 × 5000 IE Low-molecular-weight-Heparin oder 2 × 7500 IE unfraktioniertes Heparin) initiiert. Die weitere Heparin-Dosierung im Schwangerschaftsverlauf wurde aufgrund der gemessenen Thrombin-Antithrombin III-Komplexe festgelegt und lag in den meisten Fällen unter der bei therapeutischer Indikation verwendeten Heparin-Dosis. Bei keiner der 32 in dieser Weise betreuten Patientinnen trat eine thromboembolische Komplikation auf.

Dieses Procedere scheint vielversprechend und wir haben ebenfalls seit einiger Zeit regelmäßige Thrombin-Antithrombin III-Komplex-Bestimmungen bei anamnestisch vorbelasteten Schwangeren durchgeführt. Allerdings sind einige Fragen zu dieser Strategie offen: So wurde gezeigt [11] und von uns bestätigt [25], daß im Verlaufe der normalen Schwangerschaft die Thrombin-Antithrombin III-Komplex-Werte im Citratplasma bis ca. 10 µg/L am Termin ansteigen. Bei Präeklampsie finden sich allerdings deutlich höhere Thrombin-Antithrombin III-Komplex-Spiegel [11, 26], und es besteht guter Grund zur Annahme, daß die im Plasma der Schwangeren meßbare stattgehabte Thrombingeneration im Bereiche der Plazenta, durch Kontakt des mütterlichen Blutes mit den Chorionzotten, erfolgt. Ob das Ausmaß dieser (lokalen) Thrombingeneration auch tatsächlich das prothrombotische Risiko widerspiegelt, ist nicht bewiesen. So sind zwar erhöhte Thrombin-Antithrombin III-Spiegel ein sensitiver Parameter zur Diagnose etablierter akuter Venenthrombosen oder Lungenembolien außerhalb der Schwangerschaft [27, 28]. Andererseits zeigen nichtantikoagulierte Patienten mit gesichertem Protein C- oder Protein S-Mangel und Status nach früheren Thromboembolien in den meisten Fällen normale Werte des Thrombin-Antithrombin III-Komplexes [29]. Diese Fakten zeigen, daß der Thrombin-Antithrombin III-Spiegel nicht a priori als *präthrombotischer* Marker anzusehen ist.

Allgemein ist sicher zu empfehlen, im Falle einer schwangerschaftsassoziierten thromboembolischen Komplikation eine vollständige Thrombophilieabklärung in einem spezialisierten Labor durchzuführen. Die Bestimmung der Thrombophilie-Parameter im akuten oder subakuten Stadium ist allerdings nicht sinnvoll, die Abklärung sollte am besten einige Wochen postpartal, mindestens 4 Wochen nach Absetzen einer allfälligen Antikoagulation erfolgen. Das Management bei etablierter Thrombose oder die Durchführung einer Prophylaxe geschieht mit Vorteil in Zusammenarbeit des Geburtshelfers mit einem spezialisierten Hämostase-Labor.

Viele Fragen zur Thromboembolie in Schwangerschaft und Puerperium sind offen und sollten geklärt werden:

- Die Thromboembolie-Inzidenz bei vorhandenen klinischen und labormäßig faßbaren Risikofaktoren sollte in prospektiven (sehr aufwendigen, multizentrisch angelegten) Studien geklärt werden.
- Noch wichtiger scheint es, das individuelle Risiko für eine Schwangere mit belasteter Anamnese erfassen zu können. Ob die Bestimmung der Thrombin-Antithrombin III-Komplexe dazu geeignet ist, sollte ebenfalls prospektiv evaluiert werden.
- Schließlich wäre es wünschenswert, Nutzen und Risiko einer Prophylaxe in kontrollierten Studien zu erfassen.

## Literatur


1. Bounameaux H (1988) Deep venous thrombosis: an overview. Vasa [Suppl] 25:1–28
2. Letsky EA, de Swiet M (1984) Thromboembolism in pregnancy and its management. Br J Haematol 57:543–552
3. Aaro LA, Johnson TR, Juergens JL (1966) Acute deep venous thrombosis associated with pregnancy. Obstet Gynecol 28:553–558
4. Coon WW, Willis PW, Keller JB (1973) Venous thromboembolism and other venous disease in the Tecumseh Community Health Study. Circulation 68:839–846
5. Weenink GH, Treffers PE, Kahle LH, ten Cate JW (1982) Antithrombin III in normal pregnancy. Thromb Res 26:281–287
6. Treffers PE, Huidekoper BL, Weenink GH, Kloosterman GJ (1983) Epidemiological observation of thromboembolic disease during pregnancy and in the puerperium in 56022 women. Int J Gynaecol Obstet 21:327–331
7. Kierkegaard A (1983) Incidence and diagnosis of deep vein thrombosis associated with pregnancy. Acta Obstet Gynecol Scand 62:239–243
8. Bonnar J (1987) Haemostasis and coagulation disorders in pregnancy. In: Bloom AL, Thomas DP (Hrsg) Churchill Livingstone, Edinburgh, S 570–584

9. Kruithof EKO, Tran-Thang C, Gudinchet A, Hauert J, Nicoloso G, Genton C, Welti H, Bachmann F (1987) Fibrinolysis in pregnancy: A study of plasminogen activator inhibitors. Blood 69:460–466

10. Comp PC, Thurnau GR, Welsh J, Esmon CT (1986) Functional and immunologic protein S levels are decreased during pregnancy. Blood 68:881–885

11. de Boer K, ten Cate JW, Sturk A, Borm JJJ, Treffers PE (1989) Enhanced thrombin generation in normal and hypertensive pregnancy. Am J Obstet Gynecol 160:95–100

12. Gonzalez R, Alberca I, Vicente V (1985): Protein C levels in late pregnancy, postpartum and in women on oral contraceptives. Thromb Res 39:637–640

13. Bounameaux H, Marbet GA, Lämmle B, Eichlisberger R, Duckert F (1980) Monitoring of heparin treatment. Comparison of thrombin time, activated partial thromboplastin time, and plasma heparin concentration, and analysis of the behavior of antithrombin III. Am J Clin Pathol 74:68–73

14. Lämmle B, Noll G, Häuptli W, Tran TH, Luengo E, Lohri A, Ritz R, Duckert F (1984) Ein häufiges Problem bei der Laborkontrolle der Heparinisierung: Kontamination der Blutproben mit exogenem Heparin. Schweiz Med Wochenschr 114:873–875

15. Wise PH, Hall AJ (1980) Heparin induced osteopenia in pregnancy. Br Med J 281:110–111

16. Stricker H, Lämmle B, Furlan M, Sulzer I (1988) Heparin-dependent in vitro aggregation of normal platelets by plasma of a patient with heparin-induced skin necrosis: Specific diagnostic test for a rare side effect. Am J Med 85:721–724

17. British Committee for Standards in Haematology (1990) Guidelines on the investigation and management of thrombophilia. J Clin Pathol 43:703–709

18. Thommen D, Buhrfeind E, Felix R, Sulzer I, Furlan M, Lämmle B (1989) Hämostaseparameter bei 55 Patienten mit venösen und/oder arteriellen Thromboembolien. Schweiz Med Wochenschr 119:493–499

19. Harris EN (1990) Antiphospholipid antibodies. Br J Haematol 74:1–9

20. Conard J, Horellou MH, van Dreden P, Lecompte T, Samama M (1990) Thrombosis and pregnancy in congenital deficiencies in AT III, protein C or protein S: study of 78 women. Thromb Haemost 63:319–320

21. Borer M, Marbet GA, Weiersmüller M (1990) Niedermolekulares Heparin/Standardheparin in der Thromboembolie-Prophylaxe. Ein Vergleich. Hospitalis 60:2–10

22. Lubbe WF, Butler WS, Palmer SJ, Liggins GC (1984) Lupus anticoagulant in pregnancy. Br J Obstet Gynaecol 91:357–363

23. Rosove MH, Tabsh K, Howard P, Wasserstrum N, Brinkman CR, Hahn BJ, Kalunian KC (1987) Heparin therapy for prevention of fetal wastage of women with anti-cardiolipin antibodies and lupus anticogulants. Blood [Suppl 1] 70:379a

24. von Felten A, Weilenmann D (1991) Thromboseprophylaxe mit Heparin während der Schwangerschaft: Monitorisierung mittels Messung der Thrombin-Antithrombin III-Komplexe. Schweiz Med Wochenschr [Suppl 38] 121:47 (Abstract)

25. Weber HJ, Michel TA (1991) Praktische Aspekte bei der Bestimmung des Thrombin-Antithrombin III-Komplexes. Dissertation, Universität Bern

26. Reinthaller A, Mursch-Edlmayr G, Tatra G (1990) Thrombin-antithrombin III complex levels in normal pregnancy with hypertensive disorders and after delivery. Br J Obstet Gynaecol 97:506–510

27. Blanke H, Praetorius G, Leschke M, Seitz R, Egbring R, Strauer BE (1987) Die Bedeutung des Thrombin-Antithrombin III-Komplexes in der Diagnostik der Lungenembolie und der tiefen Venenthrombose – Vergleich mit Fibrinopeptid A, Plättchenfaktor 4 und Betathromboglobulin. Klin Wochenschr 65:757–763

28. Hoek JA, Sturk A, ten Cate JW, Lamping RJ, Berends F, Borm JJJ (1988) Laboratory and clinical evaluation of an assay of thrombin-antithrombin III complexes in plasma. Clin Chem 34:2058–2062

29. Macherel P, Sulzer I, Furlan M, Lämmle B (1991) Determination of thrombin-antithrombin III complex is not a suitable screening test for detecting deficiency of protein C or protein S. (submitted for publication)

30. International Committee for Standardization in Haematology, International Committee on Thrombosis and Haemostasis (1985) ICSH/ICTH recommendations for reporting prothrombin time in oral anticoagulant control. Thromb Haemost 53:155–156

Arch Gynecol Obstet (1991) 249 [Suppl]: S 46–S 59

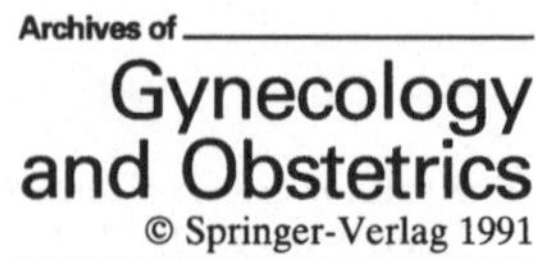

Archives of

**Gynecology
and Obstetrics**

© Springer-Verlag 1991

# Die chirurgische Behandlung der tiefen Venenthrombose in der Schwangerschaft und im Puerperium

**B. Nachbur**

Klinik für Thorax-, Herz- und Gefäßchirurgie, Inselspital, Bern, Schweiz

Tiefe Venenthrombosen treten in der Schwangerschaft 6mal häufiger auf als sonst. Wahrscheinlich erstreckt sich die Dauer erhöhter Gefährdung noch auf das Puerperium, begegnen wir doch in dieser Zeit ebenso häufig schwersten Formen von tiefer Phlebothrombose.

Die Kenntnisse der chirurgischen Behandlungsmöglichkeiten sollten dem Geburtshelfer vertraut sein, da durch rechtzeitige Intervention schwere funktionelle Störungen, in Einzelfällen sogar der Gliedmaßenverlust, vermieden werden können.

Der Nutzen der chirurgischen Behandlung der tiefen Venenthrombose soll dargestellt werden, wobei es grundsätzlich darum geht, folgende Fragen zu berühren: (1) Wie diagnostiziert man eine Phlebothrombose in der Schwangerschaft ohne Gefährdung der Frucht? (2) Welche Überlegungen liegen einer aktiven (chirurgischen) Behandlung zugrunde? (3) Technisches Vorgehen und Risiko einer chirurgischen Thrombektomie. (4) Warum nicht systemische Thrombolyse? (5) Wie geschieht die Erfolgsbeurteilung? (6) Postoperative Nachbehandlung.

## Diagnose

Die tiefe Venenthrombose muß mit einem bildgebenden Verfahren gesichert werden, sobald Verdacht geschöpft worden ist, da die Risiken einer Langzeitantikoagulantienbehandlung in der Schwangerschaft nicht unnötig in Kauf genommen werden dürfen. Verdacht auf beginnende Phlebothrombose besteht beim Auftreten unklarer Schmerzen, z. B. im Gesäß, eventuell im Kreuz, in der Leiste und an der Oberschenkelinnenseite. Röntgenstrahlen kann man heute zugunsten der Duplexsonographie, nötigenfalls des alleinigen B-Mode Scans, verlassen. Duplexsonographisch lassen sich die Venenverläufe mit Einschluß des Beckens auf gesamter Beinlänge ausreichend und zuverlässig verfolgen. Besonderes Merkmal offenstehender Venen ist deren Kompressibilität, dazu das atemabhängige Strömungsgeräusch, das im Liegen durch exakte Plazierung des Cursers mit dem Doppler leicht nachzuweisen und aufzuzeigen ist. Im Valsalva-Versuch verschwindet das Strömungsgeräusch beim liegenden Patienten, womit der Nachweis erbracht wird, daß die Klappen dicht sind und keinen Reflux durchlassen. Der Reflux ist untrüglich Zeichen einer venösen Strömungsumkehr, wodurch beim Husten, Sitzen, Pressen und Stehen die Voraussetzungen zu den Folgen der venösen Hypertension geschaffen werden. Ein erheblicher Fortschritt ist der Farbduplex: die zum Sondenkopf fließende Blutsäule färbt sich blau an und entspricht einer Vene; die vom Sondenkopf wegfließende Blutsäule stellt sich als Arterie rot dar. Eine thrombosierte Vene ist anhand der hohen Echogenizität, der Inkompressibilität und bei völligem Verschwinden des erwähnten Dopplersignals leicht zu erkennen.

## Weshalb thrombektomieren?

Warum nicht konservativ mit Heparin, Bettruhe, Kompressionsstrümpfen u. ä. behandeln?

Die eigene Erfahrung, aber auch diejenige dreier randomisierter prospektiver Studien [1–3], die aus England und den Vereinigten Staaten stammen, dazu die Ergebnisse einer weiteren prospektiven Studie aus der Strandness Klinik [4] und Langzeitbeobachtung [5] haben gezeigt, daß bei konservativer Behandlung im Langzeitverlauf in fast 10% Ulcera cruris auftreten und nur knapp ein Viertel der Patienten beschwerdefrei wird. Dazu kommt die Feststellung eines Expertengremiums [6], dem „Ad hoc committee reporting standards in venous disease", daß eine tiefe Venenthrombose am häufigsten bei denjenigen Patienten auftritt, die bereits einmal eine solche durchgemacht haben. Daraus ergibt sich die theoretische Forderung, wenn immer möglich, die Thrombose restlos zu eliminieren. Will man allerdings dieses Ziel unter Opferung strenger Indikationskriterien unter allen Umständen erzwingen, kommt es unweigerlich zum Mißerfolg, d. h. zur Rethrombosierung, mitunter noch in einem ausgedehnteren Maße als zuvor; vor allem dann, wenn eine Thrombose älteren Datums, d. h. von mehr als 5–7 Tagen Dauer, entfernt wird. Ab diesem Zeitpunkt nämlich kommt es von der Gefäßwand her durch Einsprießen von Fibroblasten zu einer Organisation des Thrombus, und wenn zu diesem Zeitpunkt eine Thrombektomie instrumentell forciert wird, entsteht eine breite Wundfläche, die unweigerlich zur Rethrombosierung führt, was die Methode in Mißkredit bringt.

## Zur Technik und zum Risiko der Thrombektomie

Der Zugang zur ileo-femoralen Strombahn – wir operieren nur, wenn diese Achse verschlossen ist und nicht, wenn nur eine Thrombose der Unterschenkel- und Knieetage vorliegt – erfolgt an strategischer Stelle im Bereich der Leiste, wo alle wichtigen Oberschenkelvenen zusammenkommen. Die Thrombektomie erfolgt auf Distanz mittels Ballonsonden (Abb. 1). Vorbeugende Maßnahme (gegen eine mögliche Lungenembolie) ist die antitrendelenburgsche Lage in Kombination mit der Bauchpresse zur Desobliteration der Beckenvenen, die

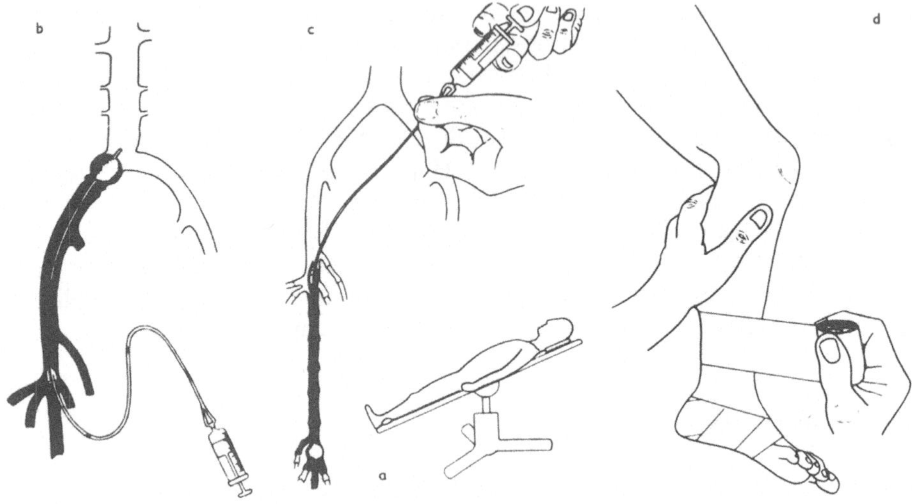

**Abb. 1.** Schematische Darstellung der operativen Technik der venösen Thrombektomie. Antitrendelenburgsche Lagerung während der Phase der Extraktion der Beckenvenenthromben zur Vermeidung einer Verschleppung des Gerinnsels in die Lunge. Dann in Horizontallage Desobliteration der Oberschenkelstrombahn mit „Entkorkung" der einmündenden Seitenäste der V. femoralis communis. Schließlich Auswalken der Unterschenkelvenen durch straffes Einbinden oder manuell

Wadenkompression andererseits führt zur Expulsion peripherer Thromben. Der Eingriff ist gesamthaft wenig belastend und dauert ca. eine Stunde.

Eine erfolgversprechende Thrombektomie ist durch eine recht beträchtliche Afflux- und Refluxblutung gekennzeichnet, die aber durch Auffangen des Frischblutes durch ein Solcotrans-Gerät nach dem Prinzip der autologen Bluttransfusion gleich retransfundiert werden kann. Damit bleibt der Blutverlust in Grenzen.

Eine faßbare Lungenembolie kommt nach meiner Erfahrung und derjenigen anderer Autoren nicht vor, eine vitale Bedrohung besteht also nicht; wichtigste Komplikation ist ein gelegentlich vorkommendes Wundhämatom in der Leiste. Einige Autoren legen für kurze Zeit eine temporäre protektive arterio-venöse Fistel an, unter Verwendung der V. saphena magna zwecks Steigerung des Flows durch die Beckenetage, zur Verhinderung einer Rethrombosierung. Die Fistel wird spätestens nach 6 Wochen geschlossen.

Im folgenden einige Beispiele geglückter chirurgischer Thrombektomien, die die Leistungsfähigkeit dieses Therapiemodus zeigen sollen.

Bei einem 71jährigen Patienten mit ileo-femoraler Phlebothrombose ist es nach chirurgischer Thrombektomie zur Restitutio ad integrum mit funktioneller Normalisierung der Venenklappen gekommen (auch 14 und 20 Monate nach dem Eingriff) (Abb. 2 und 3).

Dieselbe anatomische und funktionelle Restitutio erkennt man im prä- und postoperativ durchgeführten aszendierenden Phlebogramm einer 37jährigen Patientin mit ileo-femoraler Phlebothrombose, die drei Tage nach Cholezystektomie behandelt wurde (Abb. 4 und 5). Auch hier völlige Restitutio ad

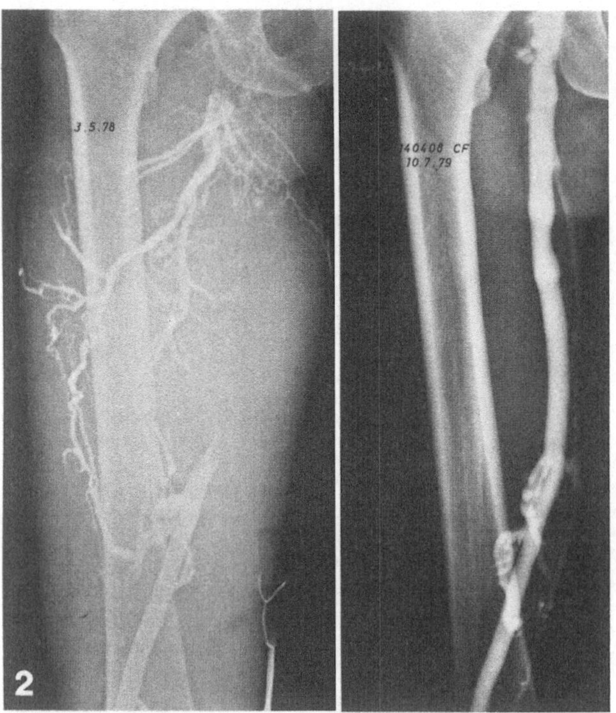

**Abb. 2.** 71jähriger Patient mit ileo-femoraler Phlebothrombose, links *vor*, rechts 1 Jahr *nach* chirurgischer Thrombektomie

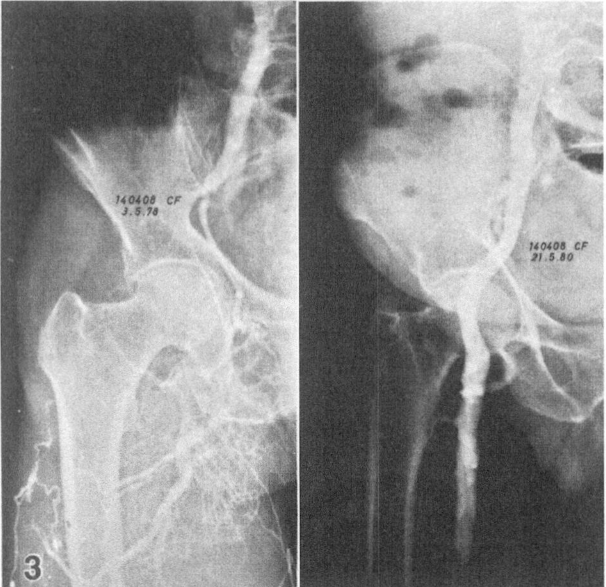

**Abb. 3.** Gleicher Patient wie in Abb. 5: die Beckenetage *vor* und *nach* chirurgischer Desobliteration. Es resultiert eine Restitutio ad integrum, die auch anläßlich der Kontrolle 9 Jahre später bestand

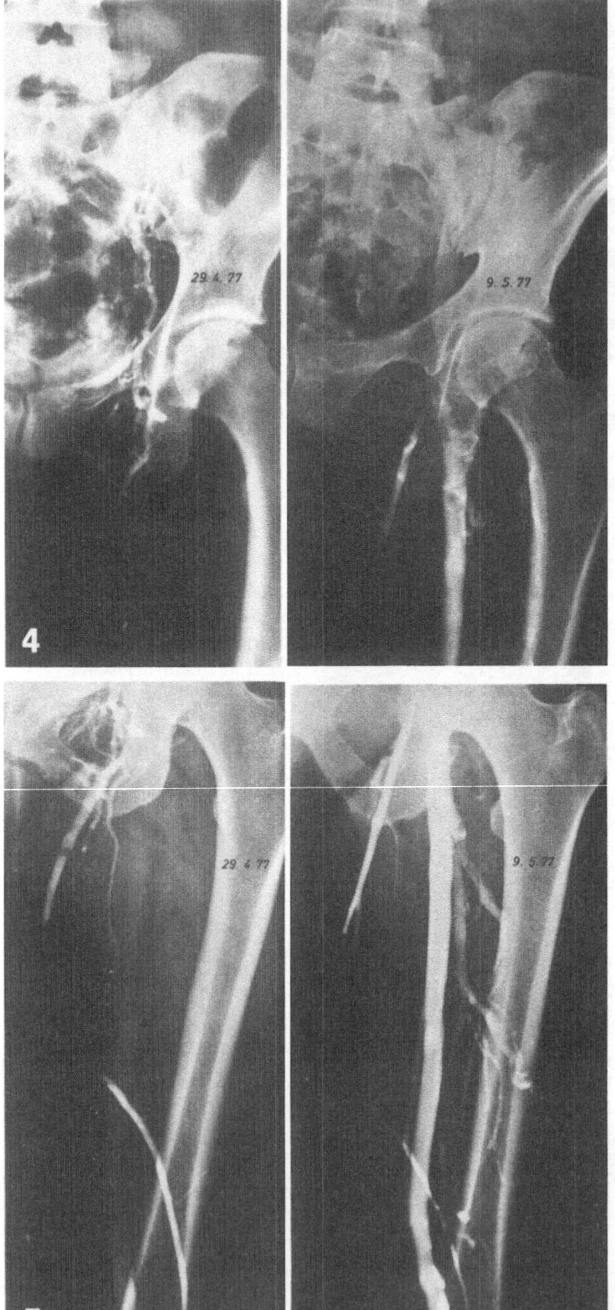

**Abb. 4.** Ileo-femorale Phlebothrombose bei einer 37jährigen Patientin 3 Tage nach Cholezystektomie, auf der linken Bildhälfte *vor* Thrombektomie (man beachte den Kollateralkreislauf als Zeichen der Beckenvenenthrombose), auf der rechten Bildhälfte *nach* chirurgischer Thrombektomie

**Abb. 5.** Kontrollvenogramm ein halbes Jahr später bei der gleichen Patientin wie in Abb. 7: völlige Normalisierung der venösen Strombahn mit intaktem Klappenapparat

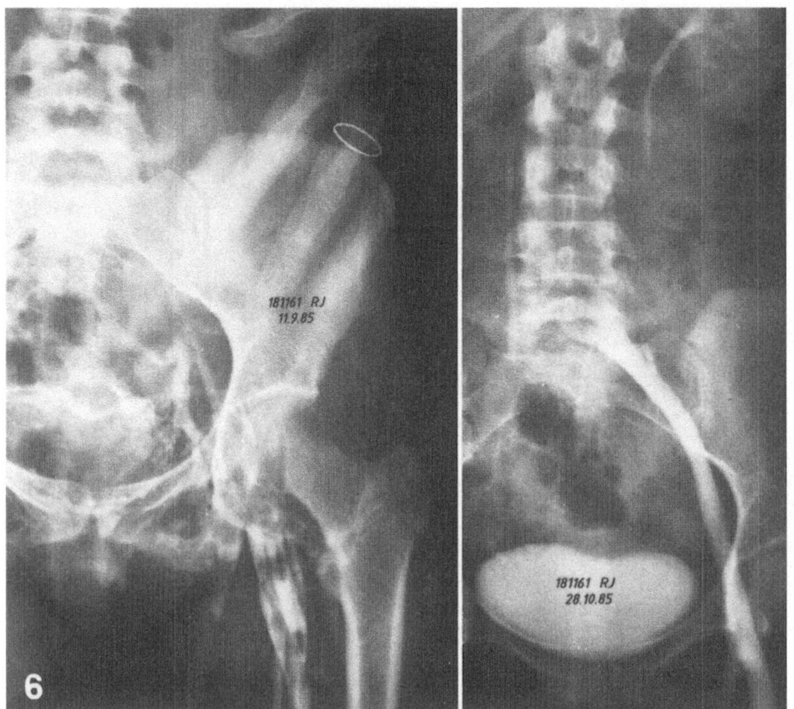

**Abb. 6.** Ileo-femorale
Phlebothrombose bei einer
24jährigen Patientin unter
Steroiden und Ovulations-
hemmern: die Beckenetage
vor und nach venöser
Thrombektomie mit
Normalisierung des Kontrast-
mittelabflusses

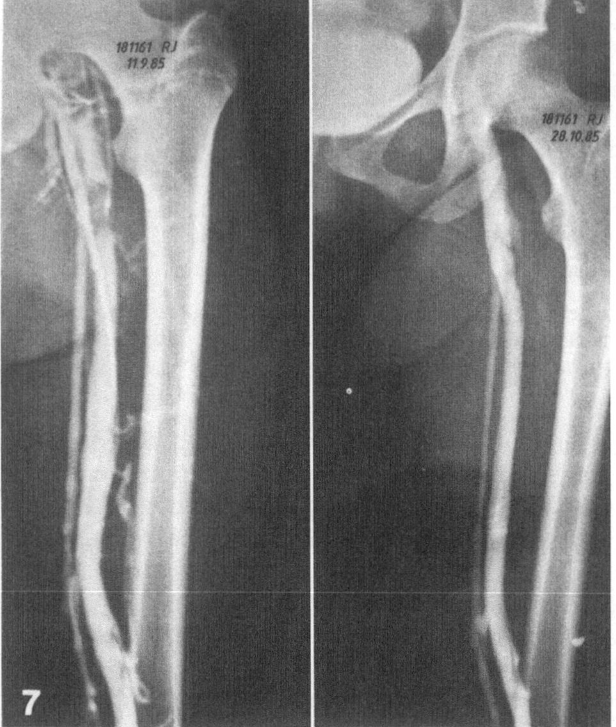

**Abb. 7.** Gleiche Patientin wie
in Abb. 9: zu beachten ist, wie
nach der Thrombektomie in
der V. femoralis communis
eine schöne Venenklappe zur
einwandfreien Darstellung
kommt

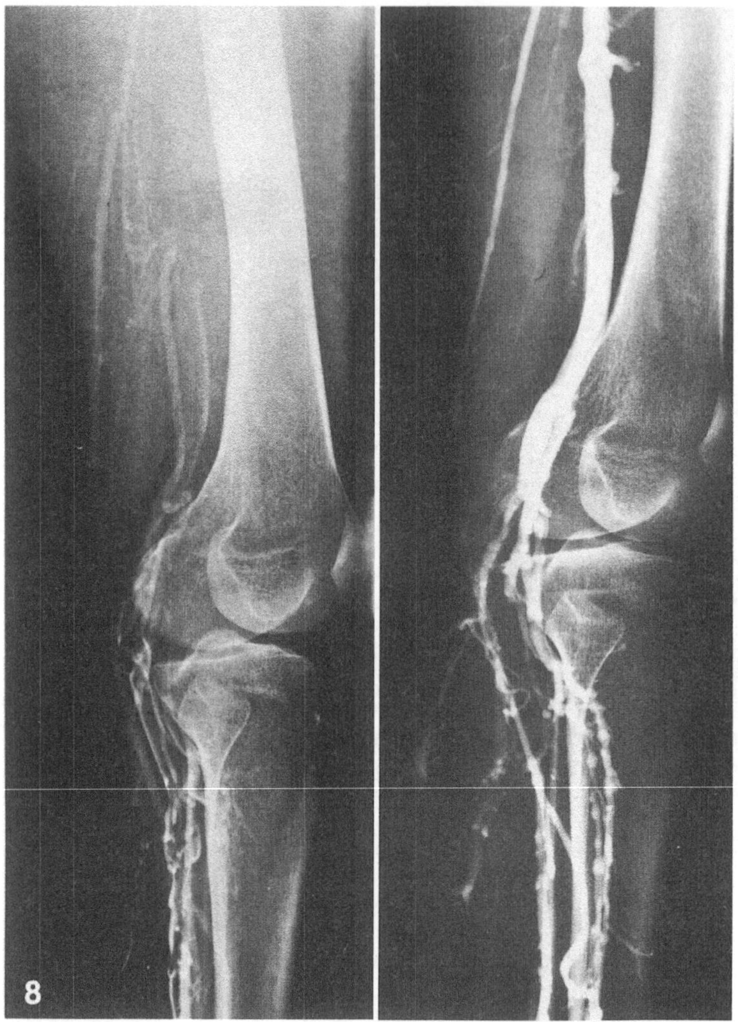

**Abb. 8.** 4-Etagen-Phlebothrombose bei einer 21jährigen Patientin unter Ovulationshemmern: auch der dichte Klappenapparat der Unterschenkelvenen stellt sich rechts *nach* der Thrombektomie als einwandfrei funktionierende Einheit dar

integrum. Für den Gynäkologen und Geburtshelfer dürften folgende Beispiele von Pillenthrombosen bei jungen Frauen von aktueller Bedeutung sein: eine 24jährige Patientin (R. J.) unter Steroiden und Ovulationshemmern stehend mit ileo-femoraler Thrombose vor und nach chirurgischer Thrombektomie (Abb. 6).

Auf der Abb. 7 ist nach der Thrombektomie deutlich erkennbar, daß in solchen frühzeitig erfaßten Fällen die Venenklappen so gut erhalten bleiben, daß sie ihre volle Schlußfähigkeit wiedererlangen.

Schließlich beweisen auch die perioperativen Phlebogramme bei einer Vieretagenpillenthrombose, daß die venöse Strombahn in ganzer Länge befreit

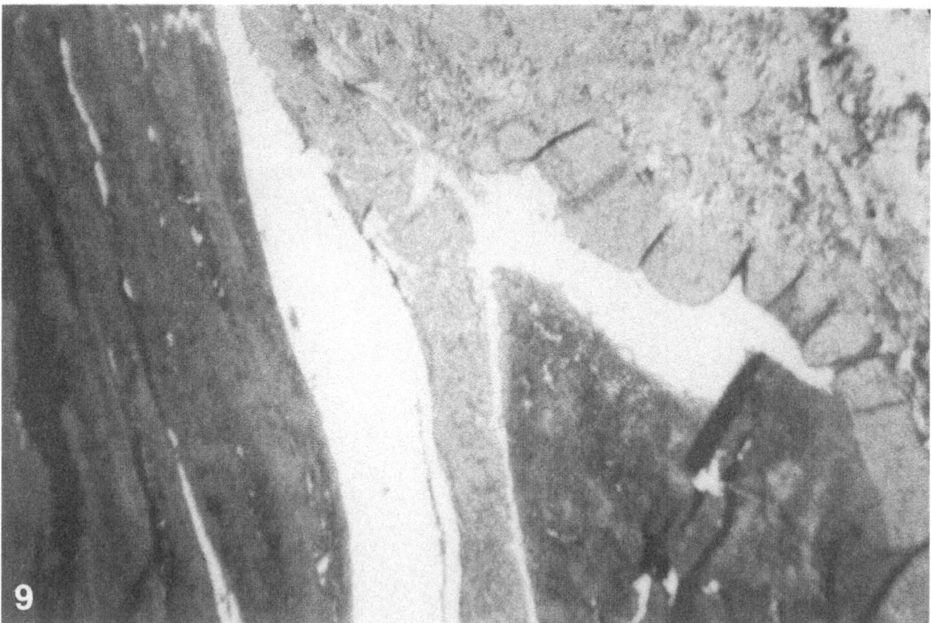

**Abb. 9.** Histologische Darstellung eines locker sitzenden Venenthrombus. Eine Venenklappe ist von Gerinnsel umgeben, die noch keine Beziehung zur Intima eingegangen sind. Dauer der Thrombose: weniger als 3 Tage. (Mit freundlicher Genehmigung von Herrn Prof. H. J. Leu, Pathologisches Institut der Universität Zürich.)

werden kann, selbst im popliteo-kruralen Bereich (Abb. 8), wobei die multiplen Unterschenkelvenenklappen postoperativ schön zur Darstellung kommen.

Solche Erfolge sind allerdings nur möglich, solange der Thrombus locker in der Venenlichtung sitzt und – ebenso wie die Klappen selbst – umspült ist, wie in Abb. 9 illustriert und nicht in Organisation begriffen ist (Abb. 10). Eine Kontraindikation zur chirurgischen Thrombektomie in der Schwangerschaft gibt es nur, wenn eine Thrombose „alt" ist, d. h. seit mehr als 5–7 Tagen besteht. Das Alter venöser Thrombosen ist – im Gegensatz zu arteriellen thrombotischen Verschlüssen – oft schwierig abzuschätzen [7].

### Warum nicht systemisch fibrinolysieren?

Die Fibrinolyse ist wegen Blutungsgefahr und damit schwerster Gefährdung der Frucht in der Schwangerschaft absolut kontraindiziert, ebenso im Puerperium und bei Abort. Die isolierte Gliedmaßenperfusion mit einem Fibrinolytikum ist dagegen unbedenklich. Über Methodik und Ergebnisse dieses Verfahrens hat der Autor [8] früher berichtet. Der in Abb. 8 vorgestellte Fall wurde auf diese Weise behandelt.

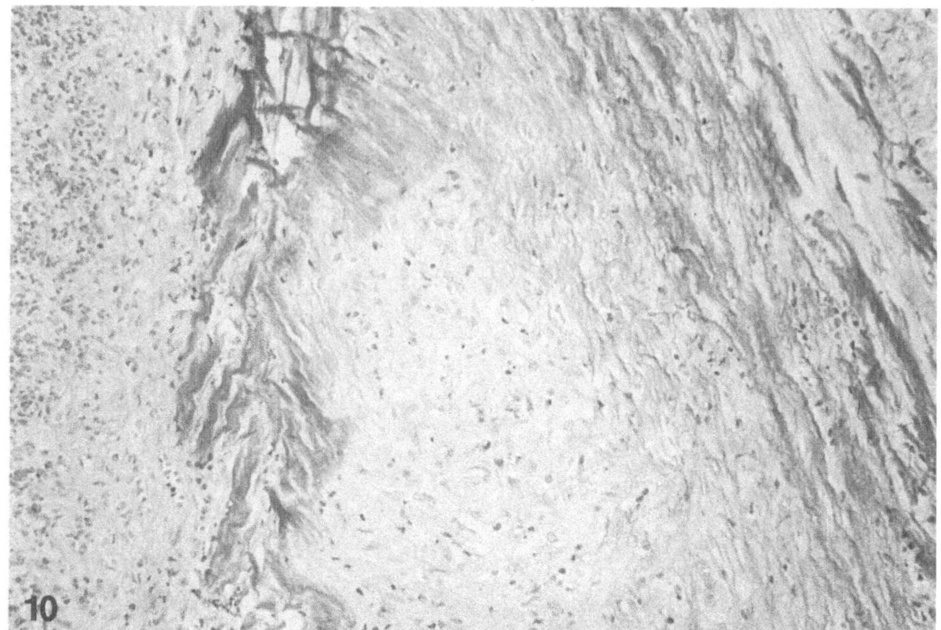

**Abb. 10.** Histologische Darstellung einer „alten" (14 Tage) Venenthrombose mit Organisation und Miteinbezug einer Venenklappe. (Mit freundlicher Genehmigung von Herrn Prof. H. J. Leu, Pathologisches Institut der Universität Zürich.)

## Erfolgsbeurteilung der chirurgischen Thrombektomie

Diese stützt sich auf die Klinik, die Kontrollangiographie, auf duplexsonographische Untersuchungen der venösen Strombahn und auf objektive hämodynamische Parameter, die durch dynamische Phlethysmographie gewonnen werden können.

Bei der *klinischen Untersuchung* werden alle Zeichen der venösen Hypertension protokolliert: Schwellung, Hyperpigmentation, Hypodermitis, Ekzem, Präulcera, Ulcera cruris, Kollateralkreislauf, Zyanose der Haut im Stehen, Abhängigkeit des Patienten von Kompressionsstrümpfen, schmerzhafte Beschwerden der betroffenen Extremität.

Die *Kontrollangiographie* ist in allen Fällen einer eigenen vergleichenden retrospektiven Studie [9] bei 49 Patienten durchgeführt worden, wird heute aber in zunehmendem Maße durch das nichtinvasive Verfahren der Duplexsonographie (mit oder ohne Farbe) ersetzt. Diese ursprünglich sehr teuren Geräte werden allmählich billiger und vermehrt erschwinglich. Die Kontrollangiographie hat aber weiterhin den Nimbus des „Goldstandard".

Die *Duplexsonographie* ist zu einer Untersuchungsmethode entwickelt worden, die der aszendierenden Venographie praktisch ebenbürtig ist und diese deshalb ersetzen kann. Dazu kann auch der Venenfluß aufgezeichnet werden, mit seiner respiratorischen Abhängigkeit und dem Strömungsstopp bei Anwen-

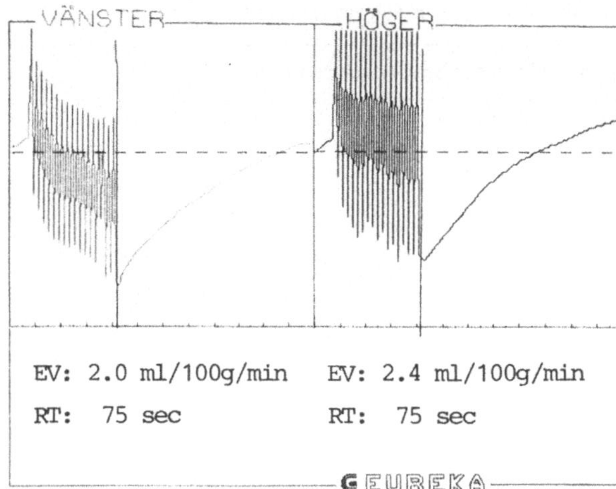


**Abb. 11.** Phlebodynamische Phlethysmographie nach erfolgreicher Thrombektomie. Normale Pumpleistung der Wadenmuskulatur mit mehr als 2 ml ausgeworfenem Blut pro 100 g Weichteilgewebe pro Minute und mit normal langsamer Wiederauffüllung des Blutvolumens

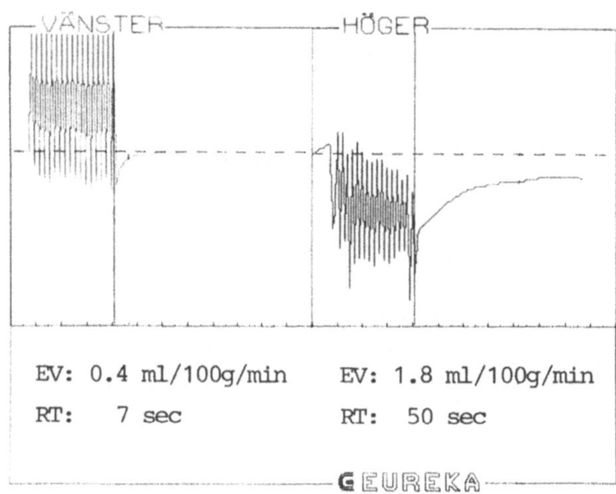


**Abb. 12.** Dieselbe Meßvorrichtung wie in Abb. 14 bei konservativer Behandlung einer Thrombose links, die ausgeworfene Blutmenge praktisch null, entsprechend weiterbestehendes großes Blutvolumen im Bein

dung der Bauchpresse (Valsalva-Manöver). Damit erreicht man gegenüber der aszendierenden Phlebographie den Vorteil, daß ein allfälliger Reflux bei Klappeninsuffizienz nachgewiesen werden kann, wozu es radiologisch der Preßphlebographie nach Kontrastmittelinjektion in die V. femoralis communis bedürfte. Die Duplexsonographie ist also in mancher Beziehung leistungsfähiger als die aszendierende Angiographie.

Mit dem Mittel der *dynamischen Phlethysmographie* wird das bei Wadenmuskelkontraktion ausgeworfene Blutvolumen (EV = expelled volume) in ml/100 g Weichteil/min gemessen, dazu die Wiederauffüllzeit RT 50 (d. h. „recovery time" halbe, entsprechend dem ersten Teil der anfänglich relativ steil ansteigenden, dann asymptotisch auslaufenden Kurve). Beispiele einer derartigen Messung nach erfolgreicher Thrombektomie und nach konservativer Behandlung sind in den Abb. 11 und 12 aufgezeichnet.

**Tabelle 1.** Chirurgische Thrombektomie der Venen in der Schwangerschaft

| Befürworter der chirurgischen Thrombektomie in der Schwangerschaft | |
| --- | --- |
| J. Swedenborg, R. Hägglof, H. Jacobsson, S. Larson, E. Nilsson, S. Zetterquist | Br J Surg (1986) |
| K. Mogensen, L. Skibsted, J. Wadt, F. Nissen | Surg Gynecol Obstet (1989) |
| G. Plate, H. Akesson, E. Einarsson, P. Ohlin, B. Eklof | Eur J Vasc Surg (1990) |
| J. Largiadèr | Helv Chir Acta (1988) |
| K. H. Gänger, B. Nachbur, H. B. Ris, H. Zurbrügg | Eur J Vasc Surg (1989) |
| H. Kniemeyer, W. Sandmann | Dtsch Med Wochenschr (1988) |

In einer eigenen vergleichenden Studie anhand eines gut stratifizierten Krankengutes [10] konnte für alle oben erwähnten Beurteilungskriterien eine deutliche und auch hämodynamisch signifikante Besserstellung in derjenigen Patientengruppe beobachtet werden, die wegen frischer ileo-femoro-poplitealer Thrombose operiert worden waren. Die Beurteilung bezieht sich allerdings nicht auf veraltete, d. h. mehr als 5–7 Tage alte Fälle von Vieretagenthrombosen, wo durch operatives Vorgehen gar kein Vorteil erwächst. Auf die statistischen Analysen dieser Studie wird an dieser Stelle nicht eingegangen, der Leser wird auf die Literatur [9, 10] hingewiesen, wo auch auf einschlägige prospektive Studien in Skandinavien eingegangen wird. Interessant ist eine kleine Zusammenstellung derjenigen Autoren, die in der Schwangerschaft auftretende Phlebothrombosen grundsätzlich operativ behandeln (Tabelle 1). Auffallend das Studienprotokoll einer sehr sorgfältigen und kritischen, randomisierten, prospektiven Studie aus Helsingborg [11], wo Thrombosen in der Schwangerschaft aus dem Protokoll herausgehalten werden und durchwegs die chirurgische Thrombektomie offeriert wird!

## Postoperative Betreuung nach chirurgischer Thrombektomie

Die Anwendung von oralen Antikoagulantien (Dicumarinderivaten) ist während der Schwangerschaft absolut kontraindiziert (retroplazentäre Blutung, kindliche Blutung, da die unreife Leber der keimenden Frucht den Gerinnungshemmern völlig ausgeliefert ist). Deshalb Fortsetzung mit Heparin, z. B. Calciparin morgens und abends je 10–12500 E. subkutan bis über das Wochenbett hinaus, eventuell mit kurzer Unterbrechung während der Austreibungsphase am Termin.

Ein Kompressionsstrumpf ganze Beinlänge der Klasse II bei Operierten, der Klasse III bei Nichtoperierten empfiehlt sich so oder so, weil selbst bei restloser Entfernung des Thrombus die Disposition zur Venenthrombose weiterbesteht.

Die Beeinflussung der Disposition zur Rethrombosierung ist schwierig. Eine periodische Kontrolle der Plättchenzahl empfiehlt sich, da es gelegentlich unter

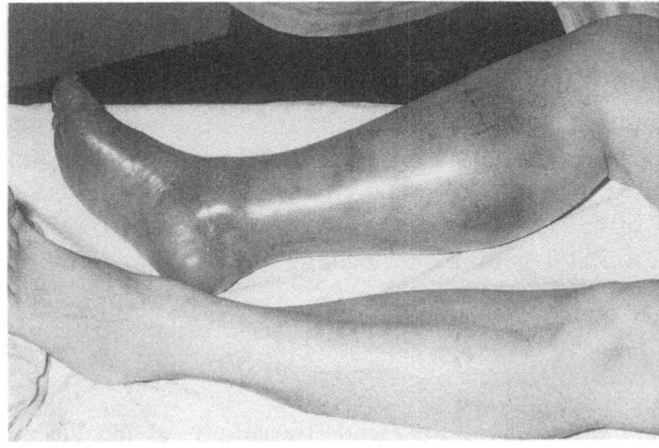

**Abb. 13.** Phlegmasia coerulea mit vitaler Bedrohung der Gliedmaße, wie sie im Puerperium vorkommen kann. Da es sich hier um eine aufgepfropfte Massenvenenthrombose bei früher durchgemachten tiefen Venenthrombosen handelte, war die Gliedmaße nur durch 4-Logen Fasziotomie zu retten

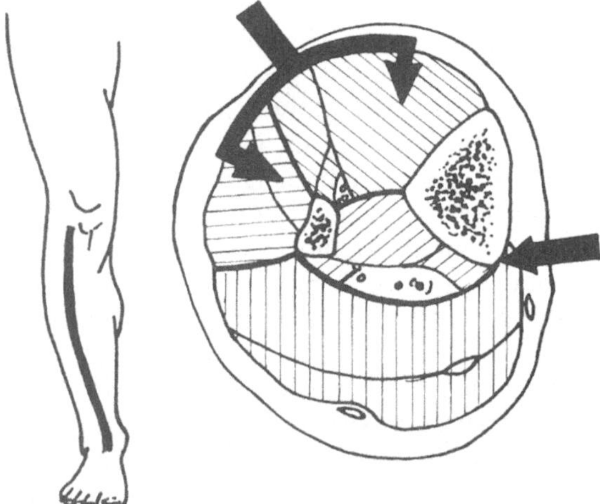

**Abb. 14.** Schema der Fasziotomie aller 4 Muskellogen des Unterschenkels bei schwerster Phlegmasia coerulea, wenn eine chirurgische Thrombektomie nicht mehr möglich ist

Heparin zur „Heparin-induced thrombocytopenia" mit disseminierter intravasaler Gerinnung und bedrohlicher Lungenembolie kommen kann.

Die Eindämmung einer übermäßigen Gewichtszunahme ist sicher auch aus Gründen der Thromboseprophylaxe angezeigt. Wichtig dürfte es sein, daß die Patienten, die eine Schwangerschaftsthrombose durchgemacht haben, der Gefahr bewußt geworden sind und sich im Alltag zweckmäßig verhalten, d. h. alles unternehmen, um eine vernöse Stase mit venöser Hypertension der unteren Extremitäten zu vermeiden.

### Die Phlegmasia coerulea

Besondere Gefahr droht Patientinnen, die eine Phlegmasia coerulea erleiden. Hier ist – wie in Abb. 13 gezeigt – die Extremität vital bedroht. Dieses klinische

Bild wird durch eine Massenthrombose praktisch des gesamten venösen Querschnittes verursacht (mit konsekutivem hämorrhagischem Schock durch intrinsische Blutsequestrierung). Wenn das dramatische und überaus schmerzhafte Bild, das wir im Puerperium gelegentlich sehen, durch Pfropfthrombosen zustande kommt, kann die venöse Thrombektomie in postthrombotisch veränderten Venen nicht realisiert werden.

Rettung der Gliedmaße bringt allein die Fasziotomie aller vier Kompartimente der Unterschenkelmuskulatur gemäß dem Schema in Abb. 14.

## Schlußfolgerungen

1. Bei schnell auftretender Beinschwellung und eventuell gleichzeitigen Schmerzen in der Leiste, an der Oberschenkelinnenseite, im Gesäß oder im Kreuz besteht Verdacht auf eine frische ileo-femorale Phlebothrombose. Der Verdacht ist sofort durch Duplexsonographie zu erhärten, damit therapeutische Konsequenzen gezogen werden können: chirurgische Thrombektomie und/oder systemische Heparinisierung.

2. Das funktionelle Langzeitergebnis von konservativ behandelten Patienten mit ileo-femoraler Thrombose ist häufig (in mehr als 50%) verbunden mit einer dauerhaften funktionellen Behinderung und stellt die häufigste Voraussetzung für erneute Schübe von aufgepfropfter Thrombose dar.

3. Die erfolgreiche Thrombektomie von ileo-femoralen Thrombosen (in mehr als 80–90%) ermöglicht es, Patienten *ohne* Kompressionsstrümpfe und *ohne* irgendwelche Einschränkung der physischen Leistungsfähigkeit ein vollkommen normales Leben zu führen.

4. Frühzeitige Erfassung und Behandlung ileo-femoraler Thrombose ist der Schlüssel zur erfolgreichen chirurgischen Thrombektomie.

5. Bei bedrohlicher Phlegmasia coerulea nach vorausgegangenen tiefen Phlebothrombosen stellt die großzügige Fasziotomie aller vier Kompartimente der Unterschenkelmuskulatur oft die einzig mögliche Maßnahme zur Rettung der Gliedmaße dar.

## Literatur


1. Elliot MS, Immelmann EJ, Jeffery P, et al. (1979) A comparative randomized trial of heparin versus streptokinase in the treatment of acute proximal venous thrombosis: an interim report of a prospective trial. Br J Surg 66:638
2. Arnesen H, Heilo A, Jakobsen E, Ly B, Kaga E (1978) A prospective study of streptokinase and heparin in the treatment of deep vein thrombosis. Arch Med Scand 203:457
3. Common HH, Scamon AJ, Rosch J, Porter JM, Dotter CT (1976) Deep vein thrombosis treatment with streptokinase or heparin: follow up of a randomized study. Angiology 27:645
4. Strandness DE Jr, Langlois Y, Cramer M, et al. (1985) An objective assessment of the psychologic changes in the postthrombotic syndrome. Arch Surg 120:424–426
5. Raju S, Fredericks R (1986) Late hemodynamic sequelae of deep venous thrombosis. J Vasc Surg 4:73–79
6. Porter JM, Rutherford RB, Clagett GP, et al. (1988) Ad hoc committee reporting standards in venous disease. J Vasc Surg 8:172–181

7. Nachbur B, Beck EA, Senn A (1980) Can the results of treatment of deep venous thrombosis be improved by combining surgical thrombectomy with regional fibrinolysis? J Cardiovasc Surg 21:347–352
8. Nachbur B, Ris HB (1991) Thrombectomy in acute deep vein thrombosis: long-term follow-up. In: Bergan JJ, Yao JST (eds) Venous disorders. W. B. Saunders, Philadelphia
9. Gänger KH, Nachbur BH, Ris HB, Zurbrügg H (1989) Surgical thrombectomy versus conservative treatment for deep venous thrombosis; functional comparison of long-term results. Eur J Vasc Surg 3:529–538
10. Plate G, Akesson H, Ohlin P, Eklof B (1990) Long-term results of venous thrombectomy combined with a temporary arteriovenous fistula. Eur J Vasc Surg
11. Lenggenhager K (1962) Zur chirurgischen Behandlung schwerster Extremitätenthrombosen und -embolien. Helv Chir Acta 29:68–74

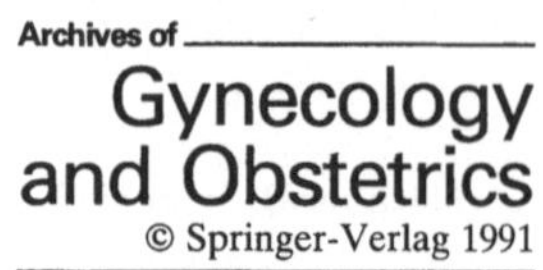

Archives of _______________
Gynecology
and Obstetrics
© Springer-Verlag 1991

## 2. Hauptthema/2<sup>ème</sup> thème principal
## Aktuelles aus der gynäkologischen Onkologie/Mise à jour en oncologie

## Die Präkanzerosen der Zervix und der Vulva/
## Les précancerose du col utérin et de la vulve

# Recommandations thérapeutiques pour les néoplasies intra-épithéliales cervicales (CIN)

**F. Krauer**

Département de Gynécologie et d'Obstétrique, Hôpital Cantonal Universitaire de Genève, Schweiz

### Epidémiologie

Aux Etats-Unis, environ 50000 nouveaux cas de CIN sont diagnostiqués chaque année. Le chiffre est en augmentation malgré une meilleure compliance pour le dépistage.

La CIN est considérée comme une précancérose aboutissant à un cancer invasif. Actuellement, il n'existe aucun moyen qui permettrait de reconnaître la CIN qui progressera en cancer invasif et de la distinguer de la CIN qui n'évoluera pas ou qui régressera. On admet que globalement 60 à 80% des CIN III deviendront tôt ou tard invasives.

On connaît un certain nombre de facteurs qui prédisposent à l'apparition de la CIN (Tableau 1).

**Tableau 1.** High risk for cervical carcinoma. Clinical factors associated with cervical intraepithelial neoplasia

---

Onset of coitus at an early age
Multiple sexual partners
Sexual partner who has had multiple sexual partners
History of venereal disease
Cigarette smoking
Lower socioeconomic group
History of cervical human papillomavirus infection (HPV)
History of prior cervical intraepithelial neoplasia (CIN)
History of vulvar intraepithelial neoplasia (VIN)

---

From: Wilkinson EJ (1990) Pap smears and screening for cervical neoplasia. Clin Obstet Gynecol 33:817–825

**Terminologie** (Tableau 2 et Tableau 3)

Il existe visiblement une tendance à une simplification de la terminologie, aussi bien au niveau de la cytologie qu'au niveau de l'histologie. Ceci facilitera certainement une comparaison des résultats cytologiques avec ceux de l'examen histologique.

**Tableau 2.** Nomenclature in cervical cytology

| PAP system | WHO system | Bethesda system |
|---|---|---|
| Class I | Normal | Within normal limits |
| Class II | Atypical | Reactive or reparative change |
| Class III | Dysplasia | Squamous epithelial cell abnormality |
| | | Atypical squamous cells of undetermined significance |
| | | Squamous intraepithelial lesion |
| | Mild dysplasia | Low grade (includes HPV) |
| | Moderate dysplasia | High grade |
| | Severe dysplasia | High grade |
| Class IV | Carcinoma in situ | High grade |
| Class V | Invasive squamous cell carcinoma | Squamous cell carcinoma |
| Class V | Adenocarcinoma | Glandular cell abnormalities: Adenocarcinoma |
| Class V | — | Nonepithelial malignant neoplasm |

From: Wilkinson EJ (1990) Pap smears and screening for cervical neoplasia. Clin Obstet Gynecol 33:817–825

**Tableau 3.** Corrélation cyto-histologique des dysplasies du col utérin

| Cytologie | Histologie |
|---|---|
| Dysplasie légère | = CIN I |
| Dysplasie modérée | = CIN II |
| Dysplasie marquée + cancer in situ | = CIN III |

## Le diagnostic

Toute cytologie atypique nécessite une confirmation histologique, cela veut dire qu'il faudrait pratiquer une colposcopie avec des prélèvements dirigés (biopsies, curetage de l'endocol, mini-conisation). Tout traitement doit tenir compte de la réponse anatomo-pathologique.

Une recherche du HPV (Human Papilloma Virus) est recommandée dans le contexte du diagnostic des précancéroses, mais uniquement à titre de documentation. Aucune sanction thérapeutique ne se justifie à présent sur la base de la présence de certains types de HPV.

Tout condylome plan ou acuminé visible lors de l'examen diagnostique doit être biopsié et traité par la suite.

**Traitement**

En général le traitement tient compte de la taille de la lésion et de sa localisation.

*CIN I*

On peut se contenter d'une attitude expectative, c'est-à-dire une observation sous colposcopie avec contrôle cytologique de l'exo- et de l'endocol. Des prélèvements à un intervalle de 6, 12 et 18 mois sont suggérés, ensuite la patiente serait traitée comme toute autre femme dans son groupe d'âge et avec des facteurs de risque comparables.

En cas d'évolution en CIN II ou III (environ 15% de CIN I se développent en CIN III dans un délai de 4 ans), la prise en charge correspondera à ce qui suit pour les CIN II et III.

*CIN II et III*

Des *biopsies* de l'exo- et de l'endocol doivent confirmer une cytologie suspecte ou positive et assurer le *diagnostic anatomo-pathologique*.

Un traitement local au Laser des lésions sur l'exocol peut être envisagé. Il faut s'assurer que ces lésions soient visibles dans leur totalité. Toute lésion *endocervicale* suspecte d'une CIN II ou III, voire d'une lésion invasive, sera l'object d'une *conisation*. Cette conisation peut se faire soit au Laser, soit au bistouri.

En cas de *micro-invasion* (voir Tableau 4) cette conisation peut être considérée comme thérapeutique, à condition qu'il s'agisse d'une femme jeune qui désire une future grossesse. Dans les autres cas, une hystérectomie simple sera le itement de choix.

Toutes les lésions visibles sous forme de condylomes plans ou acuminés doivent être traitées indépendamment de la lésion primaire.

*Taux de succès:* environ 95% des CIN sont guéris avec le traitement susmentionné. Les récidives ou les réapparitions de CIN sont dans la toute grande majorité toujours intra-épithéliales, à condition que la population concernée soit bien surveillée par colposcopie et cytologie.

**Tableau 4.** Carcinome micro-invasif du col utérin (FIGO 1985)

---

*Définition*

Stade I A1:
  Début d'invasion stromale n'excédant pas 1 mm en profondeur à partir de l'épithélium de surface ou des cryptes glandulaires cervicales

Stade I A2:
  Lésion microscopique mesurable, dont la profondeur d'invasion n'excède pas 5 mm et dont le diamètre en surface ne dépasse pas 7 mm

---

Un examen colpo-cytologique est suggéré à 6, 12, 18 et 24 mois. Sous condition qu'aucune récidive n'ait été diagnostiquée, l'application d'un programme de suveillance d'une population normale sera justifié. Toutefois, certains facteurs de risque nécessiteraient des contrôles plus fréquents.

*Ne pas oublier le ou les partenaires!*

## Bibliographie


Andersen ES et al. (1990) Laser conization: follow-up in patients with cervical intraepithelial neoplasia in the cone margin. Gynecol Oncol 39:328–331

Boyce JG et al. (1990) The fallacy of the screening interval for cervical smears. Obstet Gynecol 76:627–632

Brenner H, Wiebelt H, Ziegler H (1990) Fortschritte in der Früherkennung des Zervixkarzinoms aus der Sicht des saarländischen Krebsregisters. Geburtsh Frauenheilkd 50:304–309

Burghardt E et al. (1991) Microinvasive carcinoma of the uterine cervix (International Federation of Gynecology and Obstetrics Stage IA). Cancer 67:1037–1045

De Priest PD et al. (1990) Microinvasive cervical cancer. Clin Obstet Gynecol 33:846–851

Giles JA, Gafar A (1991) The treatment of CIN: do we need lasers? Br J Obstet Gynaecol 98:3–7

Gordon HK, Duncan ID (1991) Effective destruction of cervical intraepithelial neoplasia (CIN) 3 at 100°C using the Semm cold coagulator: 14 years experience. Br J Obstet Gynaecol 98:14–20

Heinzl S (1989) Die zervikale intraepitheliale Neoplasie (CIN). Therap Umsch 46:1–8

Jones HW (1990) Treatment of cervical intraepithelial neoplasia. Clin Obstet Gynecol 33:826–836

Nwabineli NJ, Monaghan JM (1991) Vaginal epithelial abnormalities in patients with CIN: clinical and pathological features and management. Br J Obstet Gynaecol 98:25–29

Singer A, Jenkins D (1991) Viruses and cervical cancer. Br Med J 302:251–252

Van Ballegooijen M et al. (1990) Diagnostic and treatment procedures induced by cervical cancer screening. Eur J Cancer 26:941–945

Whiteley RF, Olah KS (1990) Treatment of cervical intraepithelial neoplasia: experience with the low voltage diathermy loop. Am J Obstet Gynecol 162:1272

Wilkinson EJ (1990) Pap smears and screening for cervical neoplasia. Clin Obstet Gynecol 33:817–825

Arch Gynecol Obstet (1991) 249 [Suppl]: S 64–S 67



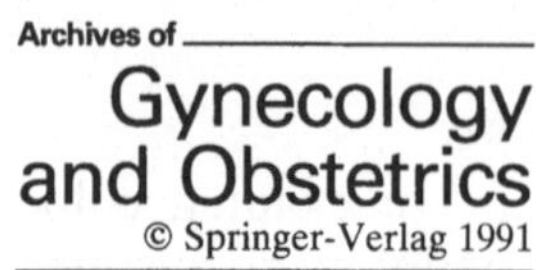

# Recommandations thérapeutiques pour les néoplasies intra-épithéliales de la vulve (VIN)

**F. Krauer**

Département de Gynécologie et d'Obstétrique, Hôpital Cantonal Universitaire de Genève, Schweiz

## Epidémiologie

L'incidence à une forte corrélation avec l'âge. En général les VIN ont tendance à augmenter au cours des deux dernières décennies dans la population des femmes jeunes. Dans les années 70, l'âge moyen des femmes qui se présentaient avec une VIN était de 60 ans, tandis qu'actuellement l'âge moyen est aux alentours de 40 ans. Quelque 65% des VIN sont aujourd'hui diagnostiquées chez des femmes de moins de 45 ans. Ce chiffre s'élevait il y a 15 ans à environ 30%. Le rapport VIN versus cancer invasif de la vulve est d'environ 6/1 dans la classe d'âge de moins de 40 ans. Ce rapport s'inverse à partir de la soixantaine. On admet que la VIN III se retrouve associée à un cancer invasif de la vulve dans seulement 20% environ.

L'évolution naturelle de la VIN est lente, plus lente que celle de la CIN. L'intervalle entre une VIN II et un cancer invasif est estimé à environ 20 ans, comparé aux 10 ans de la CIN II. Le potentiel invasif d'une VIN (bien qu'aucun critère cytologique, histologique ou autres n'existent pour évaluer ce potentiel dans un cas particulier) est jugé à environ 5%, en sachant pourtant que ce

**Tableau 1.** Clinical factors associated with cervical or vulvar intraepithelial neoplasia

Onset of coitus at an early age
Multiple sexual partners
Sexual partner who has had multiple sexual partners
History of venereal disease
Cigarette smoking
Lower socioeconomic group
History of cervical human papillomavirus infection (HPV)
History of prior cervical intraepithelial neoplasia (CIN)
History of vulvar intraepithelial neoplasia (VIN)

From: Wilkinson EJ (1990) Pap smears and screening for cervical neoplasia. Clin Obstet Gynecol 33:817–825 chiffre peut atteindre selon cetains sources 50% pour la VIN III. La VIN n'a que peu tendance à régresser spontanément ce qui la distingue également de la CIN. Dans ce contexte on peut aussi signaler que la VIN III se trouve moins souvent aux abords d'un cancer invasif que la CIN (environ 20–30% versus 80% et plus), ce qui remet en question le rôle de précancérose de la VIN.

Dans environ 20% la VIN III est associée à d'autres lésions génitales malignes (cancer in situ du col ou du vagin, cancer invasif du col ou de l'endomètre).

On connaît un nombre de *facteurs qui prédisposent* à l'apparition de la VIN. Ils sont comparables ou identiques à ceux connus dans le contexte de la CIN (Tableau 1).

## Terminologie

*La VIN* (Vulvar Intraepithelial Neoplasia) se présente sous trois degrés de dédifférenciation.

VIN I:     Dystrophie avec atypie légère
VIN II:    Dystrophie avec atypie modérée
VIN III:   Dystrophie avec atypie sévère et cancer in situ.

*Ces trois degrés de VIN remplacent tous les autres termes qui on été utilisés jusqu'aujourd'hui pour des lésions atypiques ou précancéreuses de la vulve.*

*La lésion micro-invasive* est mal définie au niveau de la vulve, mais on considère que la profondeur maximale d'invasion ne devrait pas dépasser 1 mm pour que la lésion reste microinvasive. Pour les invasions plus profondes entre 2 et 5 mm, le taux de métastatisation inguinale ganglionnaire s'élève jusqu'à 10–30%, ce qui n'est pas compatible avec un caractère micro-invasif.

## Diagnostic

La VIN est une maladie du terrain et elle se présente dans environ 2/3 des cas sous forme de lésions multifocales. Cette multifocalité est plus fréquente chez les femmes jeunes (80% ont moins de 40 ans).

Entre 25 et 40% des VIN sont associés à d'autres lésions génitales malignes, in situ ou invasives (vagin, col utérin).

Le diagnostic se fait par biopsie (unique ou multiple) et *l'examen histologique* représente la base de la décision thérapeutique. La cytologie vulvaire est peu fiable et les faux négatifs sont trop fréquents. Il faut savoir que la biopsie aboutit dans 5 à 20% des cas à un résultat faussement négatif, car l'examen histologique de la pièce opératoire (excision large) peut dévoiler des invasions occultes.

Dans le contexte du diagnostic histologique des lésions vulvaires, il est souhaitable de rechercher le HPV (Human Papilloma Virus). La présence du HPV (sous forme de multiples sous-types) n'influencera pourtant nullement les décisions thérapeutiques, par contre éventuellement le mode de surveillance.

**Traitement de la VIN**

En général le traitement est choisi selon la localisation et l'étendue de la lésion, et pas forcément du dégré de dédifférenciation.

La *VIN I* ne nécessite pas de traitement d'emblée, si une surveillance de la femme est assurée. Des contrôles tous les 6 mois pendant 2 ans et la recherche de HPV en cas d'évolution sont proposés.

Le traitement des *VIN II et III* se fait seulement après un diagnostic histologique de certitude. Le but est une *destruction locale* des lésions visibles. Le meilleur moyen aujourd'hui est le *Laser CO$_2$*. A défaut de ce moyen, une *excision chirurgicale* s'impose. Cette intervention chirurgicale sera aussi indiquée pour des lésions très étendues qui ne pourront pas être traitées par le Laser. La chirurgie sera soit une skinning vulvectomy, soit une vulvectomie simple, soit une hémi-vulvectomie ou une excision large, selon les caractères de la lésion, selon l'âge de la patiente, sa compliance pour les contrôles et l'acceptation d'une mutilation pas négligeable.

Tout autre moyen thérapeutique est hasardeux, expérimental ou grevé d'une importante morbidité, sans amélioration du succés thérapeutique par rapport au Laser ou la chirurgie.

*Ne pas oublier le ou les partenaires!*


**Surveillance**

Le taux de récidives ou de réapparitions d'une VIN est assez fréquent, on compte avec 60 à 80% de rédicives de VIN dans les 10 ans qui suivent un traitement jugé adéquat. On sait que la toute grande majorité des ces »récidives« (vraies ou fausses) sont de nouveau des lésions intra-épithéliales. Ces lésions subiront le même traitement que la lésion antérieure. Dans une population bien suivie et surveillée, le taux de récidives sous forme d'une lésion invasive est très rare, pourra se diagnostiquer dans un stade très précoce et sera traitée avec un succès qui s'approche de 100%.

Le rythme de contrôle est le même que celui choisi pour la surveillance des CIN.


**Bibliographie**

Bodén E et al (1989) Papilloma virus infection of the vulva. Acta Obstet Gynecol Scand 68:179–184
Chafe W et al. (1988) Unrecognized invasive carcinoma in vulvar intraepithelial neoplasia (VIN). Gynecol Oncol 31:154–162
Crum Ch P, Burkett BJ (1989) Papillomavirus and vulvovaginal neoplasia. J Reprod Med [Suppl] 34:566–571
Eibach HW, Zippel HH (1986) Klinische und pathomorphologische Untersuchungen zur präkanzerösen Bedeutung und prognostischen Wertung epithelialer Vulvaveränderungen. Geburtsh Frauenheilkd 46:495–500
Fiorica JV et al. (1988) Carcinoma in situ of the vulva: 24 years' experience in Southwest Florida. South Med J 81:589–593

Husseinzadeh N et al (1989) Vulvar intraepithelial neoplasia: a clinicopathological study of carcinoma in situ of the vulva. Gynecol Oncol 33:157–163

Jones RW, McLean MR (1986) Carcinoma in situ of the vulva: a review of 31 treated and five untreated cases. Obstet Gynecol 68:499–503

Kürzl R et al. (1988) Comparative morphometric study on the depth of invasion in vulvar carcinoma. Gynecol Oncol 29:12–25

Shafi MI et al. (1989) Vulval intraepithelial neoplasia-management and outcome. Br J Obstet Gynecol 96:1339–1344

Wilkinson EJ et al. (1981) Multicentric nature of vulvar carcinoma in situ. Obstet Gynecol 58:69–74

Arch Gynecol Obstet (1991) 249 [Suppl]: S 68–S 77

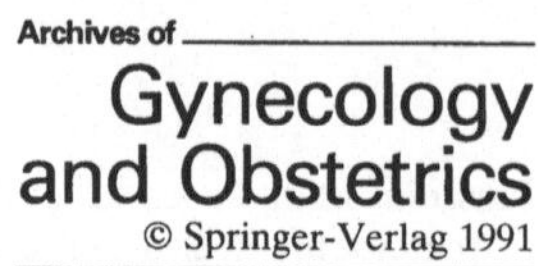
Archives of
## Gynecology
## and Obstetrics
© Springer-Verlag 1991

## *I. Endometriumkarzinom/Le cancer de l'endomètre*

# Endometriumkarzinom:
# Die Stellung der Radioonkologie

**E. Walther**

Radioonkologie, Kantonsspital, Luzern, Schweiz

## Einleitung

Nach dem Krebsregister beider Basel nahm die absolute Zahl neuer vom Endometrium ausgehender Karzinome von der Periode 1970–1972 zur Periode 1979–1981 um 16,8% ab, wobei das Durchschnittsalter bei Diagnose, der Anteil der Tumorstadien I mit 60% 1970–1972 und 52% 1979–1981 annähernd gleich blieb (Imahorn 1987). Bemerkenswert ist, daß das Endometriumkarzinom als eines der häufigsten invasiven Genitalkarzinome der Frau, die niedrigste Mortalitätsrate aller malignen Genitaltumoren bei der Frau aufweist. Nach dem Krebsregister beider Basel beträgt das alterskorrigierte Überleben für das Stadium I in der Beobachtungszeit von 1970–1972 92% für 5 Jahre, in der Vergleichsperiode 1979–1981 100%. Demgegenüber sinkt beim höheren Stadium die 5-Jahresüberlebensrate in der Berichtsperiode 1970/72 auf 62% und für den Zeitraum 1979–1981 auf 77% ab. Die Differenz ist statistisch nicht signifikant. Die Ursache für die günstigen 5-Jahres- und 10-Jahresüberlebensraten im Stadium I liegt wahrscheinlich in der verbesserten Frühdiagnostik. Nach neueren Statistiken sind 75–80% aller neudiagnostizierten Korpuskarzinome dem Stadium I zuzurechnen (Mackillop und Pringle 1985; Bäckström et al. 1989; Randall et al. 1990). Unterstützend kommt hinzu, daß sich gerade beim Korpuskarzinom die Chirurgie als wirksamste Behandlungsmethode durchgesetzt hat (Kohorn 1987).

In der Therapie des Korpuskarzinoms sind aber nach wie vor einige Fragen offen. Chirurgischerseits ist es die Frage der notwendigen Radikalität, bei der Radioonkologie Zeitpunkt und Art radioonkologischer Maßnahmen.

## Intrakavitäre Brachytherapie

Anfang der sechziger Jahre wurde das Konzept der fernbedienbaren Nachladegeräte für die gynäkologische Radium- und Kobalt-60-Brachytherapie entwickkelt. Die Vorteile der Nachladetechnik sind vollständiger Strahlenschutz für das

Bedienungspersonal und daraus folgend eine Verbesserung der Qualitätskontrolle.

Durch Einsatz höherer Strahleraktivitäten (high dose-rate = HDR) konnte die Bestrahlungszeit erheblich verkürzt und gegenüber der low dose-rate (LDR) Therapie das Infektionsrisiko vermindert, die Tromboemboliegefahr vermieden und eine ambulante Behandlung durchgeführt werden. Neben der Komfortverbesserung für die Patientinnen bedeutet das auch eine beträchtliche Senkung der Behandlungskosten. Die hohen Strahleraktivitäten und die besseren physikalischen Eigenschaften der verwendeten Isotope mit einer bis zum Faktor 100 (Thesen 1985) gesteigerten Dosisleistung hatten eine Verringerung der therapeutischen Breite zur Folge, weshalb eine Fraktionierung ähnlich der perkutanen Bestrahlung notwendig wurde.

Riippa und Mitarbeiter (1985) verglichen die Heyman-Pack-Methode mit der HDR-Afterloading-Therapie und fanden bezüglich Heilungsrate keine Differenz, jedoch war bei der HDR-Afterloading-Therapie die Spätkomplikationsrate mit 2,9% gegenüber 11% bei der Radium-Packmethode geringer.

Aus den obenerwähnten Gründen hat die intrakavitäre Brachytherapie seit Ende der siebziger Jahre eine Renaissance erlebt.

**Präoperative Brachytherapie**

Bezüglich der Frage präoperative oder postoperative, intrakavitäre Brachytherapie ist die Diskussion nach wie vor kontrovers (Kohorn 1987; Underwood und Taylor 1986). Die Rationale für die präoperative Bestrahlung ist die durch Tumorzelldevitalisation bedingte Herabsetzung des Risikos lokaler Implantations- sowie lymphogener und hämatogener Fernmetastasen.

De Waal und Lochmüller (1982) fanden, daß die präoperative, intrakavitäre LDR-Brachytherapie beim Stadium I und II ($n = 202$) gegenüber der alleinigen Operation ($n = 33$) weder die Überlebensrate verbessert, noch die lokoregionäre Rezidivrate senkt. Sie hielten die präoperative, intrauterine Radiumapplikation eher für eine zusätzliche Belastung der Patientinnen. Bäckström und Mitarbeiter (1989) kamen bei der retrospektiven Analyse ihres Krankengutes ($n = 1114$) zu der Überzeugung, daß beim Stadium I und II, wenn immer möglich, präoperativ (LDR) intrakavitär bestrahlt werden sollte. Die bestrahlungsinduzierte Tumorschrumpfung erleichtere die Operation und der kanzerozide Effekt vermindere das Risiko der operationsbedingten lympho- und hämatogenen Tumorzellpropagation. In den letzten 20 Jahren hat das HDR-Afterloading-Verfahren die Heyman-Pack-Methode weitgehend ersetzt. Die Ergebnisse sind mit beiden Verfahren gleich, auch bezüglich der Frühreaktionen und Spätkomplikationen, sofern man ein entsprechendes Dosis-Fraktionierungsschema beachtet. Sorbe und Mitarbeiter (1989) prüften bei 366 Patientinnen, die präoperativ intrakavitär mit HDR-Co 60-Afterloading-Methode behandelt worden waren, den Dosis-Fraktionierungseffekt anhand des histopathologischen Befundes von Operationspräparaten oder Curettagematerial bei inoperablen Patienten sechs Wochen nach der Radiotheraphie. Die Rate von Residualtumor fiel von 73% bei 5 Gy/Fraktion auf 22% bei 10 Gy/Fraktion, dagegen stieg die

Spätkomplikationsrate von 9% bei 5 Gy/Fraktion auf 24% bei 10 Gy/Fraktion an. Sie fanden bei 6–8 Gy/Fraktion und insgesamt sechs Fraktionen die höchste Rate an Tumorzerstörung bei geringster Quote von Früh- und Spätkomplikationen an Blase und Darm.

Die Prognose des Endometriumkarzinoms im Stadium I und II ist vor allem abhängig vom histologischen Differenzierungsgrad und der Tumorinfiltrationstiefe im Myometrium. Der histologische Subtyp und der Hormonrezeptorstatus beeinflussen die Prognose weniger. Die ersten beiden prognostischen Risikofaktoren korrelieren mit der Inzidenz vaginaler Rezidive und pelviner Lymphknotenmetastasen. Fanning und Mitarbeiter (1987) verglichen 136 präoperativ sowohl intrakavitär als auch perkutan bestrahlte Patientinnen mit 52 nur operierten. Bezüglich lokoregionärer Rezidivrate bestand zwischen den beiden Gruppen bei Differenzierungsgrad G1–2 mit 2,2% vs 1,9% kein Unterschied. Sie schlossen daraus, daß beim Endometriumkarzinom Stadium I, G1–2, günstiger histologischer Subtyp und limitierte, myometrane Infiltration die Operation allein eine adäquate Therapie ist. Sause und Mitarbeiter (1990) verglichen an einem Kollektiv von 229 Patientinnen mit einem Stadium I die präoperative, intrakavitäre Cäsiumtherapie ($n = 112$) mit einer postoperativen, perkutanen Bestrahlung ($n = 117$) und fanden bezüglich 5-Jahres symptomfreies Überleben bei den Patientinnen mit Differenzierungsgrad G1–2 keine statistisch signifikante Differenz. Bei den Patientinnen mit hohem Risiko (G3, mehr als 2/3 myometrane Infiltrationstiefe) bestand jedoch ein statistisch signifikanter Unterschied zugunsten der präoperativ, mit Cäsium Behandelten mit 76% vs 53% (G3) resp. 84% vs 69% (myometrane Infiltration) und bei der Rezidivrate mit 1,7 vs 2,5%. Calais und Mitarbeiter (1990) fanden in ihrer retrospektiven Analyse ($n = 184$, Stadium I/II) bezüglich lokaler Tumorkontrolle, Überlebensrate und Spätkomplikationen, keinen Unterschied zwischen den Kollektiven mit präoperativer oder postoperativer Brachytherapie. Zur Verhinderung von Vaginalstumpfrezidiven sollte jedoch die Brachytherapie postoperativ beim Stadium I/II, G1/2 beibehalten werden. Nur Patientinnen mit prognostisch ungünstigen Risikofaktoren sollten postoperativ zusätzlich perkutan bestrahlt werden.


**Präoperative, perkutane Kurzzeit-Radiotherapie**

Zurückgreifend auf Ozardo und Hori (1976) inaugurierten Wang und Mitarbeiter (1984) eine postoperative Pilotstudie mit niedrig dosierter präoperativer, perkutaner Radiotherapie. Appliziert wurden 10 Gy in vier resp. fünf Sitzungen. Operiert wurde innerhalb von drei Tagen nach Radiotherapie. Ihren Überlegungen lag zugrunde, daß die präoperative Radiotherapie die Tumorzellen devitalisiert und somit die Fähigkeit der Zellen zur lokalen Implantation und hämatogenen Metastasierung verringert, aber, daß die exakte histopathologische Beurteilung bezüglich Risikofaktoren in Abhängigkeit von der Höhe der applizierten Dosis eingeschränkt wird. Shimm und Mitarbeiter (1986) berichteten über 44 Patientinnen mit klinischem Stadium I, die nach dieser Pilotstudie behandelt worden waren. Aufgrund der histopathologischen Stadieneinteilung verblieben noch 68% des Kollektivs im Stadium I, die Restlichen wurden in Stadium II, III und IV klassifiziert. Die postoperative Behandlung orientierte sich an den histopathologischen Parametern. Die 4-Jahresüberlebensrate für das Gesamtkollektiv betrug 78%, bei histologischem Differenzierungsgrad G1–2 87%, und bei G3 59%. Nur auf das pathologische Tumorstadium I bezogen, betrug die 5-Jahres symptomfreie Überlebensrate 96%. Pelvine Rezidive traten nicht auf.

## Kombinierte, präoperative, intrakavitäre und perkutane Radiotherapie

Lanciano und Mitarbeiter (1990) erzielten beim klinischen Stadium II mit präoperativer, meist perkutaner Radiotherapie ($n = 100$) 77% symptomfreies Überleben, beim pathologischen Stadium II ($n = 68$) 87%. Zwischen beiden Kollektiven bestand bezüglich symptomfreien Überlebens, lokoregionäre Rezidiv- und Fernmetastasenrate kein statistisch signifikanter Unterschied.

Komaki und Mitarbeiter (1986) bestrahlten 193 Patientinnen präoperativ, intrakavitär und perkutan. Bei niedrigem prognostischen Risikofaktor lag die lokoragionäre Rezidivrate bei 4,6%, die der Fernmetastasen bei 2,8%, und die Rate des 5-Jahre symptomfreien Überlebens betrug 95%. Sie sank bei Patientinnen mit hohem prognostischen Risikofaktor auf 75%, die lokoregionären Rezidive und Fernmetastasen stiegen auf 31% resp. 12% an. Bei Patientinnen mit Residualtumor, G3 und tiefer myometraner Infiltration ($n = 59$) betrug die 10-Jahres-Überlebensrate nur 62% gegenüber 95% bei denjenigen ohne diese Risikofaktoren oder mit diesen Risikofaktoren jedoch ohne Residualtumor ($n = 134$).

## Postoperative Radiotherapie

Es besteht heute allgemeiner Konsens, das Korpuskarzinom, sofern immer möglich, primär zu operieren und postoperativ zu bestrahlen (Kohorn 1987). Die Häufigkeit von Scheidenstumpfrezidiven nach alleiniger Operation liegt bei ca. 10%.

Bond (1985, retrospektive Analyse, $n = 1703$) erzielte durch postoperative oder präoperative vaginale Radiumeinlage eine Senkung der vaginalen Stumpfrezidive von 3,4% auf 0% bei den nicht ins Myometrium infiltrierenden Tumoren und von 8,3% auf 4,3% bei den invasiven Karzinomen. Auf die Inzidenz pelviner Rezidive und auf die Überlebensrate hatte die intrakavitäre Brachytherapie keinen Einfluß.

Piver und Mitarbeiter (1990) fanden in der prospektiven Studie vom Rosswel Park Memorial Hospital eine lokoregionäre Rezidivrate von 7,5% für 10 Jahre nach alleiniger Operation und 0% nach Operation und vaginaler Radiumapplikation. Morrow et al. (1991, GOG-Protokoll 33) beobachteten bei den postoperativ, intravaginal mit Brachytherapie behandelten Patientinnen keine vaginalen oder pelvinen Rezidive, in der perkutan postoperativ bestrahlten Gruppe 7,4% vaginale und 16,8% pelvine Rezidive. Demgegenüber standen

18,2% vaginale und 31,8% pelvine Rezidive bei dem nicht adjuvant postoperativ bestrahlten Kollektiv. Die Rezidivrate war unabhängig davon, ob eine highdose rate oder low-dose rate vaginale Brachytherapie vorgenommen wurde.

In einer weiteren prospektiven Studie (Kucera et al. 1989, $n = 354$, Stadium I, $2 \times 7$ Gy HDR-Iridium Brachytherapie) betrug bei den low-risk Patientinnen die lokoregionäre Rezidivrate nur 2,8% bei einer Spätkomplikationsrate von 0,6%. Sorbe und Smeds (1989, $n = 404$, Stadium I, low risk) gaben eine lokoregionäre Rezidivrate von 3,2% nach vaginaler Brachy- und/oder postoperativer Radiotherapie an. Sie fanden aber einen Anstieg der Spätkomplikationsrate bei der HDR-Afterloading-Therapie in Abhängigkeit von Gesamtdosis und Fraktionierungsschema von 11,2% bei 27 Gy in 6 Fraktionen auf 87,5% bei 36 Gy in vier Fraktionen. Teshima et al. (1987) geben für die HDR-Brachytherapie in Kombination mit perkutaner Radiotherapie eine kumulative Spätkomplikationsrate von 50% innerhalb von 36 Monaten an, wobei die Rate der Komplikationen im Bereich des Rektums bei 7% innerhalb von 26 Monaten lag, beim Sigma bei 0,5% innerhalb von 7 Monaten, beim Dünndarm 2% im gleichen Zeitraum und für die Blase 3% innerhalb von 39 Monaten. Aufgrund ihrer Erfahrung empfehlen Kucera und Weghaupt (1988) für die ausschließliche, postoperative HDR-Brachytherapie intravaginal 14 Gy als Gesamtdosis bei optimaler Einzeldosis von 7 Gy mit einem Intervall von 8 Tagen. Keine ihrer so behandelten Patientinnen entwickelte ein lokales Rezidiv. Schwere Spätkomplikationen an Blase und Darm wurden nicht beobachtet. Die Rate der passageren Zystitiden und Proktitiden betrug 3,8 resp. 2,1%. Vaginalnekrosen wurden nur in 0,7% beobachtet.

Die postoperative, intravaginale Brachytherapie mit low-dose rate oder high-dose rate-Technik senkt die Lokalrezidivrate auf 0–3,2%, wobei die Spätkomplikationsrate von der Fraktionierung abhängig ist.


**Kombinierte, postoperative, perkutane Radio- und intrakavitäre Brachytherapie**

Die Prognose im Stadium I/II ist nicht nur abhängig vom histologischen Differenzierungsgrad, der Infiltrationstiefe des Tumors ins Myometrium, sondern auch von der Flächenausdehnung des Tumors. Schink und Mitarbeiter (1987) sahen an ihrem Krankengut ($n = 91$) einen Anstieg der Rate pelviner und paraaortaler Lymphknotenmetastasen von 5,7% bei Tumordurchmesser unter 2 cm auf 40%, wenn der Tumor die gesamte Cavumoberfläche erfaßte. Die Inzidenz pelviner und intraabdominaler Lymphknotenmetastasen steigt mit dem Tumorstadium von 10% resp. 12,7% beim Stadium I auf 22% resp. 33%, beim Stadium II und beim Stadium III und IV auf 45–100% an (Feuer und Calanog 1987).

Im Krankengut von Morrow und Mitarbeiter (1986) lag die Rate pelviner und paraaortaler Lymphknotenmetastasen bei 8% resp. 3% im Stadium IA und bei 20% resp. 14% im Stadium II. In Abhängigkeit vom histologischen Differenzierungsgrad steigt die Rate von 4% resp. 2% bei G1 auf 24% resp. 12% bei G3. Feuer und Calanog (1987) geben 2% pelvine und paraaortale Metastasen für den histologischen Differenzierungsgrad G1 und 30% resp. 39% für G3 an.

Diese obenerwähnten histopathologischen Fakten sind unabhängige, prognostische Risikofaktoren und können nur operativ exakt bestimmt werden. Patientinnen mit tiefer, myometraner Infiltration, Tumordurchmesser größer als 2 cm und einem histologischen Differenzierungsgrad G3 haben ein signifikant erhöhtes Risiko von über 39% für intrapelvine und paraaortale Lymphknotenmetastasen. Aus diesem Grunde sollte ungeachtet des histologischen Subtyps, sofern immer möglich eine entsprechende Lymphknotendissektion vorgenommen werden (Blythe et al. 1986).

Aus der prospektiven Pilotstudie der GOG berichteten DiSaia und Mitarbeiter 1985, daß nur 57 von 222 (26%) Patientinnen prognostisch ungünstige Risikofaktoren aufgewiesen und eine perkutane, zusätzliche Radiotherapie benötigt hätten. Ein Rezidiv bekamen 35% (20/57) von diesen, dagegen nur 8,4% (14/187) derjenigen Patientinnen mit günstiger Prognose. Es ist durchaus möglich, Patientinnen mit ungünstigen Risikofaktoren in einem Kollektiv zu identifizieren und gezielt postoperativ zu bestrahlen. Jedoch hat die lokale Tumorkontrolle keinen Einfluß auf die Rate der Fernmetastasen.

Anhand der Daten der erwähnten prospektiven GOG-Studie ($n$ = 621) puplizierten Creasman und Mitarbeiter 1987 eine Multivariatanalyse der Risikofaktoren für pelvine und paraaortale Lymphknotenmetastasen beim Stadium I. Ein mittleres Risiko für pelvine (4,5%) oder paraaortale Lymphknotenmetastasen (2,1%) besteht bei einem histologischen Differenzierungsgrad 2 und 3 sowie Infiltration von mehr als der Hälfte der Muskelschicht. Ein hohes Risiko bedeuten intraperitoneale Tumorausbreitung sowie Tumorausbreitung sowie Tumorinfiltration bis zum Perimetrium mit 25% Beckenlymphknoten- und 16,5% paraaortalen Lymphknotenmetastasen. Sind beide Faktoren gleichzeitig vorhanden, steigt das Risiko für Beckenlymphknotenmetastasen auf 61%, das für paraaortale Metastasen auf 30% an.

## Paraaortale Lymphknoten- und Ganzabdomenbestrahlung

Bei einem Vergleich zwischen nur klinischer und chirurgisch-histopathologischer Stadieneinteilung müssen 50% aller klinischen Stadien postoperativ nach oben oder unten korrigiert werden (Cowles und Mitarbeiter 1985). Blythe und Mitarbeiter (1986) fanden bei 210 paraaortalen Dissektionen 9% positive paraaortale Lymphknotenmetastasen. Bei diesen Patientinnen wurde eine postoperative Bestrahlung mit 45–50 Gy durchgeführt. Die geschätzte Verlängerung der Lebenserwartung betrug 25–50% ohne wesentliche Erhöhung der intestinalen Komplikationsrate. Feuer und Calanog (1987) erreichten durch die paraaortale Bestrahlung nur eine Verbesserung des symptomfreien Überlebens bei Patientinnen mit mikroskopischem Lymphknotenbefall im Stadium I und II.

Potish und Mitarbeiter (1985) erzielten durch Applikation von 45–51 Gy auf die paraaortalen Lymphknoten postoperativ bei 48 Patientinnen eine 5-Jahres-Überlebensrate von 52%. Waren nur die pelvinen Lymphknoten befallen, betrug die Überlebensrate 67%, bei nur paraaortalen Metastasen 43%.

Martinez und Mitarbeiter (1989) berichteten aus der Mayo-Klinik über 47 Patientinnen mit prognostisch ungünstigen Risikofaktoren, bei denen postoperativ eine adjuvante Ganzabdomen/Becken-Bestrahlung vorgenommen wurde. Sie applizierten auf das Abdomen 30 Gy, sättigten die paraaortalen Lymphknoten auf 42 Gy, die Beckenregion auf 51 Gy auf und gaben zusätzlich einen Boost auf die Vagina bis 58,2 Gy. Die pauschale 5-Jahres-Überlebensrate betrug 68%, im Stadium I/II 85%, im Stadium III 78% und im Stadium IV 53%. In der Multivariat-Analyse waren statistisch signifikante, prognostisch ungünstige Risikofaktoren: der histologische Differenzierungsgrad, das Tumorstadium, die myometrane Infiltrationstiefe, sowie zurückgelassener Tumor. Statistisch keine Signifikanz hatten die peritoneale Zytologie, der histologische Subtyp und das Alter. Aufgrund ihrer Analyse kommen die Autoren zu folgenden Schlüssen: Die mit der angegebenen Dosis und Technik durchgeführte Ganzabdomen/ Becken-Bestrahlung mit zusätzlicher Aufsättigung der Vagina, bringt eine statistisch signifikante Verbesserung bezüglich der rezidivfreien Überlebensrate. Schwere, gastrointestinale oder hämatotoxische Nebenwirkungen traten nur bei 9% des Kollektivs auf und nur bei einer Patientin kam es im späteren Verlauf zu einem konservativ behandelten Dünndarmileus.

### Radiotherapie bei lokoregionalem Rezidiv

Die lokoregionäre Rezidivrate beim Korpuskarzinom ist abhängig vom Stadium und von prognostischen Risikofaktoren. Sie liegt pauschal zwischen 30 bis 70% Curran und Mitarbeiter (1988) fanden bei retrospektiver Analyse ihres Krankengutes eine Vaginalrezidiv-Rate nach Hysterektomie von 3,2% (55/1716 Patientinnen). Die Prognose nach Rezidivbestrahlung ist mit 31% 5-Jahres-Überlebensrate nicht günstig. Sie ist günstiger bei kleiner Tumorausdehnung im oberen Vaginalbereich als bei ausgedehntem Scheidenbefall und primären Sitz im unteren Scheidendrittel (Curran et al. 1988; Poulsen und Roberts 1988). Innerhalb der ersten drei Jahre nach Abschluß der Therapie treten 80% aller lokoregionären Rezidive auf. Die Zeit ist kürzer bei den höheren Tumorstadien und prognostisch ungünstigen Risikofaktoren.

Kuten und Mitarbeiter (1989) fanden bei retrospektiver Analyse von 51 Patientinnen, die wegen eines lokoregionären Rezidivs bestrahlt worden waren, eine 5-Jahres-Überlebensrate von 18%, wobei 15 der 51 Patientinnen simultan mit dem lokoregionären Rezidiv auch Fernmetastasen hatten. Mandell und Mitarbeiter (1985) erreichten bei Patientinnen mit isoliertem Vaginalrezidiv durch eine aggressive Radio/Chemotherapie eine 4-Jahre symptomfreie Überlebensrate von 40%.

### Radioonkologische Empfehlungen

Das Endometriumkarzinom sollte, sofern klinisch keine Kontraindikationen bestehen, operiert werden. Der Wert der Radiotherapie bezüglich Verbesserung der symptomfreien Überlebensraten ist beim Korpuskarzinom Stadium I mit ungünstigen prognostischen Risikofaktoren erwiesen. Die Bestrahlung bei paraortalen Lymphknotenmetastasen hat zu keiner Anhebung der symptomfreien Überlebensraten geführt, da der Befall paraaortaler Lymphknoten zumeist Ausdruck der Generalisation des Tumors ist.

Noch nicht eindeutig gekärt ist, ob eine prä- oder postoperative Radiotherapie zur Rezidivprophylaxe im Scheidenbereich einer entsprechenden Operationstechnik überlegen ist.

Gründe für eine präoperative, perkutane oder intrakavitäre Bestrahlung sind die Tumorzelldevitalisation und damit Verringerung der Gefahr einer lymphogenen oder hämatogenen, intraoperativen Tumorzellpropagation. Für eine postoperative Radiotherapie spricht die Möglichkeit der individualisierten, nach pathologischem Tumorstadium und histologischen Risikofaktoren differenzierten Indikationsstellung.

Die Meinungen in der Literatur sind geteilt, ob eine postoperative, vaginale Brachytherapie zur Redizivprophylaxe prinzipiell auch beim Endometriumkarzinom Stadium I mit fehlendem oder geringem Rezidivrisiko indiziert ist. Wir führen diese weiterhin durch.

In Anbetracht der verschiedenen prognostischen Risikofaktoren, des breitgefächerten Spektrums radioonkologischer Behandlungstechniken sowie der unterschiedlichen Ansichten hinsichtlich der präoperativen oder postoperativen Radiotherapie und unter Berücksichtigung der individuellen, allgemeinklinischen Gegebenheiten der einzelnen Patientin sind verbindliche Richtlinien zur Indikation für die Radiotherapie des Endometriumkarzinoms nur mit Vorbehalten aufzustellen (Underwood und Taylor 1986).

## Literatur

Bäckström T, Cajander S, Kjellgren O, Persson H (1989) Results of primary radiation treatment of endometrial carcinoma, 20 years experience of an unselected material from the north of Sweden. Acta Oncol 28:569–575

Blythe JG, Hodel KA, Wahl TP, Baglan RJ, Lee FA, Zirnuska FR (1986) Paraaortic node biopsy in cervical and endometrial cancers: does it affect survival? Am J Obstet Gynecol 155:306–314

Bond WH (1985) Early uterin body carcinoma: has postoperative vaginal irradiation any value? Clin Radiol 36:619–623

Calais G, Vitu L, Descamps Ph, Body G, Reynaud-Bougnoux A, Lansac J, Bougnoux Ph, Le Floch O (1990) Preoperative or postoperative brachytherapy for patients with endometrial carcinoma stage I and II. Int J Radiat Oncol Biol Phys 19:523–527

Curran WJ jr, Wittington R, Peters A, Fanning J (1988) Vaginal recurrences of endometrial carcinoma: the prognostic value of staging by a primary vaginal carcinoma system. Int J Radiat Oncol Biol Phys 15:803–808

DiSaia PJ, Creasman WT, Boronow RC, Blessing JA (1985) Risk factors and recurrent pattern in stage I endometrial cancer. Am J Obstet Gynecol 151:1009–1015

Cowles TA, Magrina JF, Masterson BJ, Capen CV (1985) Comparison of clinical and surgical staging in patients with endometrial carcinoma. Obstet Gynecol 66:413–416

Creasman WT, Morrow P, Bundy BN, Homsley HD, Graham JE, Heller PB (1987) Surgical pathologic spread patterns of endometrial cancer. A Gynecologic Oncology Group Study Cancer 60:2035–2041

Fanning J, Evans MC, Peters AJ, Samuel M, Harmon ER, Bates JS (1987) Adjuvant radiotherapy for stage I, G2 endometrial adenocarcinoma and adenoacanthoma with limited myometrial invasion. Obstet Gynecol 70:920–922

Feuer GA, Calanog A (1987) Endometrial carcinoma: treatment of positive paraortic nodes. Gynecol Oncol 27:104–109

Imahorn P (1987) Veränderungen von Inzidenz, Tumorstadium und Überleben bei gynäkologischen Tumoren und Keimzelltumoren des Hodens in Basel. Inauguraldissertation, Basel

Kohorn EJ (1987) The present state of endometrial cancer. Controversies and problems. Conn Med 51:495–498

Komaki R, Cox JD, Hartz Aj, Wilson JF, Mattingly R (1986) Prognostic significance of interval from preoperative irradiation to hysterectomy for endometrial carcinoma. Cancer 58:873–879

Kucera H, Sagl R, Skodler W, Weghaupt K (1986) Die Afterloading-Kurzzeitbestrahlung der Scheide nach Radikaloperation des Korpuskarzinoms. Geburtsh und Frauenheilkd 46:685–689

Kucera H, Weghaupt K (1988) Die postoperative Bestrahlung des Carcinoma corporis uteri mit der Iridium-Afterloading-Technik. Strahlenther Onkol 164:501–507

Kucera H, Vavra N, Weghaupt K (1989) Zum Wert der postoperativen Bestrahlung beim Endometriumkarzinom im pathohistologischen Stadium I. Geburtsh Frauenheilkd 49:618–624

Kucera H, Vavra N, Weghaupt K (1990) Benefit of external irradiation in pathologic stage I endometrial carcinoma: a prospective clinical trial of 605 patients who received postoperative vaginal irradiation and additional pelvic irradiation in the presence of unfavorable prognostic factors. Gynecol Oncol 38:99–104

Kuten A, Grigsby PW, Perez C, Fineberg BA, Garcia DM, Simpson JR (1989) Results of radiotherapy in recurrent endometrial carcinoma: a retrospective analysis of 51 patients. Int J Radiat Oncol Biol Phys 17:29–34

Lanciano RM, Curran WJ, Greven KM, Fanning J, Stafford P, Randall ME, Hanks GE (1990) Influence of grade, histologic subtype, and timing of radiotherapy on outcome among patients with stage II carcinoma on the endometrium. Gynecol Oncol 39:368–373

Lybeert ML, van Putten WLJ, Ribot JG, Crommelin MA, Endometrial carcinoma: high dose-rate brachytherapie in combination with external irradiation; a multivariat analysis of relapses. Radiother Oncol 16:245–252

Mackillop WJ, Pringle JF (1985) Stage III endometrial carcinoma: a review of 90 cases. Cancer 56:2519–2523

Mandell LR, Nori D, Hilaris B (1985) Recurrent stage I endometrial carcinoma: results of treatment and prognostic factors. Int J Radiat Oncol Biol Phys 11:1103–1109

Martinez A, Schray M, Podratz K, Stanhope R, Malkasian G (1989) Postoperative whole abdomino-pelvic irradiation for patients with high risk endometrial cancer. Int J Radiat Oncol Biol Phys 17:371–377

Meerwaldt JH, Hoekstra CJM, van Putten WLJ, Subandono Tjokrowardojo AJ, Koper PCM (1989) Endometrial adenocarcinoma, adjuvant radiotherapy tailored to prognostic factors. Int J Radiat Oncol Biol Phys 18:299–304

Morrow CP, Bundy BN, Kurmann RJ, Creasman WT, Heller P, Homesley HD, Graham JE (1991) Relationship between surgical-pathological risk factors and outcome in clinical stage I and II carcinoma of the endometrium: a gynecologic oncology group study. Gynecol Oncol 40: 55–65

Ozardo AT, Hori JM (1967) A short course – low dose preoperative irradiation of endometrial carcinoma. Preliminary report. Radiol Clin 45:392–395

Piver MS, Hempling RE (1990) A prospective trial of postoperative vaginal radium/cesium for grade 1–2 less than 50% myometrial invasion and pelvic radiation therapy for grade 3 or deep myometrial invasion in surgical stage I endometrial carcinoma. Cancer 66:1133–1138

Piver MS (1980) Stage I endometrial carcinoma: the role of adjunctive radiation therapy. Int J Radiat Oncol Biol Phys 6:367–370

Potish RA, Twiggs LB, Adcock LL, Savage JE, Levitt SH, Prem KA (1985) Paraaortic lymph node radiotherapy in cancer of the uterine corpus. Obstet Gynecol 65:251–256

Potish RA, Twiggs LB, Adcock LL, Prem KA (1985) Role of whole abdominal radiation therapy in the management of endometrial cancer: prognostic importance of factors indicating peritoneal metastases. Gynecol Oncol 21:80–86

Poulsen MG, Roberts SJ (1988) The salvage of recurrent endometrial carcinoma in the vagina and pelvis. Int J Radiat Oncol Biol Phys 15:809–814

Randall ME, Wilder J, Greven K, Raben M (1990) Role of intracavitary cuff boost after adjuvant external irradiation in early endometrial carcinoma. Int J Radiat Oncol Biol Phys 19:49–54

Riippa P, Kivinen S, Kauppila A (1985) Comparision of Heyman packing and Cathetron afterloading methode in the treatment of endometrical cancer. J Radiol 58:437–441

Sause WT, Fuller DB, Smith WG, Hohnson GH Plenk HP, Menlove RB (1990) Analysis of preoperative intracavitary cesium application versus postoperative intracavitary cesium application versus postoperative external beam irradiation in stage I endometrial carcinoma. Int J Radiat Oncol Biol Phys 18:1011–1017

Shimm DS, Wang CC, Fuller AF jr, Melson JM jr, Nikrui N, Joung RH, Scully RE (1986) Management of high grade stage I adenocarcinoma of the endometrium: hysterectomy following low dose external beam pelvic irradiation. Gynecol Oncol 23:183–191

Schink JC, Lurain JR, Wallemark CB, Chmiel JS (1987) Tumor sizes in endometrial cancer: a prognostic factor for lymphnode metastasis. Obstet Gynecol 70:216–219

Sorbe B, Frankendal B, Risberg B (1989) Intracavitary irradiation of endometrial carcinoma stage I by high dose-rate afterloading technique. Gynecol Oncol 33:135–145

Sorbe B, Frankendal B, Risberg B (1989) Preoperative intracavitary irradiation of endometrial carcinoma stage I by a high dose rate afterloading technique. Acta Oncol 28:577–582

Sorbe BG, Smeds AC (1990) Postoperative vaginal irradiation by a high dose rate afterloading technique in endomatrial carcinoma stage I. Int J Radiat Oncol Biol Phys 18:305–314

Stokes St, Bedwinek J, Breaux Sr, Kao MS, Camel M, Perez CA (1985) Treatment of stage I adenocarcinoma of the endometrium by hysterectomy and irradiation: analysis of complications. Obstet Gynecol 65:86–92

Teshima T, Chatani M, Hata K, Jnoue T (1987) High-dose rate intracavitary therapy for carcinoma of the uterine cervix: I. general figures of survival and complication. Int J Radiat Oncol Biol Phys 13:1035–1041

Thesen N (1985) Bestrahlungstechnik, Dokumentation und individuelle Dosimetrie bei der intrakavitären Kurzzeit-Afterloadingtherapie. Strahlentherapie 161:476–498

Underwood PB, Taylor PT (1986) Endometrial carcinoma: the role of irradiation. Clin Obstet Gynaecol 13:767–787

Waal JC de, Lochmüller H, Präoperative Kontaktbestrahlung beim Endometriumkarzinom. Geburtsh Frauenheilkd 42:394–396

Wang CG, Shimm DS, Dosoretz DE, Nelson JH, Ingersoll FM, Fuller AF, Nikrui N, Scully RE, Robboy SJ, Young RH (1984) Low-dose preoperative radiation therapy for adenocarcinoma of the endometrium. Cancer 54:1002–1006

Williams CJ (1986) Cervical, endometrial and vulval cancer. Monogr Ser Eur Organ Res Treat Cancer 15:417–446 and Slevin ML, Staquet MJ (eds) In: Randomized trials in cancer: a critical review by sites. Raven Press, New York

Arch Gynecol Obstet (1991) 249 [Suppl]: S 78–S 83

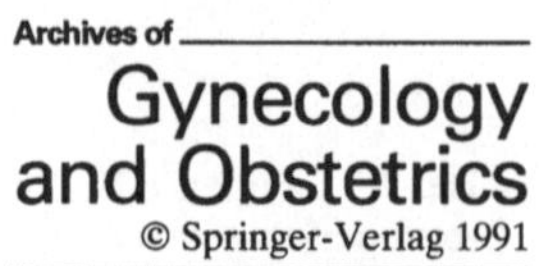


## II. Therapierichtlinien für weibliche Genitalkarzinome/ Directives thérapeutiques pour les cancers gynécologiques

# Les cancers de la vulve

**J. F. Delaloye et P. De Grandi**

Département Gynécologie-Obstétrique, CHUV, Lausanne, Schweiz

## Introduction

Les tumeurs malignes de la vulve touchent 1,9/100000 femmes/an et représentent 3–5% des cancers gynécologiques [1–3]. L'âge moyen de 47 patientes, que nous avons traitées à Lausanne entre 1971 et 1986, est de 75 ans. Si l'on se réfère à la littérature, les patientes souffrant d'un carcinome épidermoïde ont 70 ans et plus, alors que celles qui présentent un mélanome ou un sarcome ont respectivement 55 ans et 42 ans [1, 2].

## Etiologie

Les infections chroniques, virales notamment, à papillomavirus (HPV 6, 11, 16, 18), au virus herpétique (HSV-II) et à cytomégalovirus, prédisposent au cancer de la vulve [4–10]. Les dystrophies vulvaires, au rang desquelles on range le lichen scléreux, lui sont associées dans une proportion de 60–100% [11, 12]. Le lichen scléreux précède d'ailleurs ce cancer dans 4–17% des cas [13–15]. La maladie de Paget côtoie un carcinome des glandes apocrines dans ⅓ des cas [16].

## Pathologie

Les cancers primaires représentent 90–95% des tumeurs malignes de la vulve. Quant aux tumeurs secondaires, elles résultent surtout d'une métastatisation d'un cancer du vagin, de l'urètre ou du rectum [1].

Le carcinome épidermoïde constitue 87% des types histologiques rencontrés chez nos 47 patientes, les autres types diagnostiqués étant le mélanome (7%), le carcinome verruqueux (4%) et les tumeurs indifférenciées (2%). Nous n'avons pas traité d'adénocarcinome, ni de sarcome, dont la fréquence rapportée est respectivement de 3% et de 2% [14].

## Localisation

La grande lèvre (42,1%) et la petite lèvre (34,2%) sont les sites les plus souvent atteints. Le clitoris est touché dans 13,2% et la fourchette dans 10,5% de nos cas.

## Clinique

La lésion est soit exophytique, soit ulcérée. Elle est le plus souvent indolore. Un prurit pré-existe depuis des années dans ⅔ des cas. Des douleurs et des pertes de sang surviennent généralement lorsque la tumeur est grosse et se surinfecte [1].

## Diagnostic

Le diagnostic repose sur une biopsie de la lésion. Celle-ci se pratique habituellement en anesthésie locale. En cas de découverte d'un cancer, on effectue un CT-scan, une cystoscopie, une rectoscopie et une radiographie thoracique. Le dosage du marqueur SCC (Squamous Cell Carcinoma) est élevé dans 33% des cancers primaires et dans 42% des récidives [18, 19].

## Classification et facteurs pronostics

Les cancers de la vulve se classent d'après les critères cliniques reconnus par la FIGO (Tableau 1).

L'International Society for the Study of Vulvar Disease (ISSVD) distingue le »carcinome micro-invasif«, qui n'infiltre le stroma sous-jacent que de 1 mm ou moins, du carcinome »macro-invasif« [20]. Le carcinome micro-invasif ne métastatise pas dans les ganglions satellites [20, 21]. La taille de la tumeur, l'infiltration du derme et l'invasion vasculaire représentent des facteurs pronostics très importants. Le montant de kératine et la différenciation cellulaire influencent le pronostic dans une moindre mesure [22–24].

**Tableau 1.** Classification (FIGO)

| | |
|---|---|
| Stade 0 | Carcinome in situ |
| Stade I | Tumeur ≤2 cm sans adénopathies inguinales suspectes |
| Stade II | Tumeur >2 cm sans adénopathies inguinales suspectes |
| Stade III | Tumeur de toute taille<br>– infiltrant l'urètre distal et/ou le vagin, le périnée ou l'anus et/ou<br>– adénopathies inguinales uni- ou bilatérales non fixées |
| Stade IV | Tumeur de toute taille<br>– infiltrant la vessie et/ou l'urètre proximal et/ou le rectum et/ou fixée à la paroi pelvienne, ou s'accompagnant de métastases à distance<br>Adénopathies fixées ou exulcérées |

## Traitement du carcinome épidermoïde

Le carcinome micro-invasif ne nécessite qu'une excision large, dont les marges de sécurité doivent être au minimum de 1 cm [21, 25–28].

Le carcinome invasif profond de 1,1–3 mm se traite par une hémi-vulvectomie et une lymphadénectomie ipsilatérale et ce, pour autant qu'il ne se localise pas sur la ligne médiane. S'il siège sur la ligne médiane, il nécessite une vulvectomie et une lymphadénectomie bilatérale [29].

Le carcinome dont la profondeur d'invasion est >3 mm se traite par une vulvectomie radicale et une lymphadénectomie bilatérale [28–33]. Cette vulvectomie peut être complétée par une plastie musculo-cutanée de recouvrement [34–37].

La lymphadénectomie inguinale doit être suivie d'une lymphadénectomie pelvienne, si l'examen extemporané des ganglions inguinaux profonds révèle une ou des adénopathies [32]. La présence d'adénopathies inguinales et/ou pelviennes motive l'instauration d'une radiothérapie post-opératoire [1, 38, 39].

Les stades avancés (III–IV) peuvent bénéficier soit d'une radiothérapie seule [38–41], soit d'une radiothérapie pré-opératoire [42], soit d'une radiothérapie combinée à une chimiothérapie pré-opératoire [29, 43–45]. Certaines patientes peuvent aussi être traitées par électro-résection de la vulve, suivie d'une radiothérapie inguinale; c'est la méthode viennoise [46].

## Traitement du carcinome verruqueux

C'est l'excision large, sans lymphadénectomie. La radiothérapie est proscrite, à cause du risque de transformation maligne [47].

## Traitement du mélanome

Celui-ci doit être adapté aux facteurs de risque de cette affection. Ces facteurs de risque permettent de distinguer les tumeurs de bon pronostic, des tumeurs de mauvais pronostic. Les tumeurs de bon pronostic (a) se caractérisent par une épaisseur de <0,75 mm et par <5 mitoses/champ. Les tumeurs à risque élevé (b) ont >5 mitoses/champ, sont ulcérées et/ou présentent une invasion vasculaire [48].

a) Si le risque est faible, une excision large avec une marge de sécurité de 2–3 cm suffit [48–49].

b) Pour une tumeur classée à risque élevé, une vulvectomie radicale, associée à une lymphadénectomie bilatérale inguinale, doit être proposée [48–52]. Une plastie de recouvrement est possible. La radiothérapie post-opératoire influence peu le taux de guérison. Elle n'est utilisée que pour le traitement palliatif des métastases symptomatiqéues cérébrales et osseuses notamment [53]. Quant à la chimiothérapie, elle n'a d'indication que pour les récidives et pour certains cas métastatiques [48].

## Traitement du sarcome

La taille de la tumeur, le nombre de mitoses/champ et le grade cellulaire déterminent le pronostic de cette tumeur.

a) Si la lésion mesure <5 cm, on pratique une vulvectomie radicale, une lymphadénectomie inguinale bilatérale et une radiothérapie.

b) Si la lésion mesure >5 cm, on recourt à une radiothérapie et/ou à une chimiothérapie, qui peuvent précéder une vulvectomie [1].

## Survie à 5 ans

En tenant compte du type hystologique et du stade, la survie à 5 ans du carcinome épidermoïde est de 81,4% pour le stade I, de 56,6% pour le stade II, de 37,6% pour le stade III et de 14,6% pour le stade IV. Pour le carcinome verruqueux, elle est de 100%, alors qu'elle n'est que de 42% pour le mélanome et varie entre 30–50% pour le sarcome [54].

A Lausanne, la survie à 5 ans du carcinome épidermoïde est de 77,7% pour le stade I, de 46,6% pour le stade II, de 13,3% pour le stade III et de 0% pour le stade IV. Elle est de 100% pour le carcinome verruqueux, mais de 0% pour le mélanome et les tumeurs indifférenciées.

## Récidives

Celles-ci surviennent généralement dans les 3 ans après la thérapie primaire. Elles peuvent être traitées soit par la chirurgie, soit par la radiothérapie. Cependant si une irradiation n'est plus possible et si la tumeur est centrale, on peut proposer soit une exentération pelvienne, soit une chimiothérapie [55–57].

## Références


1. Castano-Almendral A, Torhorst J (1988) Tumoren der Vulva. In: Gynäkologie und Geburtshilfe. Thieme, Stuttgart
2. Brinton LA, Nasca PC, Mallin K, Baptiste MS, Wilbanks GD, Richart RM (1990) Case-control study of cancer of the vulva. Obstet Gynecol 75:859–866
3. Mabuchi K, Bross DS, Kessler II (1985) Epidemiology of cancer of the vulva. A case-control study. Cancer 55:1843–1848
4. Syrjänen KJ (1984) Current concepts of human papillomavirus infection in the genital tract and their relationship to intra-epithelial and squamous cell carcinoma. Obstet Gynecol Surv 39:252–265
5. Sutton GP, Stehman FB, Ehrlich CE, Roman A (1987) Human papillomavirus deoxyribonucleic acid in lesions of the female genital tract: evidence for type 6/11 in squamous carcinoma of the vulva. Obstet Gynecol 70:564–568
6. Gupka J, Pilotti S, Rilke F, Shah K (1987) Association of human papillomavirus type 16 with neoplastic lesion of the vulva and other genital sites by in situ hybridization. Am J Pathol 127:206–215
7. Koutsky LA, Galloway DA, Holmes KK (1988) Epidemiology of genital human papillomavirus infection. Epidemiol Rev 10:122–163

8. Buscema J, Naghshfar Z, Sawada E, Daniel R, Woodruff D, Shah K (1988) The predominance of human papillomavirus type 16 in vulvar neoplasia. Obstet Gynecol 71:601–606
9. Carson LF, Twiggs LB, Okagati T, Clark BA, Ostrow RS, Faras AJ (1988) Human papillomavirus DNA in adenosquamous carcinoma and squamous cell carcinoma of the vulva. Obstet Gynecol 72:63–67
10. Podratz KC, Symmonds RE, Taylor WF, Williams TJ (1983) Carcinoma of the vulva: analysis of treatment and survival. Obstet Gynecol 61:63–74
11. Baird PJ (1978) A pathological study of the relationship between lichen sclerosus et atrophicus and squamous carcinoma of the vulva. Pathology 10:196
12. Dontenwille MN, Pelisse M, Moyal M, Lessana-Leibowitch M (1984) Carcinome épidermoïde invasif de la vulve et lichen scléreux. Proc. Journées dermatologiques, Paris 8–10 mars 1984
13. Baltzer J. (1988) Präkanzerosen und Frühstadien des Vulvakarzinoms. Arch Gynecol Obstet 245:498–503
14. Meyhöfer W (1981) Kraurosis vulvae-kraurosis penis et praeputii-Lichen sclerosus et atrophicus. In: Dermatologie in Praxis und Klinik. Thieme, Stuttgart
15. Lejarcegui JA, Puig-Tintore LM (1981) Distrofias de la vulva. In: Gonzales-Merlo J (ed) Diagnostica precoz del Cancer Genital Feminino. Salvat Editores, Barcelona
16. Heberling D, Döhnert G, Rummel HH (1979) Karzinom der apokrinen Vulvadrüsen mit vorwiegend epidermaler Ausbreitung unter dem Bilde des invasiv wachsenden Morbus Paget. Geburtsh Frauenheilkd 39:101–105
17. Remberger K (1986) Histologie und Ausbreitung der invasiven Vulvakarzinome. In: Erkrankungen der Vulva. Urban & Schwarzenberg, München
18. Patsner B, Mann WJ (1989) Serum squamous cell carcinoma antigen levels in patients with invasive squamous vulvar and vaginal cancer: a preliminary report. Gynecol Oncol, pp 323–325
19. van der Sijde R, de Bruijn HWA, Krans M, Aalders JG (1989) Significance of serum SCC antigen as a tumor marker in patients with squamous cell carcinoma of the vulva. Gynecol Oncol 35:227–232
20. Wilkinson EJ, Rico MJ, Pierson KK (1982) Microinvasive carcinoma of the vulva. Int J Gynecol Pathol 1:29–39
21. Di Paola G (1991) Management of the vulvar cancer. 7th International Meeting of Gynaecologic Oncology and 1st World Convention of Oncologic Gynecology. Venice, April 14–18, 1991
22. Kürzl R, Baltzer J, Lohe KJ (1986) Prognostische Bedeutung histologischer Merkmale beim Vulvakarzinome. In: Erkrankungen der Vulva. Urban & Schwarzenberg, München
23. Binder SW, Huang I, Fu YS, Hacker NF, Berek JS (1990) Risk factors for the development of lymph node metastasis in vulvar squamous cell carcinoma. Gynecol Oncol 37:9–16
24. Husseinzadeh N, Wesseler T, Schneider D, Schellhas H, Nahhas W (1990) Prognostic factors and the significance of cytologic grading in invasive squamous cell carcinoma of the vulva: a clinico-pathological study. Gynecol Oncol 36:192–199
25. Zucker PK, Berkowitz RS (1985) The issue of microinvasive squamous cell carcinoma of the vulva: an evaluation of criteria of diagnosis and methods of therapy. Obstet Gynecol Surv 40:136–143
26. Ross MJ, Ehrmann RL (1987) Histologic prognosticators in stage I squamous cell carcinoma of the vulva. Obstet Gynecol 70:774–784
27. Burrell MO, Franklin EW III, Campion MJ, Crozier MA, Stacy DW (1988) The modified radical vulvectomy with groin dissection: an eight-year experience. Am J Obstet Gynecol 159:715–722
28. Hoffman MS, Roberts WS, LaPolla JP, Cavanagh D (1989) Recent modifications in the treatment of invasive squamous cell carcinoma of the vulva. Obstet Gynecol Surv 44:227–233
29. Lupi G (1991) Pre-surgical Chemo-Radiotherapy in vulvar cancer. 7th International Meeting of Gynaecologic Oncology and 1st World Convention of Oncologic Gynecology. Venice, April 14–18, 1991
30. Sevin BU, Homesley HD (1986) Das Vulvakarzinom. Gynäkologe 19:109–115
31. Iversen T, Aalders JG, Christensen A, Kolstad P (1980) Squamous cell carcinoma of the vulva. A review of 424 patients, 1956–1974. Gynecol Oncol 9:271–279
32. Lupi G, Baeli A, Delaloye JF (1989) Value of lymphadenectomy in cancer of the vulva. ESGO 6, Versailles, April 27–29, 1989

33. Bender HG (1989) Derzeitige Therapie des Vulvakarzinoms. Ergebnisse einer Umfrage an den deutschen Universitäts-Frauenkliniken. Arch Gynecol Obstet 245:513–517
34. Goldberg MI, Rothfleisch MD (1981) The tensor fascia lata mycocutaneous flap in gynecologic oncology. Gynecol Oncol 12:41–50
35. Beck L, Bender HG (1981) Musc. gracilis zur Deckung von Defekten in Vagina und Vulva. Gynäkologe 14:49–52
36. Knapstein PG, Mahlke M, Poleska W, Zeuner W (1989) Operative Behandlung des Vulvakarzinoms und plastische Deckung von Vulva-Defekten. Arch Gynecol Obstet 245:504–511
37. Hohlweg-Majert P (1989) Plastische Deckung von großen Vulvadefekten mittels myocutaner Lappenplastik. Arch Gynecol Obstet 245:512–513
38. Pao WM, Perez CA, Kuske RR, Sommers GM, Camel HM, Galakatos AE (1988) Int J Radiat Oncol Biol Phys 14:1123–1132
39. Slevin NJ, Pointon RCS (1989) Radical radiotherapy for carcinoma of the vulva. Br J Radiol 62:145–147
40. Hoffman M, Greenberg S, Greenberg H, Fiorica JV, Roberts WS, LaPolla JP, Noriega BK, Cavanagh D (1990) Interstitial radiotherapy for the treatment of advanced or recurrent vulvar and distal vaginal malignancy. Am J Obstet Gynecol 162:1278–1282
41. Boronow RC (1982) Combined therapy as an alternative to exenteration for locally advanced vulvovaginal cancer. Cancer 49: 1085–1091
42. Rotmensch J, Rubin SJ, Sutton HG, Javaheri G, Halpern HJ, Schwartz JL, Stewart M, Weichselbaum RR, Herbst AL (1990) Preoperative radiotherapy followed by radical vulvectomy with inguinal lymphadenectomy for advanced vulvar carcinomas. Gynecol Oncol 36:181–184
43. Pfleiderer A (1986) Zytostatische Therapie des Vulvarkarcinoms. In: Erkrankungen der Vulva. Urban & Schwarzenberg, München
44. Thomas G, Dembo A, De Petrillo A, Pringle J, Ackerman I, Bryson P, Balogh J, Osborne R, Rosen B, Fyles A (1989) Concurrent radiation and chemotherapy in vulvar carcinoma. Gynecol Oncol 34:263–267
45. Chambers SK, Flynn SD, Del Prete SA, Chambers JT, Schwartz PE (1989) Bleomycin, Vincristine, Mitomycine-C and cis-Platinum in gynecologic squamous cell carcinomas: a high incidence of pulmonary toxicity. Gynecol Oncol 32:303–309
46. Weghaupt K (1986) Vulvakarzinom-Elektroresektion und Elektrokoagulation der Vulva (Wiener Methode). In: Erkrankungen der Vulva. Urban & Schwarzenberg, München
47. Andersen ES, Sorensen IM (1988) Verrucous carcinoma of the female genital tract: report of a case and review of the literature. Gynecol Oncol 30:427–734
48. Podratz KC, Gaffey TA, Symmonds RE, Johansen KL, O'Brien PC (1983) Melanoma of the vulva: an update. Gynecol Oncol, pp 153–168
49. Bradgate MG, Rollason TP, Mc Conkey CC, Powell J (1990) Malignant melanoma of the vulva: a clinical-pathological study of 50 women. Br J Obstet Gynaecol 97:124–133
50. Beller U, Demopoulos RI, Beckman EM (1986) Vulvovaginal melanoma: a clinicopathological study. J Reprod Med 31:315–319
51. Davidson T, Kissin M, Westbury G (1987) Vulvovaginal melanoma: should radical surgery be abandoned? Br J Obstet Gynaecol 94:473–476
52. Brand E, Fu YS, Lagasse LD, Berek JS (1989) Vulvovaginal melanoma: report of seven cases and literature review. Gynecol Oncol 33:54–60
53. Creagan ET, Cupps RE, Ivans JS Prichard DJ, Sim FH, Soule EH, O'Fallon JR (1978) Adjuvant radiation therapy for regional node metastases from malignant melanoma. Cancer 42:2206–2210
54. Pettersson F (1985) Annual report on the results of treatment in gynecological cancer, vol. 19. Trycheri Balder AB, Stockholm
55. Hopkins MP, Reid GC, Morley GW (1990) The surgical management of recurrent squamous cell carcinoma of the vulva. Obstet Gynecol 75:1001–1005
56. Knapstein PG, Güldutuna S, Mitze M, Weikel W (1991) Posterior exenteration for advanced or recurrent vulvar carcinoma. Eur J Gynaecol Oncol 12:273
57. Magrina JF (1991) Revised classification of pelvic exenteration. 7th International Meeting of Gynaecologic Oncology and 1st World Convention of Oncologic Gynecology. Venice, April 14–18, 1991

Arch Gynecol Obstet (1991) 249 [Suppl]: S 84–S 88

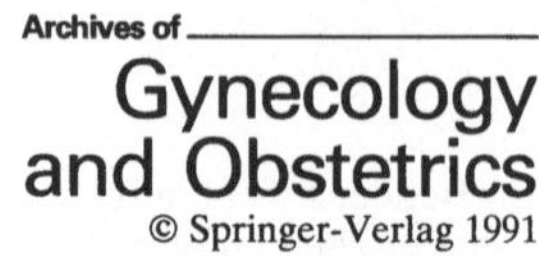
Archives of

## Gynecology
## and Obstetrics
© Springer-Verlag 1991

# Les cancers du vagin

**J. F. Delaloye et P. De Grandi**

Département Gynécologie-Obstétrique, CHUV, Lausanne, Schweiz

## Fréquence

Les tumeurs malignes da vagin touchent 0,5/100000 femmes/an et constituent 1–2% des cancers des voies génitales [1–5]. Le vagin est plus fréquemment le siège de métastases d'autres tumeurs que celui de cancers primaires [1, 6]. L'âge moyen des patientes dépend du type histologique. Il est de 62 ans pour les carcinomes, le mélanome et certains sarcomes, mais il est de 18 ans pour l'adénocarcinome à cellules claires et même de 2 à 5 ans pour le rhabdomyosarcome, le sarcome botryoïde et la tumeur du sinus endodermique [4, 5, 7–9].

## Etiologie

Au nombre des facteurs déclenchants ou du moins prédisposants, citons les irritations chroniques (pessaires, prolapsus utérin), les radiations ionisantes, les virus (HPV11, 16, 18; Herpes; Cytomegalovirus) et le diethystilbestrol (pour l'adénocarcinome à cellules claires) [10–15].

## Pathologie

Le type histologique le plus fréquemment rencontré est le carcinome épidermoïde (93%). L'adénocarcinome (4%), les sarcomes (2%) et le mélanome (1%) sont beaucoup moins courants [1].

## Localisation

Le tiers supérieur du vagin est le plus souvent touché (51%), alors que le tiers inférieur (30%) et le tiers moyen (19%) le sont moins. C'est sur la paroi postérieure (57%) qu'il faut surtout rechercher ce cancer [5].

## Métastatisation

Celle-ci se fait essentiellement par voie lymphogène. Les tumeurs du tiers supérieur métastatisent dans les ganglions pelviens, alors que les tumeurs du tiers inférieur s'étendent aux ganglions inguinaux. Les tumeurs du tiers moyen se disséminent tantôt dans le pelvis, tantôt dans les plis inguinaux [16].

## Clinique

Des pertes sanguines indolores sont fréquentes. Des douleurs, des troubles de la miction et/ou de la défécation peuvent apparaître [5]. Dans 10–21% des cas on ne trouve aucun symptôme [4, 17, 18].

## Diagnostic

Celui-ci repose sur une biopsie, qui est généralement réalisée sans anesthésie. Un CT-scan ou une résonnance magnétique nucléaire (RMN), une cystoscopie, une rectoscopie et une radiographie des poumons constituent les examens de base [5, 19].

## Traitement du carcinome épidermoïde et de l'adénocarcinome

Il relève surtout de la radiothérapie. L'irradiation percutanée (Cobalt, accélérateur linéaire), combinée à une curiethérapie (Iridium afterloading) est indiquée pour les tumeurs inopérables et/ou après chirurgie si celle-ci a été incomplète ou révélatrice d'adénopathies [4, 18, 20–25].

Il peut être chirurgical (hystérectomie élargie, colpectomie partielle et lymphadénectomie pelvienne) pour les petits carcinomes du tiers supérieur. Les grosses tumeurs envahissant les organes de voisinage (stade IV), ainsi que les récidives centrales après radiothérapie peuvent être traitées par une exentération pelvienne [5, 6, 26–28]. Il existe aussi des protoles de traitement combinant la radiothérapie à la chimiothérapie [29, 30].

**Tableau 1.** Classification (FIGO)

| | |
|---|---|
| Stade 0 | Carcinome in situ |
| Stade I | Carcinome invasif limité à la paroi vaginale |
| Stade II | Carcinome invasif proliférant jusque dans le tissu para-vaginal, mais n'atteignant pas la paroi pelvienne |
| Stade III | Carcinome atteignant la paroi pelvienne |
| Stade IV | Carcinome envahissant la vessie et le rectum |
| | Carcinome dépassant les limites du pelvis |

## Traitement de l'adénocarcinome à cellules claires

Il est essentiellement chirurgical et l'approche en est la même que pour le carcinome épidermoïde [5, 6]. Des cas ayant répondu à une radiothérapie sont rapportés dans la littérature [31, 32].

## Traitement du carcinome verruqueux

Il est exclusivement chirurgical: excision large, sans radiothérapie à cause d'un risque de transformation maligne [5].

## Traitement du mélanome

Longtemps l'exentération pelvienne, associée à une lymphadénectomie inguinale et pelvienne, a constitué le traitement de choix de cette tumeur, dont la localisation vaginale est plus rare que la localisation vulvaire [33–37]. Or il n'existe pas de différence de survie entre les patientes qui ont subi ce type de chirurgie et celles qui subissent une exérèse limitée associée à une radiothérapie [37–42].

## Traitement des sarcomes

Une excision passant largement en tissu sain, suivie d'une radiothérapie et/ou d'une chimiothérapie (Adriamycine, Iphosphamide), représente la thérapie de choix [8, 43–46].

## Récidive

La récidive centro-pelvienne est fréquente. Elle survient dans 18% des stades I et dans 24% des stades II [47]. Elle peut être traitée par exentération pelvienne [4, 28] et/ou par chimiothérapie.

## Références


1. Pride GL, Schultz AE, Chuprevich TW, Buchler DA (1979) Primary invasive squamous carcinoma of the vagina. Obstet Gynecol 53:218–225
2. Ball HG, Berman ML (1982) Management of primary vaginal carcinoma. Gynecol Oncol 14:154–163
3. Sulak P, Barnhill D, Heller P, Weiser E, Hoskins W, Park R, Woodward J (1988) Nonsquamous cancer of the vagina. Gynecol Oncol 29:309–320
4. Manetta A, Pinto JL, Larson JE, Stevens CW, Pinto JS, Podczaski ES (1988) Primary invasive carcinoma of the vagina. Obstet Gynecol 72:77–81
5. Castano-Almendral A, Torhorst J (1988) Tumoren der Vagina. In: Gynäkologie und Geburtshilfe. Thieme, Stuttgart

6. Podczaski E, Herbst AR (1986) Cancer of the vagina and fallopian tube. In: Gynecologic Oncology. Macmillan, New York

7. Collins HS, Burke TW, Heller PB, Olson TA, Woodward JE, Park RC (1989) Endodermal sinus tumor of the infant vagina treated exclusively by chemotherapy. Obstet Gynecol 73:507–509

8. Peters WA, Kumar NB, Andersen WA, Morley GN (1985) Primary sarcoma of the adult vagina: a clinicopathologic study. Obstet Gynecol 65:699–704

9. Senekjian EK, Frey KW, Stone C, Herbst AL (1988) An evaluation of stage II vaginal clear cell adenocarcinoma according to substages. Gynecol Oncol 31:56–64

10. Herbst AL, Hubby MM, Anderson D (1984) Neoplasic changes in the human female genital tract following intrauterine exposure to diethylstilbestrol. Progr Cancer Res Ther 31:389–399

11. Thigpen JT, Blessing JA, Homesley HD, Berek JS, Creasman WT (1986) Phase II trial of cisplatin in advanced or recurrent cancer of the vagina: a Gynecologic Oncology Group study. Gynecol Oncol 23:101–104

12. Burrell MO, Franklin EW III, Campion MJ, Crozier MA, Stacy DW (1988) The modified radical vulvectomy with groin dissection: an eight-year experience. Am J Obstet Gynecol 159:715–722

13. Melnick S, Cole P, Anderson D, Herbst A (1987) Rates and risks of diethylstilbestrol related clear-cell adenocarcinoma of the vagina and cervix. N Engl J Med 316:514–516

14. Bornstein J, Adam E, Adler-Storthz K, Kaufman RH (1988) Development of cervical and vaginal squamous cell neoplasia as a late consequence of in utero exposure to diethylstilbestrol. Obstet Gynecol Surv 43:15–21

15. Bokhman J (1991) Management of Vulvar cancer: personal experience. 7th International Meeting of Gynecologic Oncology and 1st World Convention of Oncologic Gynecology. Venice, April 14–18

16. Plentl AA, Friedman EA (1971) Lymphatic system of the female genitalia. Saunders, Philadelphia

17. Chu AM, Beechinor R (1984) Survival and recurrence in the radiation treatment of carcinoma of the vagina. Gynecol Oncol 19:298–307

18. Gallup DG, Talledo E, Shah KJ, Hayes C (1987) Invasive squamous cell carcinoma of the vagina: a 14-year study. Obstet Gynecol 69:783–785

19. Chang YCF, Hricak H, Thurher S, Lacey CG (1988) Vagina: evaluation which MR imaging. Part II. Neoplasms. Radiology 169:175–179

20. Puthawala A, Nisar-Syed AM, Nalick R, McNamara C, DiSaia PJ (1983) Integrated external and interstitial radiation therapy for primary carcinoma of the vagina. Obstet Gynecol 62:367–372

21. Spirtos NM, Doshi BP, Kapp DS, Teng N (1989) Radiation therapy for primary squamous cell carcinoma of the vagina: Stanford University experience. Gynecol Oncol 35:20–26

22. Nori D, Hilaris B, Stanimir G, Levis JL jr (1983) Radiation therapy of primary vaginal carcinoma. Int J Radiat Oncol Biol Phys 8:1471–1475

23. Martinez A, Edmundson GK, Cox RS, Gunderson LL, Howes AE (1985) Combination of external beam irradiation and multiple site perineal applicator (MUPIT) for treatment of locally advanced or recurrent prostatic, anorectal and gynecologic malignancies. Int J Rad Oncol Biol Phys 11:391–398

24. Prempre T, Amornmarn R (1985) Radiation treatment of primary carcinoma of the vagina. Acta Radiol Oncol 24:51–56

25. Hoffmann M, Greenberg S, Greenberg H, Fiorica JV, Roberts WS, LaPolla JP, Noriega BK, Cavanagh D (1990) Interstitial radiotherapy for the treatment of advanced or recurrent vulvar and distal vaginal malignancy. Am J Obstet Gynecol 162:1278–1282

26. DiSaia PJ, Creasman WT (1984) Clinical gynecologic oncology, 2nd edn. Mosby, St. Louis, pp 237–253

27. Schofield PF, Barnard RJ, Tindall VR (1989) Surgical treatment of carcinoma involving the vagina. Br J Surg 76:816–817

28. Magrina JF (1991) Revised classification of pelvic exenteration. 7th International Meeting of Gynecologic Oncology and 1st World Convention of Oncology. Venice, April 14–18

29. Holleboom CAG, Kock HCL, Nijs AM, Leers WH (1987) Cis-diaminechloroplatinum in the treatment of advanced primary squamous cell carcinoma of the vaginal wall: a case report. Gynecol Oncol 27:110–115

30. Evans LS, Kersh CR, Constable WC, Taylor PT (1988) Concomitant 5-Fluorouracil, mitomy-cion-C and radiotherapy for advanced gynecologic malignancies. Int J Radiat Oncol Biol Phys 15:901–906
31. Jones WB, Koulos JP, Saigo PE, Lewis JL (1987) Clear-cell adenocarcinoma of the lower genital tract: Memorial Hospital 1974–1984. Obstet Gynecol 70:573–577
32. Wharton JT, Fletcher GH, Delclos L (1981) Invasive tumors of vagina: clinical features and management. In: Coppleson M (ed) Gynecologic oncology. Churchil Livignstone, Sydney
33. Morrow CP, DiSaia P (1976) Malignant melanoma of the female genitalia, a clinical analysis. Obstet Gynecol Surv 31:233–271
34. Chung AF, Casey MJ, Flannery JT, Woodruff JM, Lewis JL jr (1980) Malignant melanoma of the vagina: report of 19 cases. Obstet Gynecol 55:720–727
35. Levitan Z, Gordon AN, Kaplan AL, Kaufman RH (1989) Primary malignant melanoma of the vagina: a report of four cases and review of the literature. Gynecol Oncol 33:85–90
36. Brand E, Fu YS, Lagasse LD, Berek JS (1989) Vulvovaginal melanoma: report of seven cases and literature review. Gynecol Oncol 33:54–60
37. Reid GC, Schmidt RW, Roberts JA, Hopkins MP, Barret RJ, Morley GW (1989) Primary melanoma of the vagina: a clinicopathologic analysis. Obstet Gynecol 74:190–199
38. Rose PG, Piver MS, Tsukada Y, Lau T (1988) Conservative therapy for melanoma of the vulva. Am J Obstet Gynecol 159:52–55
39. Beller U, Demopoulos RI, Beckman EM (1986) Vulvovaginal melanoma: a clinico pathologic study. J Repord Med 31:315–319
40. Davidson T, Kission M, Westbury G (1987) Vulvovaginal melanoma. Should radical surgery be abandoned? Br J Obstet Gynaecol 94:473–476
41. Bonner JA, Perez-Tamayo C, Reid GC, Roberts JA, Morley GW (1988) The management of vaginal melanoma. Cancer 62:2066–2072
42. Borazjani G, Prem KA, Okagaki T, Twiggs LB, Adcock LL (1990) Primary malignant melanoma of the vagina: a clinico-pathological analysis of 10 cases. Gynecol Oncol 37:264–267
43. Hays DM, Shimada H, Raney RB jr, Trefft M, Newton W, Crist WM, Lawrence W jr, Ragab A, Maurer HM (1985) Sarcoma of the vagina and uterus: the intergroup rhabdomyosarcoma study. J Pediat Surg 20:718–724
44. Andersen WA, Sabio H, Durso N, Mills SE, Levien M, Underwood PB (1985) Endodermal sinus tumor of the vagina: the role of primary chemotherapy. Cancer 56:1025–1027
45. Kohorn EI, McIntosh S, Lytton B, Knowlton AH, Merino M (1985) Endodermal sinus tumor of the infant vagina. Gynecol Oncol 20:196–203
46. Piver MS, Rose PG (1988) Long-term follow-up and complication of infants with vulvovaginal embryonal rhabdomyosarcoma treated with surgery, radiation therapy and chemotherapy. Obstet Gynecol 71:435–437
47. Dancurat F, Delclos L, Wharton JT, Silva EG (1988) Primary squamous cell carcinoma of the vagina treated by radiotherapy: a failures analysis – the M.D. Andersen Hospital experience 1955–1982. Int J Radiat Oncol Biol Phys 14:745–749

Arch Gynecol Obstet (1991) 249 [Suppl]: S 89–S 94

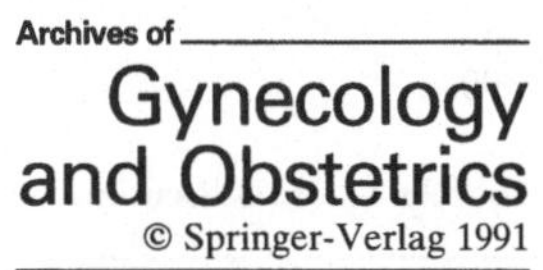
Archives of

Gynecology
and Obstetrics
© Springer-Verlag 1991

# Basisrichtlinien zur Therapie des invasiven Zervixkarzinoms*

**E. Hochuli[1] und J. C. Rageth[2]**

[1]Konkordiastraße 20, 8032 Zürich, Schweiz
[2]Kantonsspital, Frauenklinik, 6000 Luzern 16, Schweiz

## Zur Epidemiologie

25% aller invasiven Genitalmalignome (ohne Mammakarzinome) der Frauen in industrialisierten Ländern sind invasive Zervixkarzinome (Petterson-FIGO 1988; Hochuli und Rageth 1990). Im Gegensatz zu den Entwicklungsländern werden in den Industrieländern dank den heutigen Screeningverfahren (PAP-Abstrich und Kolposkopie) jedes Jahr weniger invasive Zervixkarzinome diagnostiziert, während die präinvasiven Formen stark zunehmen. Anerkannte Risikofaktoren sind häufiger Partnerwechsel, Nikotinabusus, hohe Geburtenzahl und venerische Erkrankungen (v. a. Papillomaviren Typ 16 und 18). Weitere diskutierte Risikofaktoren sind niedriger sozioökonomischer Status, niedriges Alter bei der ersten Geburt, frühe Menarche, gehäufte Aborte und Interruptionen und der Alkoholabusus.

## Einteilung/Staging (Tabelle 1)

Zur exakten Abgrenzung des Stadiums O und I ist eine Konisation erforderlich (Ausnahme: Bereits in der Punch-Biopsie erkennbare Oberflächenausdehnung von mehr als 7 mm oder mehr als 3 mm Invasionstiefe). Die Invasionstiefe beim Stadium $Ia_1$ („minimale Invasion") wird in der Literatur meist mit 3 mm angegeben. Wichtig ist die Bestimmung der Größenausdehnung und der Invasionstiefe (des größten invasiven Herdes).

---

* Die Richtlinien wurden in Zusammenarbeit mit den untenstehenden Mitgliedern der Basisprotokollgruppe Zervixkarzinom der Sektion Gynäkologie der SAKK erarbeitet:
Prof. A. C. Almendral, Basel; PD Dr. J. Eberhard, Frauenfeld; Dr. F. Haberthür, Basel; Prof. E. Hochuli, Zürich; Dr. J. C. Rageth, Luzern; Dr. G. Szalmay, St. Gallen

**Tabelle 1.** Die Klassifikation der Zervixkarzinome (FIGO 1987)

| | |
|---|---|
| 0. | Präinvasives Stadium |
| | 0     Ca in situ |
| I. | Karzinom auf den Uterus beschränkt (Ausbreitung zum Corpus uteri sollte dabei unbeachtet bleiben) |
| | I a$_1$     minimale Invasion (meist interpretiert als 3 mm Invasion ab Basalmembran) |
| | I a$_2$     bis 5 mm Invasion und/oder 7 mm Oberflächenausdehnung des invasiven Teils |
| | I b     beschränkt auf Uterus, größer als I a$_2$ |
| II. | Infiltration jenseits des Uterus, aber nicht zur Beckenwand, nicht bis zum unteren Vaginaldrittel |
| | II a     Befall der Vagina; max. kraniale 2/3 |
| | II b     Parametriebefall, nicht bis an die Beckenwand |
| III. | Bis zur Beckenwand und/oder unteres Vaginadrittel und/oder Hydronephrose oder stumme Niere |
| | III a     Befall der Vagina bis ins untere Drittel |
| | III b     Befall der Beckenwand |
| IV. | Infiltriert Schleimhaut von Blase oder Rektum und/oder überschreitet Grenzen des kleinen Beckens |
| | IV a     Rektum- oder Blaseninfiltration |
| | IV b     Fernmetastasen |

*Narkoseuntersuchung*

Stadien I b und höher werden vor einer Behandlung am besten anläßlich einer Narkoseuntersuchung erfaßt. Wird ein operatives Staging oder eine erweiterte Hysterektomie vorgenommen, kann postoperativ als Zusatzdiagnose „anatomisches Stadium ..." in Klammern hinzugefügt werden.

- Zystoskopie
- Rektoskopie
- IVP
- Röntgen-Thorax
- Feinnadelpunktion von eventuellen suspekten inguinalen Lymphknoten gehören beim Stadium I a$_2$ und höher zur präoperativen Diagnose und werden zur Einteilung herangezogen.

Lymphografie, CT, MRI (wahrscheinlich beste bildgebende Methode zur Erfassung des Tumorvolumens), Ultraschall, sowie FNP von allfälligen suspekten paraaortalen oder pelvinen Lymphknoten können zwar durchgeführt werden, dürfen aber die Stadieneinteilung nicht beeinflussen. In fortgeschrittenen Fällen ist meist zur besseren Therapieplanung eine Staginglaparotomie mit Biopsien (Parametrien, Beckenwandlymphknoten, paraaortale Lymphknoten, ev. Virchow) erforderlich. Dies ist um so mehr gerechtfertigt, als klinisch in 30−50% eine Höhereinstufung des Stadiums I b als II b erfolgt.

### Die Primärtherapie nach Stadien (Abbildung 1)

*Stadien 0 und Ia₁*

Vergleiche Basisprotokoll „Plattenepithel-Präkanzerosen" und „Mikroinvasion"!

*Stadien Ia₂, Ib und IIa*

Operable Patienten: Wertheim (sog. erweiterte Hysterektomie, d. h. mit Entfernung einer Scheidenmanchette, des Parametrium-Parakolpiums, des lig. sacrouterinums mit Rektumpfeiler, des lig. cardinale oder „Web", sowie der pelvinen Lymphknoten von a/v iliaca ext., a/v iliaca int. und obturatoria und a/v iliaca communis). Je nach Tumorgröße gewisse Variationen (5 Radikalitätsgrade nach PIVER), z. T. auch mit paraaortaler Lymphonodektomie. Kombinierte Nachbestrahlung falls Parametrien und/oder Lymphknoten befallen sind: hat wahrscheinlich keinen Effekt bezüglich Lebensverlängerung (lediglich Verminderung der Rezidivrate im kleinen Becken; Morrow). Eventuell ist die adjuvante Chemotherapie zu bevorzugen (Lahousen, Wertheim).

Nicht operable Patienten: Kombinierte Radiotherapie.

Die Durchführung einer einfachen Hysterektomie mit kombinierter, postoperativer Radiotherapie, ist keine Therapiemethode.

*Stadien ≥ IIa*

Kombinierte Radiotherapie. Falls im prätherapeutischen Staging paraaortale LK befallen sind, muß entschieden werden, ob ein paraaortales Zusatzfeld bei der Radiotherapie oder nur Chemotherapie oder eine Radiotherapie und Chemotherapie durchgeführt wird. Auch der Verzicht auf eine Therapie kann eine Alternative sein!

Die neoadjuvante (prätherapeutische) und adjuvante (postoperative) Chemotherapie – ist im Rahmen von Studien zu prüfen und hat sich an großen

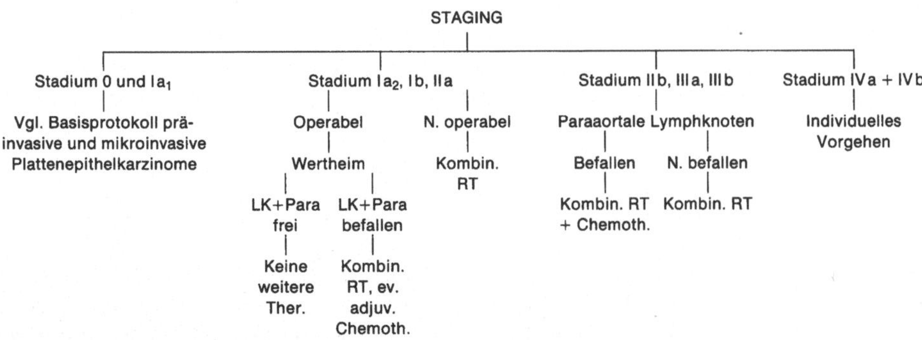


**Abb. 1.** Prätherapeutisches Staging

Zentren bereits etabliert (Kim). Die Stadien IVa und IVb verlangen meist ein individuelles Vorgehen. Gewisse Fälle eignen sich für eine primäre Exenteration.

## Besondere Situationen

*Operiertes Stadium Ib–IIb mit zusätzlichen Risikofaktoren*
*(positive Lymphknoten, Parametrienbefall, Lymph- und Blutgefäßeinbrüche, Tumorgröße über 4 cm)*

Eine adjuvante Radiotherapie ist vor allem bei Befall von nur wenigen Lymphknoten (weniger als 4) umstritten, weil sie keinen Einfluß auf die Überlebensraten zu haben scheint. In Diskussion ist die adjuvante Chemotherapie. Konkrete Resultate stehen jedoch noch aus.

*Zervixkarzinom als Zufallsbefund anläßlich einer Hysterektomie*

Unerfreuliche Ausgangssituation. Individuelles Vorgehen (meist ist eine Radiotherapie nötig).

*Adenokarzinome oder adenosquamöse Karzinome*

Bei größeren Tumoren sollte eine Ovarektomie diskutiert werden (Rageth et al. 1990). Ansonsten ist das Vorgehen analog dem Plattenepithel-Karzinom (d.h.: keine routinemäßige, vaginale Auslastung wie beim Endometrium-Karzinom nötig).

*Zervixkarzinom in der Schwangerschaft*

In der ersten Schwangerschaftshälfte wird man eine Interruptio mit anschließender stadiengerechter Therapie anstreben. Auch die Konisation eines mikroinvasiven Karzinoms ist in der Schwangerschaft möglich (Abortrate von ca. 33%). Ab der 28.–32. Schwangerschaftswoche wird eine Sectio caesarea mit ev. gleichzeitiger erweiterter Hysterektomie falls vom Stadium her zu befürworten) indiziert. Zwischen der 18.–28. SSW können keine generellen Richtlinien aufgestellt werden. Man wird hier individuell in Abhängigkeit vom Stadium entscheiden müssen.

*Fortgeschrittenes Karzinom mit beginnender Urämie*

Obwohl die Niereninsuffizienz durch Einlage eines Ureterkatheters behoben werden kann, wird von dieser Maßnahme eher abgeraten, weil anstelle eines „sanften" Ausscheidens aus dem Leben in der Urämie ein u.U. sehr schmerzhaftes (Plexusinfiltration), wenig lebenswertes Weiterleben eingehandelt wird.

**Tabelle 2.** 5-Jahresergebnisse in Abhängigkeit des Stadiums (Petterson-FIGO, 1988)

| Stadium | Anzahl behandelter Patienten | | 5-Jahresüberleben | |
|---|---|---|---|---|
| | n | % | n | % |
| Stadium I | 10912 | 34,6 | 8265 | 75,7 |
| Stadium II | 10765 | 34,1 | 5877 | 54,6 |
| Stadium III | 8255 | 26,2 | 2527 | 30,6 |
| Stadium IV | 1386 | 4,4 | 101 | 7,3 |
| Keine Stadienangabe | 225 | 0,7 | 106 | 47,1 |
| Total | 31543 | 100,0 | 16876 | 53,5 |

## Nachsorge

Der diagnostische Aufwand und das Untersuchungsintervall richten sich nach den therapeutischen Möglichkeiten im Falle eines Rezdivs und nach der Tatsache, daß 80–90% der Rezidive innerhalb der ersten zwei Jahre auftreten:

- Bei Frühstadien, welche nur mittels Konisation behandelt wurden: 3monatige kolposkopisch-zytologische Nachkontrolle während 2 Jahren, danach 6monatlich für 5 Jahre, danach jährlich.
- Hysterektomierte Patientinnen nach einem Frühstadium: engmaschige Kontrollen mit Durchführung einer Zytologie aus dem Kolpotomiebereich.
- Bei radikal operierten und bestrahlten Patientinnen werden in der Literatur meist ebenfalls zytologische Kontrollen empfohlen, aber nicht von allen Zentren durchgeführt. Es kommt hier hinzu, daß der Pap-Abstrich nach Radiotherapie nicht einfach zu interpretieren ist. Deshalb hat in diesen Fällen die digitale Untersuchung die größte Aussagekraft. IVP nach 6 Monaten und nach 2 Jahren.

Andere diagnostische Maßnahmen wie Tumormarker (SCC), Computertomografie, MRI und Utraschall haben keinen praktischen Nutzen in der Routine-Überwachung der symptomfreien Patientin.

## Behandlungsresultate

Innerhalb der ersten 5 Jahre treten 95% der Zervixkarzinomrezidive auf. Deshalb wird allgemein über 5-Jahresergebnisse berichtet.

Der FIGO 3-Jahresreport 1988 (Petterson) faßt Resultate bei 31 543 Fälle von invasivem Zervixkarzinom zusammen und führt folgende 5-Jahresergebnisse auf (Tabelle 2).

## Literatur

Burghard E (1987) Prognostic factors and operative treatment at stages Ib to IIb cervical cancer. Am J Obstet Gynecol 156:988–996

Hochuli E, Rageth JC (1990) Zur Effizienz gynäkologischer Vorsorgeuntersuchungen – Perspektiven. Geburtsh Frauenheilkd 50:483–487

Kim Sang D, Moon H, Kim Tai K, Hwang Yeoung Y, Cho Hyun S, Kim Ryong S (1989) Two-year survival: preoperative adjuvant chemotherapy in the treatment of cervical cancer stages Ib and II with bulky tumor. Gynecol Oncol 33:225–230

Lahousen M, Pickel H, Haas J (1988) Adjuvant chemotherapy after radical hysterectomy for cervical cancer. Baillieres Clin Obstet Gynaecol 2:1049–1057

Morrow CP (Moderator) (1980) Is pelvic radiation beneficial in the postoperative management of stage Ib squamous cell carcinoma of the cervix with pelvic node metastasis treated by radical hysterectomy and pelvic lymphadenectomy? A report from the presidential Panel at the 1979 Annual Meeting of the Society of Gynecologic Oncologists. Gynecol Oncol 10:105–110

Petterson – FIGO (1988) Annual report on the results of treatment in gynecological cancer, vol 20. Stockholm

Rageth JC, Buff F, Reinisch E, Engeler V, Hochuli E (1990) Adenocarcinoma of the uterine cervix: an analysis of 82 cases. Eur J Gynaec Oncol 11:465–472

Wertheim MS, Hakes TB, Daghestani AN, Nori D, Smith DH, Lewis JL jr (1985) A pilot study of adjuvant therapy in patients with cervical cancer at high risk of recurrence after radical hysterectomy and pelvic lymphadenectomy. J Clin Oncol 3:912–916

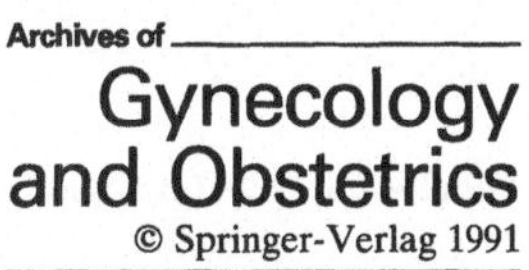

Archives of

Gynecology
and Obstetrics
© Springer-Verlag 1991

# Basisrichtlinien zur Behandlung des Korpuskarzinoms*

**E. Dreher und W. Hänggi**

Universitäts-Frauenklinik, Bern, Schweiz

## Zur Epidemiologie

Jährlich erkranken in der Schweiz etwa 1200 bis 1400 Frauen neu an einem Karzinom des Corpus uteri (20–24/100000). Über 90% der Fälle werden in den mittels Operation potentiell heilbaren Stadien I und II nach FIGO diagnostiziert. Leitsymptom ist die postmenopausale Blutung bzw. die Meno-Metrorrhagie der prämenstruellen Frau. Besonders gefährdet sind adipöse Patientinnen oder Patientinnen mit endogener oder exogener Östrogendauerstimulation des Endometriums ohne opponierende Gestagenwirkung.

## Diagnostik

Jede suspekte, azyklische oder postmenopausale Blutung muß histologisch weiter abgeklärt werden. Nach den FIGO-Richtlinien wird die Diagnose mittels bimanueller vaginaler Untersuchung in Narkose mit gleichzeitiger fraktionierter Curettage gestellt (Tabelle 1a). Als Alternative kommt die Aspirationscurettage mittels Pistolet, die ohne Narkose durchgeführt werden kann, in Frage. Da die Diagnosen aus Curettagematerial und Hysterektomiepräparat sehr oft diskrepant sind, wird heutzutage dem chirurgischen Staging (Erfassung der Tumorausdehnung) der Vorzug gegeben.

Als minimales präoperatives Abklärungsprogramm empfehlen wir das Thoraxröntgen sowie die Rekto- und Zystoskopie bei tastbarem Parametriumbefall. Aus forensischen Gründen wird auch ein präoperatives Infusionspyelogramm empfohlen, dieses kann ohne wesentliche Mehrkosten mit einer CT-Untersu-

---

* Die Richtlinien wurden in Zusammenarbeit mit den untenstehenden Mitgliedern der Basisprotokoll-Gruppe Korpuskarzinom der Sektion Gynäkologie der SAKK erarbeitet:
PD Dr. med. J. Benz, Winterthur; Dr. med. P. A. Brioschi, Genf; Prof. Dr. med. E. Dreher, Bern; Prof. Dr. med. U. Gigon, Olten; Dr. med. W. Hänggi, Bern; Prof. Dr. med. M. Litschgi, Schaffhausen; Dr. med. J. C. Rageth, Luzern

**Tabelle 1a, b.** FIGO-Stadium

**a.** Klinisches Stadium

| | |
|---|---|
| I | Beschränkung auf das Corpus uteri |
| | Ia  Sondenlänge 8 cm oder weniger |
| | Ib  Sondenlänge über 8 cm |
| II | Tumor infiltriert Cervix uteri |
| III | Tumor breitet sich jenseits des Uterus aus, verbleibt aber innerhalb des kleinen Beckens |
| IVa | Tumor infiltriert die Mukosa der Harnblase oder des Rektums und/oder überschreitet die Grenzen des kleinen Beckens |
| IVb | Fernmetastasen |

**b.** Postoperatives Stadium (seit 1988)

| | |
|---|---|
| Ia | Tumor beschränkt auf das Endometrium |
| Ib | Infiltration < 1/2 des Myometriums |
| Ic | Infiltration > 1/2 des Myometriums |
| IIa | Tumorbefall der endozervikalen Drüsen |
| IIb | Tumorbefall des endozervikalen Stroma |
| IIIa | Tumor infiltriert Uterus-Serosa und/oder Adnexen und/oder positive intraabdominale Spülzytologie |
| IIIb | Vaginalmetastasen |
| IIIc | Metastasen in den pelvinen oder paraortalen Lymphknotenstationen |
| IVb | Fernmetastasen inklusive intraabdominale Metastasen sowie inguinaler Lymphknotenbefall |

Zusätzlich werden das histopathologische Tumorgrading 1, 2 und 3 unterschieden

**Tabelle 2.**

Die Laparotomie mit Staging umfaßt:
- untere mediane Längsinzision
- falls primär auf eine Lymphonodektomie verzichtet wird: klassische Pfannenstiel-Inzision
- Peritonellavage zur Spülzytologie
- bei palpatorischem Verdacht auf Parametriumbefall: Biopsie und Schnellschnittuntersuchung
- bei histologischer Bestätigung des Parametriumbefalls: Abbruch der Operation und Strahlentherapie
- extrafasziale totale Hysterektomie mit beidseitiger Adnexektomie
- Operationspräparat unfixiert zur Histologie und zur Bestimmung der Hormonrezeptoren im Tumorgewebe
- Lymphonodektomie pelvin und eventuell paraortal wenn technisch möglich (20 LK gelten als repräsentativ)
- bei Ovarialmetastasen:
  Erweiterung des Stagings wie bei Ovarialkarzinom: Appendektomie, Omentektomie, multiple Peritoneal-Biopsien inklusive Zwerchfellkuppen beidseits

chung des kleinen Beckens kombiniert werden. Es ist aber zu bedenken, daß die Tumorausbreitung mittels CT nur ungenau und unvollständig erfaßt werden kann.

**Operatives Staging**

Wenn immer möglich sollte die Tumorausbreitung operativ ermittelt werden (Tabellen 1b, 2).

**Konsequenzen aus den Befunden der Lymphonodektomie**

Korrektur des Tumorstadiums nach oben bei positivem Befall. Verzicht auf postoperative adjuvante Strahlentherapie bei freien Lymphknoten unabhängig von Tumorstadium und Grading.

**Indikationen zur (kombinierten vaginalen und perkutanen) Strahlentherapie nach vorausgegangener Operation**

*Ohne Lymphonodektomie*
　　Histopathologisches Grading 2 und 3,
　　Infiltration von >1/2 des Myometriums,
　　Befall des Parametriums,
　　Befall der Zervix uteri.

*Mit Lymphonodektomie*
　　Positiver Lymphknotenbefall,
　　Befall des Parametriums.

Optimal: prophylaktische vaginale Einlage zur Verminderung des Vaginal-rezidiv-Risikos.

Bei Ovarialmetastasen kombinierte Chemotherapie.

**Nachkontrollen**

Bis zwei Jahre nach Abschluß der Primärtherapie 3–6monatlich, im 3. bis 5. Jahr nach Primärtherapie 6monatlich, nach mehr als 5 Jahren jährliche Routine-kontrollen.
　　Kontrollierte Parameter:
– nach Strahlentherapie nach 6 Monaten: Infusionspyelogramm
– Papanicolaou-Abstrich jährlich
– Thoraxröntgen jährlich
– weitere Abklärungen wie CT o. ä. nur bei entsprechenden Beschwerden oder
　　Verdacht auf Rezidiv.
Bezüglich der Behandlung bei positiver Peritonealzytologie sowie zur adjuvan-ten Hormontherapie in Anhängigkeit des Hormonrezeptoren-Status sind zur Zeit keine konklusiven Empfehlungen abzugeben.
　　Die Registrierung der Häufigkeit der positiven Peritonealzytologie in Abhän-gigkeit von Tumorstadium und Grading sowie deren Einfluß auf die Tumorpro-gnose im Rahmen eines einfachen Protokolles wäre jedoch wünschenswert.

## Literatur

Babilonti L, Di Pietro G, La Fianza A, Beretta P, Franchi M (1989) Complications of pelvic lymphadenectomy in patients with endometrial adenocarcinoma. Eur J Gynaecol Oncol 10:131–133

Jones HW III (1988) Endometrial carcinoma. In: Novak's Textbook of Gynecology, 11th edn. Williams & Wilkins, Baltimore

Hammond IG (1987) Endometrial carcinoma: is there a place for radical surgery? Baillières Clin Obstet Gynaecol 1:247–262

Hänggi W, Katz M, Fravi R, König Ch, Dreher E (1990) Diskrepanz der histopathologischen Befunde von Kürettagematerial und Hysterektomiepräparat beim Malignom des Corpus uteri. Schw Rundsch Med Prax 79:1387–1389

Hänggi W, Dreher E (1990) Diagnostik und Therapie des Korpuskarzinoms. Hospitalis 60:525–529

Onsrud M, Kolstadt P, Normann T (1976) Postoperative external pelvic irradiation in carcinoma of the corpus stage I: a controlled clinical trial. Gynecol Oncol 4:222–228

Sevin BU (1986) Die primär operative Therapie des Korpuskarzinoms. Gynäkologe 19:88–93

von Fournier D, Junkermann H, Anton HW (1987) Indikation zur Radiotherapie beim Kollum- und Korpuskarzinom nach Operation. Gynäkologe 20:222–227

Arch Gynecol Obstet (1991) 249 [Suppl]: S 99–S 105

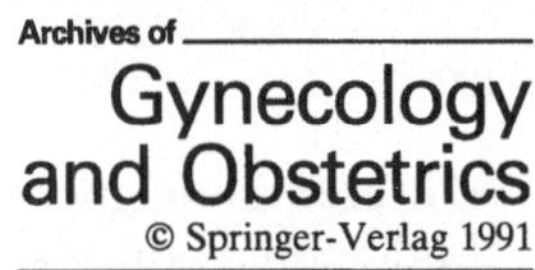

Archives of

# Gynecology and Obstetrics

© Springer-Verlag 1991

# Therapie der Ovarialkarzinome

**A. C. Almendral**

Universitäts-Frauenklinik, Basel, Schweiz

## Einleitung

Die malignen Ovarialtumoren bilden eine Gruppe von Erkrankungen mit unterschiedlichem biologischen Verhalten. Daher ist eine differenzierte Histologie wichtig (Tabelle 1). Etwa ein Viertel der invasiven Genitalmalignome sind Ovarialkarzinome. Die Inzidenzrate zeigt je nach Land große Unterschiede. Sie beträgt in der Schweiz 12 Fälle jährlich auf 100000 Frauen. Familiäres Vorkommen (5% der Fälle), Umweltfaktoren und Häufigkeit der Ovulation werden als kausale Faktoren diskutiert.

Die Therapie der Ovarialkarzinome besteht in der Regel aus der Kombination von chirurgischen mit medizinisch-onkologischen und/oder radio-onkologischen Maßnahmen. Die dabei erzielte 5-Jahres-Überlebensrate beträgt knapp 30%. Die Berücksichtigung folgender Faktoren ist für die Wahl der Therapie bedeutungsvoll: Tumorausdehnung (Stadium) (Tabelle 2), Aszitesmenge, histologischer Tumortyp und Differenzierungsgrad, Größe der Resttumoren am Ende der Erstoperation, Allgemeinzustand und Alter der Patientin.

Die Behandlung der Ovarialkarzinome ist eine recht komplizierte Aufgabe, die sachgemäß nur in Zentren gelöst werden kann. Dabei ist eine enge interdisziplinäre Zusammenarbeit unerläßlich.

## Präoperative Abklärung und Vorbehandlung

Die präoperative Abklärung und die eventuell nötige Vorbehandlung sind bei Verdacht auf Ovarialkarzinom indiziert. Bei der Indikationsstellung zu präoperativen diagnostischen Maßnahmen ist zu bedenken, daß ausschließlich die Laparotomie und histologische Untersuchung eine endgültige Diagnose erlauben.

*Die Aufgaben der präoperativen Abklärung und Vorbehandlung sind:*
– Erfassung der Tumorausdehnung, insbesondere von Fernmetastasen

- Differentialdiagnose zwischen primärem und metastatischem Ovarialtumor: Malignome von Mamma, Uterus, Magen-Darm-Trakt und Systemerkrankungen (Leukämie, Retikulosarkom und -lymphom)
- Nachweis von anderen nicht ovarialbedingten, im kleinen Becken lokalisierten Tumoren
- Erfassung des Allgemeinzustandes zur Beurteilung der von der Krankheit verursachten Symptome und der Operabilität
- physische und psychische Vorbereitung der Patienten auf die Therapie.


*Die präoperative Diagnose*

Jede Patientin muß unter Berücksichtigung der gesamten klinischen Situation individuell abgeklärt werden. Folgende Maßnahmen werden hierbei angesetzt:
- Beurteilung durch einen Internisten einschließlich Laboruntersuchungen
- gynäkologische Untersuchung, eventuell in Narkose, ergänzt durch Zervixzytologie und fraktionierte Curettage bei genitalen Butungen
- klinische Untersuchung der Brust, eventuell ergänzt durch Mammographie
- Thoraxaufnahmen a.p. und seitlich und gegebenenfalls zytologische Abklärung eines Pleuraergusses
- Ausscheidungsurogramm, Colonkontrasteinlauf, eventuell ergänzt durch Prokto- und Sigmoidoskopie, Zystoskopie
- bildgebende Verfahren: Sonographie, Computertomographie, MRI und nuklearmedizinische Untersuchungen (z.B. radioimmune Szintigraphie)
- Tumormarker: Ca 125 bei nicht muzinösen epithelialen Ovarialkarzinomen; Ca 19-9 bei muzinösen epithelialen Ovarialkarzinomen; CEA bei allen epithelialen Ovarialkarzinomen; $\alpha$-Fetoprotein und HCG bei Keimzelltumoren; LDH bei Dysgerminom.

*Minimalprogramm:* Klinische Untersuchung, Thorax, CT, Tumormarker.

*Vorbereitung und Aufklärung der Patienten* für eine ausgedehnte abdominale Operation: u.a. orthograde Darmspülung, Antibiotika- und Thromboseprophylaxe und gegebenenfalls parenterale Ernährung.


**Die primäre Chirurgie**

Die Operation stellt die Grundlage der Therapie dar. Alle anderen Behandlungsarten haben nur ergänzenden Charakter. Die Hauptaufgaben der primären Operation sind die exakte Bestimmung der Tumorausdehnung (chirurgisches Staging) und die möglichst totale Entfernung aller Tumoren, ohne die Patienten zu gefährden. Diese Chirurgie ist kompliziert. Sie soll nur den Operateuren überlassen werden, die über genügende Kenntnisse und Erfahrungen in der viszeralen Chirurgie verfügen. Weitere Voraussetzungen sind eine intensive perioperative Überwachung und Behandlung.

*Wichtige Schritte der primären Operation sind:*
- Laparotomie durch Längsschnitt
- wenn Aszites: Beschaffenheit, Menge und zytologische Untersuchung
- systematische Inspektion und Palpation der ganzen Bauchhöhle
- bei fehlendem Aszites Peritonealsekret, Lavage oder Abstrich der Prädilektionsstellen zur Metastasierung
- Peritonealbiopsien der bevorzugten Lokalisation von Metastasen
- Lokalisation, Größe, Beschaffenheit der Tumoroberfläche und Beziehung der primären Tumoren zur Umgebung
- Feinnadelbiopsie oder Exstirpation tastbarer retroperitonealer Lymphknoten
- multiple Netzbiopsien oder Omentektomie
- Hysterektomie und beidseitige Adnexektomie, eventuell unter Entfernung des Beckenperitoneums
- Gelegenheitsappendektomie
- Entfernung aller Tumoren (gegebenenfalls Darmresektionen)
- Bestimmung der Lage und Größe zurückgelassener Tumorreste.

## Die sekundäre Therapie

Nach der Operation ist meistens eine weitere Behandlung notwendig. Hier stehen die Methoden der internistischen Krebstherapie und die radio-onkologischen Maßnahmen zur Verfügung. Die Wahl dieser Methoden ist individuell unter Berücksichtigung der obenerwähnten Prognosefaktoren.

### *Lokalisierte Ovarialkarzinome*

Patienten mit lokalisierter Krankheit und mit guter Prognose bedürfen keiner weiteren Therapie. Zeichen von guter Prognose sind: der Tumor ist auf die Ovarien begrenzt (Stadium I), hat eine glatte Oberfläche und keine Kapselruptur und gehört histologisch zum Differenzierungsgrad I oder II. Zusätzlich sind keine Tumorzellen in Aszites oder Peritoneallavage vorhanden.

Eine weitere Therapie ist bei schlechter Prognose indiziert. Zeichen von schlechter Prognose sind: Befall pelviner Strukturen (Stadium II), Tumor an der Ovaroberfläche oder Kapselruptur, Differenzierungsgrad III und/oder Tumorzellen in Aszites oder Peritoneallavage.

Bei schlechter Prognose sind gleich wirksame Therapien:
- Intraperitoneale Gabe von 15 mCi $P^{32}$
- Monochemotherapie mit Alkeran, Endoxan, Cisplatin oder Carboplatin
- Polychemotherapie mit Cisplatin oder Carboplatin, kombiniert mit Cyclophosphamid und/oder Alkeran
- Ganzabdomenbestrahlung.

**Tabelle 1.** Histologische Klassifikation der Ovarialtumoren (WHO 1976)

I.    Epitheliale Tumoren

    A.   Seriöse Tumoren
        1. Gutartige
           (a) Zystadenoma und papilläre Zystadenome
           (b) Oberflächenpapillome
           (c) Adenofibrom und Zystadenofibrome
        2. Borderline-Tumoren (Karzinome von geringem malignem Potential)
           (a) Zystadenome und papilläre Zystadenome
           (b) Oberflächenpapillome
           (c) Adenofibrome und Zystadenofibrome
        3. Maligne
           (a) Adenokarzinome, papilläre Adenokarzinome und papilläre
              Zystadenokarzinome
           (b) Papilläre Oberflächenkarzinome
           (c) Maligne Adenofibrome und Zystadenofibrome

    B.   1. Gutartige
           (a) Zystadenome
           (b) Adenofibrome und Zystadenofibrome
        2. Borderline-Tumoren (Karzinome von geringem malignem Potential)
           (a) Zystadenome
           (b) Adenofibrome und Zystadenofibrome
        3. Maligne
           (a) Adenokarzinome und Zystadenokarzinome
           (b) Maligne Adenofibrome und Zystadenofibrome

    C.   Endometroide Tumoren
        1. Gutartige
           (a) Adenome und Zystadenome
           (b) Adenofibrome und Zystadenofibrome
         2. Borderline-Tumoren (Karzinome von geringem malignem Potential)
           (a) Adenome und Zystadenome
           (b) Adenofibrome und Zystadenofibrome
        3. Maligne
           (a) Karzinome
              (I)   Adenokarzinome
              (II)  Adenokanthome
              (III) Maligne Adenofibrome und Zystadenofibrome
           (b) Endometroide Stromasarkome
           (c) Mesodermale (Müllersche) Mischtumoren, homologe und heterologe

    D.   Klarzellige (mesonephroide) Tumoren
        1. Gutartige: Adenofibrome
          2. Borderline-Tumoren (Karzinome von geringem malignem Potential)
          3. Maligne: Karzinome und Adenokarzinome

    E.   Brenner-Tumoren
        1. Gutartige
        2. Proliferierende
        3. Maligne

    F.   Gemischte epitheliale Tumoren
        1. Gutartige
        2. Borderline-Tumoren
        3. Maligne

    G.   Undifferenzierte Karzinome

    H.   Unklassifizierte epitheliale Tumoren

**Tabelle 1** (Fortsetzung)

---

II.      Keimstrang-Stromatumoren

    A.   Granulosa-Stromazell-Tumoren
       1. Granulosazelltumoren
       2. Tumoren der Thekom-Fibrom-Gruppe
         (a) Thekome
         (b) Fibrome
         (c) Unklassifizierte

    B.   Androblastome; Sertoli-Leydig-Zell-Tumoren
       1. Hochdifferenzierte
         (a) Tubuläres Androblastom: Sertoli-Zell-Tumor (Picksches Adenom)
         (b) Tubuläres Androblastom mit Lipidspeicherung;
             Sertoli-Zell-Tumor mit Lipidspeicherung
             (Folliculoma lipidique Lecène)
         (c) Sertoli-Leydig-Zell-Tumor (Tubuläres Adenom mit Leydig-Zellen)
         (d) Leydig-Zell-Tumor; Hiluszelltumor
       2. Intermediärtypen
       3. Undifferenzierte (Sarkomatoide)
       4. Mit Heterologen Elementen

    C.   Gynandroblastome

    D.   Unklassifizierte

III.    Lipid(Lipoid)zelltumoren

IV.    Keimzelltumoren

    A.   Dysgerminom

    B.   Endodermaler Sinustumor

    C.   Embryonales Karzinom

    D.   Polyembryom

    E.   Choriokarzinom

    F.   Teratome
       1. Unreife
       2. Reife
         (a) solide
         (b) zystische
            (I) Dermoidzyste (reifes zystisches Teratom)
            (II) Dermoidzyste mit maligner Transformation
       3. Monodermale und hochspezialisierte
         (a) Struma ovarii
         (b) Karzinoid
         (c) Struma ovarii und Karzinoid
         (d) Andere

    G.   Gemischte Teratome

V.     Gonadoblastome

    A.   Reine

    B.   Gemischte mit Dysgerminomen oder anderen Keimzelltumoren

VI.    Unspezifische Bindegewebstumoren

VII.   Unklassifizierte Tumoren

VIII.  Sekundäre (metastatische) Tumoren

---

**Tabelle 2.** Stadieneinteilung der Ovarialkarzinome (TNM und FIGO)

| TNM | Ovar | FIGO |
|---|---|---|
| T1 | Begrenzt auf Ovarien | I |
| T1a | Ein Ovar, Kapsel intakt | Ia |
| T1b | Beide Ovarien, Kapsel intakt | Ib |
| T1c | Kapselruptur, Tumor an Oberfläche, maligne Zellen in Aszites oder bei Peritonealspülung | |
| T2 | Ausbreitung im Becken | II |
| T2a | Uterus, Tube(n) | IIa |
| T2b | Andere Beckengewebe | IIb |
| T2c | Maligne Zellen in Aszites oder bei Peritonealspülung | IIc |
| T3 und/oder N1 | Peritonealmetastasen jenseits Becken und/oder regionäre Lymphknotenmetastasen | |
| T3a | Mikroskopische Peritonealmetastasen | IIIa |
| T3b | Makroskopische Peritonealmetastasen $\leq 2$ cm | IIIb |
| T3c und/oder N1 | Peritonealmetastase(n) $>2$ cm und/oder regionäre Lymphknotenmetastasen | |
| M1 | Fernmetastasen (ausschließlich Peritonealmetastasen) | IV |

*Generalisierte Ovarialkarzinome*

Alle generalisierten Ovarialkarzinome bedürfen einer weiteren Therapie. Als Induktionstherapie kann eine Mono- oder Polychemotherapie eingesetzt werden. Als Therapie der Wahl gilt die Anwendung von Cisplatin oder Carboplatin, kombiniert mit Cyclophosphamid oder Alkeran in 4−6 Zyklen verabreicht. Die weitere Behandlung richtet sich nach dem Verlauf.

*Komplette Remission:*
- keine weitere Behandlung
- intraperitoneale Chemotherapie (VP-16, Mitoxandron oder Cisplatin)
- Ganzabdomenbestrahlung

*Partielle Remission ohne große Tumorreste (< 2 cm ⌀):*
- intraperitoneale Chemotherapie (z. B. Adriamycin, platinhaltige Präparate)
- intraperitoneale Gabe von Immunmodulatoren (z. B. Interferon, TNF; Interleukinen)

*Progression oder partielle Remission bei großen Tumorresten (> 2 cm ⌀):*
- Hexamethylmelanin
- Ifosfamide
- H-CAP (Hexamethylmelanin, Cyclophosphamid, Doxorubicin und Cisplatin)
- experimentelle Chemotherapie.

# Literatur

Almendral AC (1983) Die Therapie der Ovarialkarzinome. In: Da Rugna D (Hrsg) Festschrift Prof. Dr. O. Käser. Ausgewählte Kapitel der Geburtshilfe und Gynäkologie. Schwabe, Basel Stuttgart, S 393–414

Backledge G, Chan KK (1986) Management of ovarian cancer. Butterworths, London Boston Durban Singapore Sydney Toronto Wellington

Buser K, Hänggi W, Greiner R, Schatzmann E (1990) Das Ovarialkarzinom: neue therapeutische Aspekte. Eine Übersicht. Schweiz med Wochenschr 120:1617–1632

DiSaia PJ, Creasman WT (1984) Clinical gynecologic oncology, 2nd edn. C.V. Mosby, St. Louis Toronto Princeton

Hudson CN (ed) (1985) Ovarian cancer. Oxford University Press, Oxford New York Tokyo

Käser O, Almendral AC (1982) Chirurgie der malignen Ovarialtumoren. In: Zander J (Hrsg) Ovarialkarzinom. Urban & Schwanzenberg, München Wien Baltimore, S 78–86

Langley FA, Fox H (1987) Ovarian tumors: classification, histogenesis and aetiology. In: Fox H (ed) Haines and Tailor, obstetrical and gynaecological pathology, 3rd edn, vol 1. Churchill Livingstone, Edinburgh London Melbourne New York, pp 542–555

Morrow CP, Townsend DE (ed) (1975) Synopsis of gynecologic oncology, 2nd edn. Wiley & Sons, New York Chichester Brisbane Toronto

Piver MS (ed) (1987) Ovarian malignancies. Diagnostic and therapeutic advances. Clinical obstetrics & gynaecology. Churchill Livingstone, Edinburgh London Melbourne New York

Serov SF, Scully RE, Sobin LH (1973) Histological typing of ovarian tumors. International histological classification of tumours, No. 9. World Health Organization, Geneva

Shepherd JH, Monaghan JM (ed) (1990) Clinical gynaecological oncology, 2nd edn. Blackwell, Oxford London Edinburgh Melbourne Paris Berlin Vienna

Stegner HE (1985) Geschwülste der Adnexe. I. Ovarialtumoren. In: Käser O, Friedberg V, Ober KG, Thomsen K, Zander J (Hrsg) Gynäkologie und Geburtshilfe, Bd. III, Teil 1. Thieme, Stuttgart New York, S 10.1–10.62

Arch Gynecol Obstet (1991) 249 [Suppl]: S 106–S 189

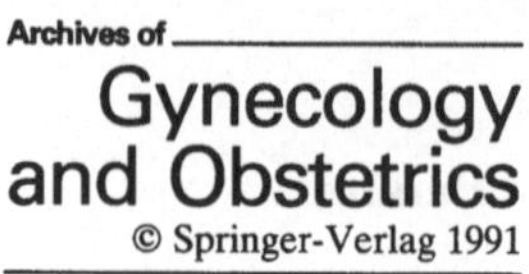
Archives of

# Gynecology
## and Obstetrics
© Springer-Verlag 1991

# *Freie Mitteilungen/Communications libres*

## *Urologie/Gynäkologische Operationen*
## *Urologie/Opérations gynécologiques*

## Wirkung von lokalen Östrogenen bei postmenopausalen Frauen mit Harninkontinenz

V. Geissbühler, U. Bachmann, J. Eberhard
Frauenklinik, Thurgauisches Kantonsspital, Frauenfeld

Wir überprüften in einer prospektiven Studie die Wirkung von lokalen Östrogenen an 20 postmenopausalen Frauen mit einer urodynamisch bestätigten Streß- oder Urgeinkontinenz. Zuerst erhielten die Frauen drei Wochen lang täglich 0,5 mg E3 als Vaginalovula, dann für fünf Wochen zweimal wöchentlich. Vor und nach der Therapie wurden subjektive Symptome, klinische Befunde, urodynamische Parameter sowie zytologische Abstriche aus der Urethra erfaßt. Nach achtwöchiger Therapie zeigten alle Patientinnen eine Besserung von subjektiven Symptomen wie imperativer Harndrang, Pollakisurie und Dysurie. Dies korrelierte sehr gut mit einem signifikanten Anstieg des Blasenvolumens beim ersten Harndrang in der Zystometrie. Urodynamische Parameter wie der Urethraverschlußdruck in Ruhe und die vesikourethreale Drucktransmission verbesserten sich leicht nach der Therapie, aber nicht signifikant. Die lokale Östrogentherapie empfiehlt sich als Primärtherapie in der Postmenopause zur Linderung von subjektiven Symptomen im Zusammenhang mit einer Harninkontinenz.

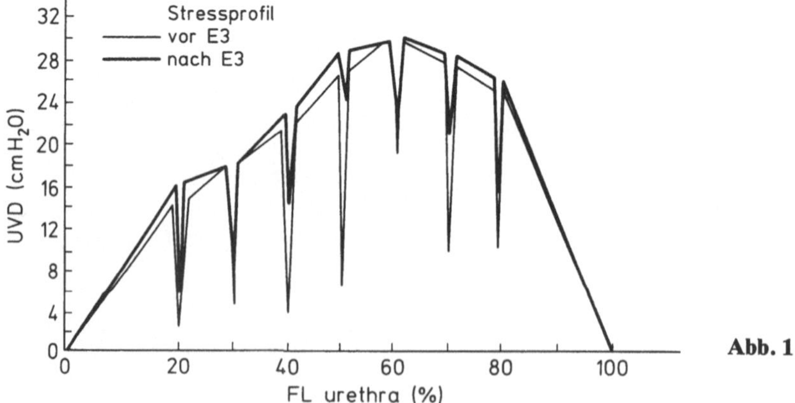


**Abb. 1**

# Quetschhahnmechanismus – eine Alternative zum Scott-Sphinkter bei schwerer Streßinkontinenz

P. Pescatore, J. Eberhard
Frauenklinik, Thurgauisches Kantonsspital, Frauenfeld

Die schwere Streßinkontinenz mit hypotoner Urethra titt gehäuft als Rezidivinkontinenz und bei Innervationsstörungen im Beckenbodenbereich (gewisse Paraphlegieformen) auf. Sie hat eine schlechte Operationsprognose. Da klassische Inkontinenzoperationen den Ruhedruck nicht verbessern können, werden als ultima ratio Operationsmethoden empfohlen, die durch Urethrakompression den Ruhedruck erhöhen (Scott-Sphinkter, Magnetverschluß). Beide Methoden können mit schweren Komplikationen verbunden sein – bis zum Verlust der Urethra.

Zwei Druckkomponenten bestimmen den Urethraverschlußdruck und damit auch die Verschlußinsuffizienz: Der Ruhedruck und seine Veränderung unter Streß (Depression). Diese Druckkomponenten werden von aktiven und passiven Faktoren beeinflußt. Nur passive Faktoren (Drucktransmission durch Konstruktion eines Widerlagers, Scherungskräfte durch Konstruktion eines Quetschhahnmechanismus) lassen sich operativ verändern.

An zwei Fällen mit neurogener Streßinkontinenz (Paraphlegie und Spina bifida) zeigen wir, wie durch eine Kolposuspension ein Quetschhahnmechanismus konstruiert werden kann, der sowohl in Ruhe wie unter Streß zur Kontinenz führt. Zur restharnfreien Miktion muß der Quetschhahnmechanismus behoben werden, was durch Elevation des Blasenbodens mittels Dobbie erreicht wird. Die urodynamischen Ergebnisse prä- und postoperativ werden gezeigt und pathophysiologisch interpretiert.


# Evaluation de l'axe urétral a l'effort dans une population de femmes avec et sans incontinence urinaire a l'effort

S. Meyer, P. de Grandi, N. Schmidt
Départment de Gynécologie-Obstétrique, CHUV, Lausanne

La répartition de l'axe urétral à l'effort déterminé par la méthode de Q-tip, pratiquée en position couchée à vessie vide a été déterminée dans 4 groupes de patientes:
– un groupe de 20 à 30 ans
– un groupe de 31 à 40 ans
– un groupe de 41 à 50 ans
– un groupe de femmes post-ménopausées de 51 à 80 ans
Toutes ces patientes ne présentaient aucun antécédent d'intervention correctrice d'incontinence, et ne présentaient aucun prolapsus utérin.

La répartition de l'axe urétral à l'effort a été étudiée en fonction de:
– l'âge
– la parité
– poids des enfants
– la présence ou non d'opérations obstétricales
– la présence ou non d'une obésité
Les résultats obtenus sont comparés et discutés.

# Scheidenstumpfprolaps: vaginale sacrospinale Fixation

U. Haller[1], R. Schönberger[2], R. Steiner[1], G. Schär[1]
[1]Universitätsfrauenklinik Zürich, [2]Frauenklinik, Kantonsspital St. Gallen

Auch wenn der Vaginalprolaps nach abdominaler oder vaginaler Hysterektomie mit 0,2 bis 1% Frequenz zur Zeit ein eher ungewöhnliches Ereignis darstellt, muß mit der zunehmenden Lebenserwartung hysterektomierter Patientinnen wohl auch mit einer Zunahme dieses Ereignisses gerechnet werden. Die Patientinnen geben Beschwerden im Sitzen an, ferner beim Gehen und auch beim Geschlechtsverkehr, es werden Störungen der Blasenfunktion und insbesondere Harnwegsinfekte dadurch begünstigt. Die operative Sanierung strebt eine Wiederherstellung der normalen Vaginalachse mit einer entsprechend langen Vagina an.

Nachdem wir über Erfahrungen sowohl mit dem abdominalen Sacropexieverfahren, als auch mit den vaginalen Verfahren verfügen, wenden wir als primäre Operation seit einiger Zeit das vaginale Verfahren nach Amreich und Richter an. Es wird demonstriert, wie zuerst die Enterozele operativ angegangen und versorgt wird, wie die vordere Kolporrhaphie und eventuell die notwendige Kolpoperineoplastik durchgeführt werden und insbesondere wie die Gegend des Ligamentum sacrospinale durch Abdrängen des Rektums gegen die linke Seite dargestellt und das Ligamentum selbst so exponiert wird, daß zwei nicht resorbierbare Fäden ohne weiteres um das exakt freipräparierte „sakrospinale Ligament" herumgeführt werden und somit die Vaginallappen zu beiden Seiten hochfixiert werden können.

Man erreicht bei entsprechender Vorbehandlung mit Östrogenen dabei fast immer eine genügend lange und gut fixierte Vagina. Weil bei diesem Operationsverfahren von vaginal her für die Fixation der Vagina das Peritoneum nicht eröffnet werden muß, bevorzugen wir als primäre Korrektur des Vaginalstumpfprolapses die erwähnte Methode und korrigieren auf abdominalem Wege erst bei Rezidiven.

# Unüblicher Verlauf eines Uterus myomatosus

Th. Grüninger, K. Bischof, F. Bannwart, J. Bretscher
Maternité Inselhof Triemli, Zürich, Pathologisches Institut des Stadtspital Triemli, Zürich

Anhand eines Einzelfalles schildern wir einen unüblichen Verlauf eines operativ behandelten leiomyomatösen Tumors. Es werden die differentialdiagnostischen Schwierigkeiten eines chronisch entstandenen intraabdominalen Tumors bei Status nach abdominaler Hysterektomie wegen Uterus myomatosus sowie die schwierigen histologischen Kriterien der Beurteilung von leiomyomatösen Tumoren diskutiert.

### Zur Kasuistik

Eine 60jährige Patientin wird wegen der Komplikation des septischen Verlaufes bei Nekrotisierung eines großen Uterustumors in der Postmenopause einer abdominalen totalen Hysterektomie und Adnexektomie beidseits zugeführt. Die persönliche Anamnese und frühere Genitalanamnese sind unauffällig. Die Histologie bestätigt die präoperative Verdachts- und die intraoperative makroskopische Diagnose eines teils nekrotisierten Uterus myomatosus mit zellreichen Leiomyomen ohne Malignitätszeichen. Die perioperative Phase und der postoperative Verlauf gestalten sich bis auf eine operationsbedingte geringgradige Anämie komplikationsfrei. Die Patientin wird fristgerecht bei unauffälligen Befunden entlassen.

Fünf Monate später erfolgt notfallmäßig die erneute Hospitalisation unter dem klinischen Bild eines ausgedehnten intraperitonealen Tumors ohne Ileus- und ohne Schocksymptomatik trotz schwerer Anämie.

Aktuelle Leitsymptome sind: Müdigkeit, diffuse Abdominalschmerzen, Bauchumfangzunahme, Subfebrilität, Appetit, Defäkation und Miktion ungestört, keine vaginalen Blutungen. Das Abdomen erscheint grotesk balloniert, ist über Thoraxniveau aufgetrieben, zeigt keine Pulsationen und keine pathologische Peristaltik. Man beobachtet umbilical einen hämorrhagischen, 3 cm großen Tumor, der aspektmäßig imponiert wie ein Subcutanhämatom.

Die Palpation ergibt ein gespanntes Abdomen ohne Zeichen des Peritonismus. Die Kolpotomie ist vorgewölbt, und man tastet den Unterpol einer prallen, glatten Resistenz, die sich intraabdominal bis oberhalb Nabelhöhe gleichmäßig fortsetzt und diskrete Druckdolenz aufweist. Eine palpatorische Organzuordnung gelingt nicht. Aus dem Douglas werden 10 ml Blut aspiriert. Das Labor zeigt eine Anämie von 7,3 g% mit einem Hämatokrit von 22%, die übrigen Befunde sind unauffällig. Der CA-Marker 12-5 ist leicht erhöht (49 U/ml). Die apparative Abklärung mittels Röntgen und Computertomogramm erhärtet den Verdacht auf eine ausgedehnte, teils liquid, teils konsistent erscheinende intra-, teils auch retroperitoneale Raumforderung, die sich organspezifisch nicht zuordnen und mehrere differentialdiagnostische Deutungen offen läßt:
1. Chronisches Hämatom in Organisation
2. Extragenitaler Tumor in abdomine (Sarkom, Lymphom)
3. Genitaler Tumor (Tumorrezidiv)?
4. Gefäßkomplikation?
Unter der differentialdiagnostischen Arbeitsdiagnose Sarkom oder chronisch entstandenes intraabdominales Hämatom bei Status nach abdominaler Hysterektomie wird die Revisions-Laparotomie indiziert und makroskopisch im Unter- und Mittelbauch ein kindskopfgroßer Tumor vorgefunden, der dem Vaginalstumpf und dorsal dem Rectum aufliegt und retroperitoneal sich fortsetzt, sehr zerfallend erscheint und sich stumpf erfernen läßt, vom makroskopischen Aspekt her in Organisation befindlichen Hämatommassen entsprechend.

Die histologische Untersuchung liefert die seltene Überraschungsdiagnose eines retro- und intraperitonealen Sarkom-Rezidivs mit heterologen Tumoranteilen: In der Übersicht erkennt man bluthaltige Gewebsproliferate, welche im Peritoneal- und Retroperitonealbereich vergleichbar sind. Bei stärkerer Vergrößerung erkennt man starke Zellpolymorphie mit erhöhter mitotischer Aktivität und teils atypischen tripolaren Mitosen. Damit liegt kein Hämatom in Organisation, sondern ein Sarkom vor. Herdförmig besteht eine angiosarkomatöse Komponente mit verzweigten Gefäßräumen, ausgekleidet von atypischen Endothelien.

In anderen Arealen findet sich eine tumorale Produktion von osteoidartiger Zwischensubstanz (blaß eosinophil gefärbt). Die Hauptmasse des Tumorgewebes aber besteht aus einem spindelzelligen malignen Tumorgewebe mit osteoklastenartigen Riesenzellen, vergleichbar einem malignen Riesenzelltumor der Weichteile.

Immunhistochemisch sind die spindeligen Zellelemente wie auch einzelne Riesenzellen positiv für Muskelmarker (alpha-Aktin für glatte Muskelzellen oder Desmin). Damit ergibt sich die Diagnose eines Sarkoms von hohem Malignitätsgrad mit uterusfremden, heterologen Tumoranteilen. Das rasche Auftreten nach der Hysterektomie läßt dennoch an eine Beziehung zum Uterus myomatosus denken. Maligne Riesenzelltumoren mit oder ohne gleichzeitige Leiomyosarkome sind im Uterus vereinzelt beschrieben. In einer Literaturzusammenstellung findet Marshall 1986 fünf Patientinnen und Sieinski berichtet 1990 von zwei weiteren Patientinnen. Im Gegensatz zu unserer Patientin zeigten die bisher beschriebenen Patientinnen im Primärtumor eine stark erhöhte mitotische Aktivität.

Diese ist in unserem Falle auch retrospektiv auf den zahlreichen Schnitten in den leiomyomatös differenzierten Arealen des Primärtumors nicht nachzuweisen, wohl aber die Riesenzellen. Die häufigste Form der Riesenzellen in leiomyomatösen Uterustumoren sind sogenannte symplastische Riesenzellen. Leiomyome mit symplastischen Riesenzellen haben kein erhöhtes Malignitätsrisiko. Die vorliegenden Zellelemente wurden primär als symplastische Riesenzellen interpretiert. Sie unterscheiden sich jedoch davon retrospektiv durch ihren osteoklastenartigen Aspekt. Ebenso ist die Beziehung zur hämorrhagischen Tumornekrose nicht charakteristisch für symplastische Riesenzellen. Diese hämorrhagische Nekrose wird jedoch als sehr typisch für den malignen Riesenzelltumor beschrieben. Trotz des Fehlens jeglicher mitotischer Aktivität, welche als wichtigstes Malignitätskriterium für die leiomyomatösen Uterustumoren gilt, muß der Primärtumor retrospektiv als zellreicher leiomyomatöser Tumor mit Anteilen eines malignen Riesenzelltumors (im Sinne eines heterologen Uterussarkoms) interpretiert werden.

Unser Fall zeigt in Übereinstimmung mit den bisherigen wenigen Fallberichten, daß bei den malignen Riesenzelltumoren auch bei der sehr seltenen Primärlokalisation im Uterus mit einem fatalen Verlauf gerechnet werden muß, wie er für die ebenfalls seltenen malignen Riesenzelltumoren der Weichteile gut bekannt ist.

### Literatur

Sieinski W (1990) Malignant giant cell tumor associated with leiomyosarcoma of the uterus. Cancer
Marshall RJ, Braye SG, Jones DB (1986) Leiomyosarcoma of the uterus with giant cell resembling osteoclasts. J Gynecol Pathol
Darby AJ, Papadaki L, Beilby JOW: An unusual leiomyosarcoma of the uterus containing osteoclast like giant cells

## Hystérectomie par laparoscopie et hystérectomie vaginale assistée par laparoscopie

J. Dequesne, G. Waddell
Clinique Cecil, Lausanne

Cette video montre l'hystérectomie par voie laparoscopique, où la pince bipolaire, les ciseaux et le laser KTP/Nd Yag sont utilisés.

Bien que limitée dans ses indications, cette intervention a eu l'avantage, chez certaines patientes âgées de permettre l'ablation de l'utérus avec un emps opératoire doublé, mais un séjour hospitalier limité à 48 h. et une reprise du travail après 7 jours.

Une variante de cette technique est l'hystérectomie vaginale assistée par laparoscopie, où nous libérons les ligaments et les annexes en laparoscopie jusqu'aux artères utérines; cela fait, nous procédons alors à l'hystérectomie par voie vaginale selon la technique classique. Cette technique a l'avantage de mobiliser l'utérus, mais surtout les annexes, de façon à augmenter le pourcentage d'hystérectomie vaginale en lieu et place d'hystérectomie abdominale.

Ces interventions n'ont pas montré de complications ou d'effets secondaires particuliers.

# Die Hoch-Risiko-Schwangerschaft und die Möglichkeit der neonatalen exogenen Surfactanttherapie

M. Amato, P. Hüppi, D. Markus
Abteilung für Neonatologie der Frauenklinik Bern, Universität Bern

Das Hauptziel der heutigen pränatalen Versorgung gilt der Prävention der Frühgeburtlichkeit und ihren Komplikationen mit der Erfassung von Hoch-Risiko-Schwangerschaften und der Anwendung von pränataler Intensivüberwachung und -therapie. Die Reduktion der Frühgeburtlichkeitsrate ist aber nach wie vor mit großen Problemen belastet. Einerseits ist die Erfassung von Hoch-Risiko-SS nicht einfach und deshalb oft nicht früh genug möglich, andererseits bringt die pränatale Intensivtherapie nicht nur Vorteile, sondern auch beträchtliche Risiken für Mutter und Kind. Die Möglichkeiten des neonatalen Managements des extremen Frühgeborenen sind deshalb in den geburtshilflichen Entscheidungen ebenfalls von großer Bedeutung. Die Planung einer Frühgeburt, und die Anwendung moderner therapeutischer Modalitäten in der Neonatologie ermöglichen heute ein intaktes Überleben kleinster Frühgeborener.

Die exogene Surfactanttherapie stellt eine dieser Möglichkeiten dar und wurde an unserer Neonatologieabteilung in den letzten 2 Jahren mit Erfolg in der Behandlung des schweren Atemnotsyndroms (ANS) des Frühgeborenen angewendet. Verwendet wurde ein natürliches Surfactantpräparat, hergestellt aus zerkleinerter Schweinelunge (Curosurf). In einer Dosierung von 2,5 ml/kg KG (200 mg Phospholipid/kg KG) erfolgte die einmalige endotracheale Applikation als Bolus mit anschließender lageveränderter manueller Ventilation für 1 Minute. In einer Zeit zwischen Januar 1989 und Dezember 1990 wurden 15 Frühgeborene (mittleres Gestationsalter: 29,2 $\pm$ 2,5 Wochen, mittleres Geburtsgewicht: 1158,6 $\pm$ 319,3 g) mit schwerem ANS bei hyaliner Membranenkrankheit Grad II–IV bei einem Lebensalter von 7,1 $\pm$ 2,5 Stunden behandelt. Der mittlere inspiratorische $O_2$-Bedarf ($FiO_2$) betrug vor Surfactantapplikation 97% mit einem mittleren $PaO_2$ von 58,5 $\pm$ 9,9 mmHg. Bereits 5 Minuten nach Surfactantapplikation konnte die wesentliche Verbesserung des Gasaustausches bestätigt werden mit einem $PaO_2$ von 92,4 $\pm$ 39,7 bei $FiO_2$ von 40%. Der weitere Verlauf der respiratorischen Therapie zeichnete sich aus durch minimale Beatmungsparameter mit niedrigem Sauerstoffbedarf ($FiO_2$ <35%). Die für die spätere Morbidität verantwortlichen schädigenden Einflüsse des Barotraumas und der Sauerstofftoxizität konnten verhindert werden. Die Inzidenz von Pneumothorax, pulmonales interstitielles Emphysem, bronchopulmonale Dysplasie, intraventrikuläre Hämorrhagien schweren Grades kann vermindert werden und damit auch die zu erwartende Mortalität und Morbidität. Die routinemäßige Anwendung von wirkungsvollem Surfactant hat der Neonatologie neue Möglichkeiten in der Therapie von Frühgeborenen eröffnet.

# Reanimation des Neugeborenen im Gebärsaal

S. Aebi, W. Stoll
Frauenklinik, Kantonsspital Aarau

Die Betreuung des Neugeborenen umfaßt ein Grenzgebiet zwischen Geburtshilfe und Neonatologie mit fließendem Übergang der Spezialitäten. Nach Vorgabe des geltenden

Weiterbildungsprogrammes für FMH-Anwärter, sollte ein Geburtshelfer über eingehende Kenntnisse in der Erfassung von Anpassungsstörungen verfügen. Zudem sollte er Kenntnisse in der Wiederbelebung des Neugeborenen einschließlich der Intubation erworben haben. Wir sind der Frage nachgegangen, wer bei uns für die Reanimation zuständig war, sowie wo und wie die geforderten Kenntnisse erworben werden können.

An unserer Klinik wurden im Jahre 1990 215 Kinder, das sind 14% aller Neugeborenen, mit Maske und Beutel beatmet. Knapp 1% der Kinder wurde intubiert. Im Vergleich dazu zählten wir 11% Maskenbeatmungen und 1% Intubationen in den Jahren 1988 und 1989.

Die Maskenbeatmungen wurden beinahe alle vom Geburtshelfer durchgeführt.

Von den 42 in den Jahren 1988–1990 registrierten Inkubationen wurden 13 durch die Geburtshelfer im Gebärsaal vorgenommen. In 4 Fällen wurden Frühgeburten mit einem Geburtsgewicht unter 1500 g durch die Geburtshelfer intubiert, da kein Neonatologe im Gebärsaal anwesend war.

Wir wissen, daß nur der beste und erfahrendste Reanimator gut genug ist, aber dies ist z. B. bei einer Frühgeburt nach Tokolysedurchbruch eben nur der Geburtshelfer.

**Schlußfolgerung**

Die primäre Reanimation des Neugeborenen muß vom geburtshilflich tätigen Arzt beherrscht werden. Zentrale Bedeutung hat die korrekte Handhabung von Maske und Beutel. Diesbezügliche Übungsmöglichkeiten werden aufgezeigt. Das Erlernen der Intubation stellt ein echtes Problem dar. Lösungsansätze könnten in Intensivkursen liegen, deren Inhalt und Form umrissen werden.

# Oxycardiotokographie (OCTG) – ein neues Verfahren zur Messung der fetalen Sauerstoffsättigung sub partu. Einführung in die Methode

J. Buschmann, R. Knitza
Frauenklinik, Klinikum Großhadern, München

Die Methode der Transmisions-Pulsoximetrie ist ein etabliertes, bisher nichtinvasives Verfahren zur Messung der Sauerstoffsättigung vom Neonaten bis zum Erwachsenen. Die Pulsoximetrie basiert auf der Durchstrahlung von Gewebe in Körperregionen, die aufgrund zweier nahe gelegener opponierender Hautoberflächen dafür geeignet sind, wie z. B. Finger, Ohrläppchen, Fuß. Auf der Basis dieser Sensoren war es bisher nicht möglich, das Prinzip der Transmissions-Pulsoximetrie für das Sauerstoffmonitoring des Feten nutzbar zu machen. Ein neues Sondenkonzept erlaubt nun die Anwendung der Transmissions-Pulsoximetrie am Feten. Die Transmission wird erzielt, indem der Lichtsensor in das Innere des Gewebes verlegt und von der Hautoberfläche Licht eingestrahlt wird. Dabei ist die Sonde wie eine Kopfschwartenelektrode (KSE) aufgebaut, an deren Stirnfläche die lichtemittierenden Halbleiter angebracht sind. Das durch das Gewebe transmittierte Licht wird im Inneren der Kopfhaut durch einen Lichtleiter empfangen, der in der als Kanüle ausgeführten Stahlspirale liegt. Die Handhabung dieser optischen Kopfschwartenelektrode OKSE erfolgt wie die der bisherigen KSE.

# Oxycardiotokographie (OCTG) – ein neues Verfahren zur Messung der fetalen Sauerstoffsättigung sub partu

R. Knitza, J. Buschmann
Frauenklinik, Klinikum Großhadern, München

Cardiotokographie und intermittierende Mikroblutuntersuchungen sind heute Standardverfahren zur Erkennung fetaler Gefahrenzustände. Meßsysteme zur kontinuierlichen Erfassung von pH-Wert, transkutanem $pO_2$ ($tcpO_2$) und transkutanem $pCO_2$ ($tcpCO_2$) haben u. a. wegen der wenig praktikablen Handhabung bei der Fixierung am fetalen Kopf bislang keine nennenswerte klinische Verbreitung gefunden. Die Pulsoxymetrie hat sich in der Klinik bestens bewährt, insbesondere im nicht-hyperoxischen Bereich, und wurde auch in der Geburtshilfe bereits eingesetzt. Hierbei wird die Reflextechnik angewandt, wobei Licht an eine Stelle der fetalen Kopfhaut eingestrahlt und an einer anderen Stelle detektiert wird. Das hier präsentierte Oxycardiotokographieprinzip hat im Gegensatz zur Reflextechnik eine invasive Gewebsfotometrie zum Ziel, bei der eine optische Kopfschwartenelektrode (OKSE) Verwendung findet, die in ihrem Aufbau und in ihrer Handhabung der bisherigen elektrischen Kopfschwartenelektrode entspricht. Es wird an Fallbeispielen gezeigt, daß sich mit dieser OKSE klinisch verwertbare Signale gewinnen lassen.

# Spezielle Gewichts-Perzentilenkurven für Zwillinge

B. Wüthrich, U. Lauper, V. König, R. Huch, A. Huch
Departement für Frauenheilkunde, Perinatalphysiologisches Labor, Zürich

Aufgrund der Geburtsgewichte und der Gestationsalter von 1490 Zwillingskindern der Jahre 1959 bis 1989 an der Universitätsfrauenklinik Zürich wurden Gewichtsperzentilenkurven erstellt. Der Schwerpunkt der Untersuchung ist in erster Linie der Vergleich der Zwillingskurve (10., 50. und 90. Perzentile) mit derjenigen von Einlingen. Die Zwillingskurven haben eine ähnliche Form wie diejenigen der Einlinge, weichen aber ab 31 SSW wesentlich nach unten ab, wobei der Median bei 34 SSW 200 g, bei 37 SSW 350 g und bei 40 SSW 650 g nach unten verschoben ist. Zusätzlich wurden auch die Gewichtsmediane einzelner Zwillingskollektive untereinander verglichen, wobei der zeitliche Faktor (einzelne Jahrzehnte), wie auch kindliche Faktoren (Zwilling A mit B, männlicher mit weiblichem und monochorialer mit dichorialem Zwilling) und mütterliche Faktoren (Hospitalisation, prophylaktische Hospitalisation, Gewicht, Komplikationen, Parität, Alter und Nationalität) berücksichtigt wurden.

Das Resultat der Untersuchung drängt die Notwendigkeit der Benutzung einer separaten Zwillings-Gewichts-Perzentilenkurve auf.

# Die sonographische, intrauterine, fetale Gewichstsschätzung mittels verschiedener Meßformen. Divergenz zwischen Geburtsgewicht und sonographischer Schätzung bei verschiedenen Indikationen

St. Schmidt, I. Hösli, D. Meier
Universitäts-Frauenklinik Basel, Basel

Unter Berücksichtigung der neueren Literatur wurde anhand der Daten der geburtshilflichen Ultraschall-Sprechstunde sowie der Geburtsprotokolle in einem Zeitraum von zwölf Monaten an der Universitäts-Frauenklinik Basel retrospektiv ein Vergleich zwischen geschätzten Geburtsgewichten bei Beckenendlage, bei retardierten Kindern und tatsächlichem Geburtsgewicht durchgeführt. Berücksichtigt wurden Messungen, die innerhalb einer Woche vor Geburt biometrisch durchgeführt worden waren. Die biometrischen Daten wurden für verschiedene Meßformeln durchgerechnet. Es wurde versucht, je nach Indikationsstellung Tendenzen der einzelnen Formeln abzuleiten (Resultate noch ausstehend).

*Schwangerschaft: EPH-Gestose/*
*tiefe Beinvenenthrombose/Eurocat*

*Grossesse: Gestoses EPH/thrombose veineuse profonde/*
*Eurocat*

## Präeklampsie „versus" HELLP-Syndrom – Eine vergleichende Studie

Th. U. Dietz, H. Schneider, W. Hänggi
Universitäts-Frauenklinik Bern, Bern

Im Jahre 1990 wurden an der Berner Universitätsfrauenklinik 35 Frauen mit der Diagnose
schwere Präeklampsie oder HELLP-Syndrom entbunden. Dabei fanden sich 27 (77,1%)
intrauterine Verlegungen aus Spitälern der Einzugsregion, während 8 (22,9%) aus der
eigenen Sprechstunde kamen. Bei 14 (40%) bestanden labordiagnostische Symptome
eines HELLP-Syndroms, gekennzeichnet durch Hämolyse, erhöhte Leberenzyme und
Thrombopenie. Die beiden Gruppen von Patientinnen (mit oder ohne Zeichen eines
HELLP-Syndroms) wurden verglichen bezüglich mittlerem Gestationsalter bei Spitaleintritt, Zeitintervall bis zur Geburt, Sektiorate, mittlerem Kindgewicht, Zeichen einer
intrauterinen Mangelentwicklung, Nabelschnurarterien pH sowie postpartaler Komplikationen.
Die wichtigsten Ergebnisse sind in der Tabelle zusammengestellt.

| | HELLP | Präeklampsie | Signifikanz |
|---|---|---|---|
| Alter in Jahren | 29,4 ± 4,2 | 28,6 ± 4,4 | n. s. |
| Gewicht in kg | 66,2 ± 12,7 | 71,6 ± 9,2 | n. s. |
| Gewichtszunahme in kg | 14,5 ± 20,5 | 14,7 ± 4,9 | n. s. |
| SS-Dauer in Wochen | 33,1 ± 4,0 | 33,6 ± 4,1 | n. s. |
| Entbindungszeit in Std. | 8,1 ± 8,6 | 79,6 ± 130,8 | 0,05 |
| Sektiorate | 100% | 81% | n. s. |
| Postoperative Komplikationsrate | 21,4% | 19,1% | n. s. |
| pH art. <7,15 | 4,8% | 14,3% | n. s. |

## Klinik und Management des HELLP-Syndroms

T. Paly, M. Singer, W. Stoll
Frauenklinik, Kantonsspital Aarau

Während der letzten 12 Monate wurden an der Frauenklinik des Kantonsspitals Aarau bei
1456 Geburten 18 Fälle von hypertensiver SS-Erkrankung verzeichnet (1,2%). 5 davon
(0,34%) erfüllten die Kriterien des HELLP-Syndroms (Hämolyse mit Bilirubin-Anstieg
über 20 µmol/l oder LDH-Anstieg über 600 U/l, erhöhte Leberenzyme mit einer ASAT
(GOT) über 70 U/l und Abfall der Thrombozyten auf weniger als $100 \cdot 10^9$/l). Diese
Häufigkeit des HELLP-Syndroms von einem Fall auf 300 Geburten entspricht den
Angaben in der Literatur.

Die 5 Pat. umfaßten 3 Erst- und 2 Zweitgebärende, letztere mit pathologischen SS-Verläufen in der Anamnese. 4 Pat. klagten über die charakteristischen Oberbauchbeschwerden, welche in einem Fall vom zuweisenden Arzt als Pyelonephritis mißdeutet wurden. Nur bei einer von 4 Überweisungen wurde die Diagnose des HELLP-Syndroms bereits auswärts gestellt. Der BD bei Eintritt betrug zwischen 135/100 und 200/120 und konnte ausnahmslos mit einer Magnesiumsulfat-Dauerinfusion von 0,5 g/h beherscht werden. Die Thrombozytenzahl betrug bei Eintritt $65,2 \cdot 10^9/l$ (16–116) und sank im Verlauf auf $29,2 \cdot 10^9/l$ (16–66) ab; die übrigen Gerinnungsparameter verhielten sich uneinheitlich. Die Pat. wurden durchschnittlich 15 Std. nach Spitaleintritt (2–27) mit primärer Sectio caesarea entbunden. Das Gestationsalter der Kinder lag zwischen 29%7 und 39%7 SSW, das Geburtsgewicht zwischen 770 und 3400 g bei ausnahmslos guter primärer Adaptation (5 Min.-Apgar 7–10, pH NA 7,21–7,30).

Ein HELLP-Syndrom muß somit bei jeder hypertensiven SS-Erkrankung und bei allen unklaren Oberbauchbeschwerden in der 2. SS-Hälfte mit den entsprechenden Labormethoden ausgeschlossen werden. Bei unseren Fällen von HELLP-Syndrom wurde nach Stabilisierung der Situation mittels Magnesium-Infusion die unverzügliche Schnittentbindung angestrebt. Ein exspektatives Management mit Iduktion der fetalen Lungenreife kommt nur bei fehlenden Hinweisen für diseminierte intravasale Gerinnung (Fibrinogenabfall, pos. Fibrinogenspaltprodukte) in Frage und bedingt intensive klinische wie labormäßige Überwachung. Bei reifen Kindern und stabiler Situation kann eine vaginale Entbindung diskutiert werden. Weltweit wird in ca. 80% der Fälle eine Sectio caesarea durchgeführt, wobei eine sorgfältige Drainage erforderlich ist. Grundsätzlich sollten Pat. mit dieser ernsten SS-Komplikation in einer Zentrumsklinik mit intensivmedizinischer und neonatologischer Infrastruktur betreut werden.

## Transistorisches HELLP-Syndrom in der 24. Schwangerschaftswoche

J.-C. Spira, R. Gaudenz
Kantonsspital Liestal, Liestal

Wir berichten über eine 25jährige Primigravida mit Gemelli, die uns in der 24. SSW mit Präeklampsie und HELLP-Syndrom zugewiesen wurde. Die Schwangerschaft trat unter einer Bromocriptin-Therapie wegen Mikroadenom der Hypophyse ein.

Als Zeichen der Präeklampsie zeigte die Patientin bei Eintritt hypertone Blutdruckwerte bis max. 180/120, eine Proteinurie von max. 0,6 g Eiweiß/24 Std. sowie leichte prätibiale Ödeme.

Folgende Parameter bestätigten das HELLP-Syndrom:
a) Als Zeichen der Hämolyse zeigte die Patientin eine Anämie von 8,3 g%, mikroskopisch fragmentierte Erythrozyten, erhöhte LDH- und Bilirubinwerte.
b) Erhöhte Leberenzymwerte (Transaminasen vierfach erhöht).
c) Eine Thrombopenie (Low Platelets) von 47000/ul.
Klinisch wurde neben den rechtsseitigen Oberbauchschmerzen eine Hyperreflexie festgestellt.

Das Therapiekonzept umfaßte neben der intensiven klinischen Kontrolle Sectio-Bereitschaft, eine antihypertensive Therapie, Bettruhe, Sedation sowie engmaschige Laborkontrollen. In Anbetracht der maternen Gefährdung wurde die Geburt mit einem Prostin-Vaginal-Ovulum eingeleitet.

Da die klinischen wie auch die Laborkontrollen eine Tendenz zur Besserung zeigten, wurde auf weitere aktive Maßnahmen zur Geburtsterminierung verzichtet. Fünf Tage nach Eintritt wurden Thrombozyten über 100000/ul, normale Transaminase-Werte, Hämoglobin-Werte über 10 g%, normotone Blutdruckwerte und Asymptomatik festgestellt.

In der 26. SSW Eintritt in den Gebärsaal mit vollständiger Muttermundseröffnung nach vorzeitiger Wehentätigkeit; Vaginalgeburt der Zwillinge. Beide Kinder verstarben an Frühgeborenen-Komplikationen.

## Aktuelle Aspekte des akuten Abdomens in der Geburtshilfe

G. Hebisch, A. Huch
Universitätsspital Zürich

Trotz der niedrigen Inzidenz nichtgynäkologischer Notfälle in der Schwangerschaft und trotz verbesserter diagnostischer, intensivmedizinischer und antibiotischer Möglichkeiten stellt das akute Abdomen immer noch eine dramatische, hochschmerzhafte und u.U. lebensbedrohliche Erkrankung der Scwangeren dar. Die mütterliche und kindliche Prognose ist von der Schwere der Erkrankung, dem Zeitpunkt der Diagnosestellung sowie rechtzeitiger und adäquater Behandlung abhängig.

Aufgrund der Diskrepanz zwischen klinischem Erscheinungsbild und der Schwere der Erkrankung sowie der Vielfalt der Symptome ist eine exakte Diagnosestellung häufig sehr schwierig und u.U. nur mit großem Zeitaufwand möglich. Dadurch werden häufig die erforderlichen chirurgischen oder medizinischen Maßnahmen verzögert und für Mutter und Kind das Risiko der Morbidität und Mortalität vergrößert.

Im Rahmen dieses Vortrags werden aktuelle Möglichkeiten der Diagnostik, v.a. nichtinvasiver Art (Ultraschall, Dopplersonographie, Magnetresonanz-Imaging) sowie die Grenzen der Diagnostik der jeweiligen Erkrankung anhand fünf aktueller eigener Fälle diskutiert:
– Appenzenditis phlegmonosa in der 27. SSW mit Sectio caesarea und Hysterektomie
– Bridenileus in der 14. SSW mit akuter Kompressionssymptomatik bei akutem Poly-
  hydramnion und V. a. monoamniote Gemini
– äthylische Pankreatitis in der 20. SSW
– Cholezystitis und Cholezystektomie in der 19. SSW
– septische Ovarialvenenthrombose bei Endomyometritis am 6. Tag post sectionem.
Mit Hilfe interdisziplinärer Zusammenarbeit kann heute in allen Fällen das erfolgreiche Management beschleunigt, das Outcome optimiert und eine gute Prognose der jeweiligen Erkrankung gegeben werden.

## Fallbericht über eine Gravida mit tiefer Venenthrombose in der 26. SSW

L. Gulik, U. Schwizgebel
Spital Herzogenbuchsee, Privatpraxis Herzogenbuchsee

Es handelt sich um eine 25jährige Primipara, Primigravida. Es muß erwähnt werden, daß bei der Patientin ein bekannter Morbus Crohn besteht. Bis zur 26. SSW verlief die Gravidität unauffällig. Der Nikotinabusus war bis zu 20 Cig/Tag. In der 26. SSW wurde die Patientin durch die bis zu diesem Zeitpunkt betreuende Hausärztin mit dem Verdacht auf TVT zu mir eingewiesen. Es bestand eine massive Schwellung des linken Beines. Umfangdifferenz zur gesunden Seite war beim Unterschenkel 3,5 cm, beim Oberschenkel

4,0 cm. Alle weiteren klinischen Zeichen einer TVT waren vorhanden. Aufgrund der klaren Klinik und der bestehenden Gravidität haben wir auf eine weiterführende Diagnostik verzichtet, die Patientin aber sofort imobilisiert und mit 25 000 E Liquemin/24 Std. in Infusion therapiert, das Bein wurde hochgelagert. Unter dieser Therapie schnelle Besserung der Befunde. Ab dem 5. Hospitalisationstag Beginn der Mobilisation und Übergang auf s.c. Liqueminisierung mit 20 000 E Liquemin. Der Patientin wurde angeraten den Nikotinabusus aufzugeben. Der weitere Verlauf der Gravidität verlief dann unauffällig.

Am T+1 haben wir die Geburt eingeleitet, damit wir präpartal das Liquemin reduzieren konnten. Die Geburt wurde bei reifem Vaginalbefund mit Prostin-Ovulum eingeleitet. Innerhalb kurzer Zeit haben sich kräftige Wehen entwickelt und die Patientin hat 6 Std. nach dem Einlegen des Prostin-Ovulums einen lebensfrischen Knaben geboren. Es wurde dabei eine medio-laterale Episiotomie angelegt. Ca. 4 Std. post partum entwickelte die Patientin ein massives Hämatom im Episiotomiebereich, das sich spontan entleerte. Es resultierte eine leicht dehiszente Naht, die p.s. abheilte.

Während der ersten p.p. Woche wurde die Patientin mit 2 × 5000 E Liquemin behandelt. Nach einer Woche haben wir mit Marcumar begonnen. Am 11. p.p. Tag haben wir die Patientin mit einem Quick von 20% entlassen. Die Therapie mit Marcumar war für 3 Mt. vorgesehen. Am nächsten Morgen jedoch Wiedereintritt der Patientin wegen massiver vaginaler Blutung. Trotz Gabe von Uterotonica per Infusion blutete die Patientin weiter, so daß wir die Marcumar-Therapie aufheben mußten, und die Patientin erhielt erneut 20 E Liquemin s.c./Tag.

Am 15. p.p. Tag entwickelte die Patientin febrile Temperaturen bis 38,5° und die Lochien wurden foetid. Wir haben resistenzgerecht mit Retromycin behandelt. Es folgte rasche Entfieberung und die Patientin konnte am 22. p.p. Tag entlassen werden. Die Therapie mit 20 000 E Liquemin ist für die nächsten 3 Mt. vorgesehen.

Gibt es bei Morbus Crohn eventuell Endothelveränderungen sowohl in Gefäßen wie im Uterus, die zu Gerinnungsproblemen führen?


## Obstétricien et épidémiologie des anomalies congénitales en Suisse – extension du projet Eurocat

T. Pexieder[1], D. Bloch[1], G. Duc[2], Délégué cantonaux Eurocat
[1]Institut d'Histologie et d'Embryologie, Lausanne, [2]Neonatologie, Universitätsspital, Zürich

Suite aux travaux d'une commission de l'Acad. Suisse des Sci. Med. et de la Société Suisse de pédiatrie, dès 1987 les anomalies congénitales sont recensées pendant le premier mois de vie des enfants, en collaboration avec le système européen EUROCAT (European Registry of Congenital Anomalies and Twins). A la fin de 1990, 70% des 81 180 naissances ont été suivies. A la fin de l'année en cours, il ne manquera que 10% de toutes les naissances (Thurgovie, Soleure, Schaffhausen, Appenzel et Glaris). L'incidence des anomalies congénitales dans les cantons participant à l'étude variait entre 3 et 21/1000 naissances vivantes. Depuis qu'il est devenu opérationnel, Eurocat (Suisse) a pu étudier deux «clusters» des anomalies (malformations réductrices des extrémités, atrésies du tube digestif). L'importance de l'intégration dans un réseau européen, où les données sont transmises depuis 1989, sera illustré en discutant la procédure adaptée lors de l'apparition d'«alarmes» de ce type. Divers travaux antérieurs indiquent qu'un nouveau tératogène, apparaissant dans notre environnement, avant d'augmenter le nombre des anomalies, modulera probablement l'incidence des avortements spontanés et la mortinatalité. Les phénomènes de la période pré- et périnatale expliquent, ensemble avec le rôle joué par l'obstétricien dans le diagnostic prénatal, pourquoi il faut solliciter le concours de la Société Suisse de Gynécologie et d'Obstétrique à l'extension de la période de suivi à l'ensemble de la grossesse. Nous souhaitons entamer les discussions avec les organes dirigeants de la SSGO pour rechercher, le plus rapidement possible, des solutions pratiques à ce problème.

# *Schwangerschaft II/Grossesse II*

## Akute retinale vaskuläre Komplikation in einer Spätgravidität

D. Burger, Th. Grüninger, P. Trüb, S. Lalive, D. Epinay, J. Bretscher
Maternité Inselhof, Zürich, Ophthalmologische Abteilung des Stadtspitals Triemli, Zürich

Anhand eines Einzelfalles schildern wir die Notfallsituation einer akut aufgetretenen Störung des Sehvermögens als Folge einer Zirkulationsstörung der Netzhautgefäße in der Spätschwangerschaft. Das Ziel der Fallbeschreibung soll sein, diese seltene Komplikation in der Schwangerschaft vorzustellen und die sich daraus ergebenden therapeutischen Konsequenzen zu diskutieren.

Jede akut auftretende Visusbeeinträchtigung ist eine bedrohliche Notfallsituation. Sofortige gezielte diagnostische sowie therapeutische Überlegungen und Maßnahmen – in diesem Fall interdisziplinär – sind erforderlich.

### Zur Kasuistik

Nach unauffälliger Schwangerschaft einer 33jährigen III-Para, III-Gravida erfolgt in der 39+0 Schwangerschaftswoche wegen akuter hochgradiger Abnahme des Sehvermögens am linken Auge die notfallmäßige Hospitalisation.

Sowohl die persönliche Anamnese als auch die Familienanamnese sind unauffällig: Insbesondere fehlen Angaben über eine erhöhte Neigung zu Thromboembolien oder Hinweise für andere vaskuläre Risikofaktoren. Die Genitalanamnese zeigt keine Besonderheiten.

Der bisherige Schwangerschaftsverlauf ist unauffällig. Sämtliche Schwangerschaftsbefunde, klinisch und apparativ, sind bei Spitaleintritt normgerecht: Einlingsgravidität, I. Schädellage, wehenloser Uterus.
*Die Diagnose lautet:* Akut aufgetretene Visusabnahme des linken Auges bei sonst unauffälliger Schwangerschaft am Geburtstermin.

### Die notfallmäßig angeordnete ophthalmologische Untersuchung ergibt folgende Befunde

Der linke Fundus zeigt ein ischaemisches Ödem der Papille und des papillomakulären Netzhautbezirkes, entsprechend einem Verschluß eines kleinen Astes der Zentralarterie und einer Ischaemie des Papillenkreislaufes. Die übrigen Äste der Zentralarterie zeigen hochgradige Kaliberschwankungen. Die Äste der Zentralvene sind massiv verbreitert, zum Teil ist die Blutsäule unterbrochen. Zudem bestehen am hinteren Funduspol vereinzelte punktförmige intraretinale Blutungen.
*Die ophthalmologische Diagnose lautet:* Hochgradige Abnahme des Sehvermögens (Visusverlust) links in der Spätschwangerschaft infolge akuter arterieller und venöser Zirkulationsstörung (Praethrombose) im Versorgungsbereich der Papillen- und Netzhautgefäße.

Es stellt sich nun die Frage nach der pathogenetischen Bedeutung der Gravidität, insbesondere in bezug auf die spezielle hormonelle Situation, die Rolle der Östrogene und die sich daraus ergebenden therapeutischen Konsequenzen.

Akute arterielle retinale Zirkulationsstörungen bei antikonzeptioneller Behandlung und in der Schwangerschaft sind bekannt und glücklicherweise außerordentlich selten. Über ein Zusammenspiel mit weiteren pathogenetischen Faktoren ist wenig bekannt (Nikotinabusus!).

1965 berichtete Walsh erstmals über vaskuläre neuro-ophthalmologische Komplikationen, die unter Medikation mit Ovulationshemmern aufgetreten waren, was als Hinweis für eine hormonal bedingte Pathogenität auf die Schwangerschaft übertragen werden kann. Die vaskulären Komplikationen scheinen primär östrogenbedingt zu sein. Die pathogene Wirkung dieser Hormone ist komplex: Östrogene induzieren eine erhöhte Blutgerinnungsbereitschaft, einerseits durch eine Zunahme der Thrombozytenaggregationsfähigkeit, andererseits durch die Zunahme Vitamin K-abhängiger Gerinnungsfaktoren und einer Abnahme der fibrinolytischen Aktivität von Antithrombin II. Zudem werden Veränderungen der Gefäßintima sowie Alterationen von Endothelzellen über immunologische Mechanismen unter Östrogenindikation beschrieben. Diese Veränderungen sind nach Absetzen der Medikation mehr oder weniger reversibel. Als Hauptursache für die Entstehung der von uns beschriebenen retinovaskulären Zirkulationstörung haben wir – in Anlehnung an die genannten Erfahrungen mit Ovulationshemmern – die in der Schwangerschaft veränderte Hormonsituation angesehen. Um einerseits die Ausbildung eines kompletten Gefäßverschlusses am betroffenen und andererseits eine analoge Komplikation am Partnerauge zu verhindern, wurde in Kenntnis der Reversibilität solcher Störungen nach Beseitigung des Östrogeneinflusses die sofortige Entbindung mittels Sectio caesarea durchgeführt.

Die rapide Verbesserung der Sehschärfe am linken Auge auf 1,0 bereits am folgenden Tag muß als Hinweis für die Richtigkeit unserer Beurteilung angesehen werden.

Weitere Arbeiten werden diese komplexen pathogenetischen Zusammenhänge weiter zu klären haben.

## Literatur

Erhältlich bei Co-Autor Dr. med. Th. Grüninger, Oberarzt, Maternité Inselhof Triemli, Birmensdorferstraße 501, CH-8063 Zürich

# Anaphylaktische Reaktion nach antepartaler intravenöser Anti-D-Gabe bei IgA-Mangel mit IgA-Antikörpern

M. Ammann, Ch. König, W. Hänggi, H. Schär, H. Schneider
Universitäts-Frauenklinik Bern, Bern

Wir berichten über eine 26jährige II-Para, welche wegen vorzeitigem spontanem Blasensprung hospitalisiert war. Anläßlich der intravenösen Anti-D-Verabreichung in der 28. SSW kam es einem anaphylaktischen Zwischenfall mit Atemstillstand und Zyanose.

In den darauf vorgenommenen Eiweiß- und Immunchemie-Untersuchungen fand sich ein IgA-Mangel mit hochtitrigen IgA-Antikörpern.

## Diskussion

Es ist bekannt, daß bei IgA-Antikörpern die Verabreichung von IgA-haltigen Blutpräparaten zu unerwünschten Nebenwirkungen führen kann. Obwohl diese Zwischenfälle selten auftreten, muß diskutiert werden, ob zusätzliche Abklärungen vor Verabreichung der Anti-D-Prophylaxe nötig sind oder ob gegebenenfalls die intramuskuläre Anti-D-Gabe vorzuziehen ist.

## Schwangerschaftshypotonie

P. Kuhn, W. Hänggi, E. Dreher
Universitäts-Frauenklinik und Kantonales Frauenspital, Bern

Vom 1. 1. 1981 bis zum 31. 12. 1989 haben im Frauenspital Bern 105 Frauen, die während der Schwangerschaft einen mittleren systolischen Blutdruck $\leq 100$ mmHg hatten, geboren. In einer retrospektiven Studie werden diese Patientinnen 105 normotonen Frauen ($BD_{systolisch}$ >100 mmHg) gegenübergestellt.

Die anamnestischen Daten, die Schwangerschaft, der Geburtsverlauf und die Neugeborenen der beiden Kollektive werden miteinander verglichen. In den Punkten Alter, durchgemachte Aborte und Frühgeburten, Anzahl vorangegangener Termingeburten, operative Entbindungen (Forzepsextraktion, Vakuumextraktion und Sectio caesarea), Schwangerschaftsdauer und fetaler Zustand post partum unterscheidet sich die Hypotoniegruppe nicht von den Normotonikerinnen.

Die hypotonen Schwangeren waren signifikant leichter und hatten häufiger vorzeitige Wehen, die zu einer Tokolyse führten.

Von einigen deutschsprachigen Autoren wird auch bei asymptomatischen Hypotonien eine Therapie mit Desoxykortikosterontrimethylazetat oder Dihydergotamin gefordert, was aufgrund der Resultate unserer Untersuchungen nicht empfohlen werden kann.

## Änderung von Genußmittel- und Medikamentenkonsum sowie der Arbeitssituation bei schwangeren Frauen

Ch. König, W. Hänggi, M. Ammann, Th. Eggimann, H. Schneider
Universitäts-Frauenklinik, Bern

### Einleitung

Spätestens seit der Thalidomid-Tragödie sowie mit dem besseren Verständnis der verschiedenen, das fetale Leben beeinträchtigenden Infektionskrankheiten, sind wir auf teratogene Schädigungen und Mißbildungen in utero noch mehr sensibilisiert worden. Mit dieser Studie wollten wir gewisse Daten erfassen, um die aktuelle Situation betreffend Verhalten in der Schwangerschaft zu erhalten.

### Patientinnen und Methode

671 Fragebogen wurden an Mütter versandt, welche zwischen Januar und Dezember 1989 im Frauenspital Bern geboren hatten.

### Resultate

65% der Fragebogen kamen ausgefüllt zurück, beantwortet von 44% Primigravida und 55% Mehrgravida. Berufsgattung: ⅓ Hausfrauen, ⅓ Büropersonal/Lehrerinnen, 10% medizinische/paramedizinische Berufe, 10% Fabrikarbeiterinnen oder Verkäuferinnen, 14% andere Berufe. Arbeitssituation: 83% Mehrgravida und 17% Primigravida waren während der ganzen Schwangerschaft nie berufstätig. Rauchergewohnheiten: 67% Nichtraucherinnen vor der Schwangerschaft, 83% Nichtraucherinnen während der Schwangerschaft, keine Raucherin über 20 Zig./d während der Schwangerschaft. Alkoholkonsum: 71% nahmen in der Schwangerschaft nie Alkohol zu sich, 2,8% tranken täglich über 2 Glas Wein. Verhaltensänderung in der Schwangerschaft: 36% ja, 64% nein. Informationsquelle: 61% wurden von ihrem Arzt bzw. Hebamme positiv beeinflußt, nur 9% erhalten ihre Informationen aus Radio oder TV.

**Schlußfolgerungen**

Verglichen mit anderen Studien scheint sich die Anzahl der Raucherinnen und Alkoholkonsumentinnen in den letzten 10 Jahren verringert zu haben. Der Informationsstand über schädigende Wirkung auf den Feten bei Alkohol- und Nikotinkonsum ist erfreulich gut. Es bleibt die Frage nach der wahrheitsgetreuen Beantwortung des Fragebogens. Wir haben deshalb die Studie mit demselben Fragebogen erweitert und dieselbe Anzahl Frauen im Wochenbett persönlich gefragt. Die Resultate sind noch ausstehend und werden Grundlage für eine weitere Arbeit sein.

# Kontrollierte Untersuchung von Parametern der peripheren Mikrozirkulation in der normalen Schwangerschaft

H. R. Linder, M. Katz, A. Wali, H. Schneider
Universitäts-Frauenklinik Bern, Bern

Die Hämodynamik zeigt im Laufe einer Schwangerschaft physiologischerweise markante Veränderungen, deren Entgleisung rasch großen pathologischen Stellenwert erreichen. Mit der Nagelfalzkapillarmikroskopie verfügen wir über eine nichtinvasive Methode zur Untersuchung der Hautmikrozirkulation, die von den erwähnten hämodynamischen Veränderungen besonders stark betroffen ist.

Untersucht wurden morphologische und funktionelle Parameter der Kapillarmikroskopie bei 20 Schwangeren im 1. Trimenon und bei 20 Schwangeren im 3. Trimenon (nach unauffällig verlaufener Schwangerschaft). Als Kontrollgruppe diente ein im Alter nicht unterschiedliches Kollektiv von 20 gesunden nichtschwangeren Frauen. Die morphologischen Parameter (Kapillardurchmesser an 3 definierten Stellen, Weite der Kapillarschlinge, Kapillardichte) zeigten bei den drei Gruppen keine signifikante Differenz. Die mittlere kapilläre Blutflußgeschwindigkeit bei den 2 Gruppen der Schwangeren (0,67 mm/s, SD 0,21; 0,72 mm/s, SD 0,17) erwies sich jedoch gegenüber der Kontrolle (0,21 mm/s, SD 0,10) als signifikant gesteigert ($P < 0,05$, Varianzanalyse). Im Vergleich zur Kontrollgruppe und der Schwangeren im 1. Trimenon signifikant erweitert war zudem die die Kapillare umgebende Papille bei den Schwangeren im 3. Trimenon.

Unsere Untersuchungen der peripheren Mikrozirkulation zeigen im Verlaufe der Schwangerschaft Veränderungen, die mit den physiologischen Anpassungen gut vereinbar sind. Sie könnten Voraussetzungen darstellen, eine pathologische Entgleisung frühzeitiger zu erfassen.

# Progressive Veränderungen des Schlaf-EEG im Verlauf der Schwangerschaft

M. Münch[1], K. Biedermann[1], R. Huch[1], A. Huch[1], D. P. Brunner[2], A. A. Borbély[2]
[1]Departement für Frauenheilkunde, Perinatalphysiologisches Labor, Universitätsspital Zürich und [2]Pharmakologisches Institut, Universität Zürich, Zürich

Obwohl es bekannt ist, daß sich die Qualität und Dauer des Schlafs im Verlaufe der Schwangerschaft häufig verändern, gibt es bisher nur wenig detaillierte Untersuchungen.

Die Befunde der schlafpolygraphischen Studien sind widersprüchlich. Um die Veränderungen von Schlaf und Schlaf-EEG während der Schwangerschaft genauer abzuklären, wurden 9 Frauen (Alter 30,6 ± 2,9 Jahre; Bereich 27–36; 5 Primipara) polygraphisch im Schlaflabor registriert. Die Ableitungen erfolgten sechsmal während je zwei aufeinanderfolgenden Nächten im 1. Trimenon (9.–14. SW), 2. Trimenon (18.–23. SW) und 3. Trimenon (32.–35. SW). Die Schlafstadien wurden gemäß den konventionellen Kriterien für 20-Sek. Abschnitte signiert. Zusätzlich wurde eine Ganznachtspektralanalyse des Schlaf-EEG vorgenommen.

Eine Verdoppelung der Wachdauer nach Schlafbeginn war im 3. Trimenon zu beobachten. Die Verteilung der Schlafstadien wies indessen im Verlaufe der Schwangerschaft keine signifikanten Veränderungen auf. Das Schlaf-EEG zeigte indessen eine progressive Veränderung vom ersten zum dritten Trimenon. Im nonREM Schlaf war eine Reduktion der spektralen Leistungsdichte in den Frequenzbereichen 1,25–12,0 Hz und 13,25–17,0 Hz zu beobachten. Ähnliche Veränderungen traten im REM Schlaf-EEG auf, wobei jedoch nur die Aktivität im Bereich von 2,25–11,0 Hz im 3. Trimenon erniedrigt war. Große interindividuelle Unterschiede waren vor allem im 2. Trimenon zu beobachten.

Die vermehrte Wachzeit nach Schlafbeginn im 3. Trimenon ist wahrscheinlich auf Einflüsse wie Nykturie, Kindsbewegungen und eine Behinderung der gewohnten Schlafposition zurückzuführen. Die Verteilung der Schlafstadien wies indessen im Verlaufe der Schwangerschaft keine signifikanten Veränderungen auf. Der Hauptbefund der Untersuchung ist die progressive Reduktion der spektralen Leistungsdichte im Schlaf-EEG über einen breiten Frequenzbereich. Es ist naheliegend anzunehmen, daß der progressive Anstieg der Sekretion von schwangerschaftsspezifischen Hormonen den EEG-Veränderungen zugrunde liegen können.

# Gynäkologie II: Infektionen/Endokrinologie
# Gynécologie II: Infections/endocrinologie

## Vaccin contre la vaginose bactérielle non-spécifique (Essai double aveugle avec le solcotrichovac)

A. Siboulet
Institut Alfred Fournier, Paris

Dans un essai contrôlé contre placebo, randomisé, double aveugle sur 167 patientes souffrantes de vaginose bactérielle on a pu montrer que durant la période d'observation de 14 mois, la vaccination par Gynatren, un vaccin à base de lactobacilles inactivés, était significativement supérieure au placebo par rapport à l'efficacité thérapeutique et surtout l'efficacité prophylactique (nombre de réinfections).

La vaccination par Gynatren a été très bien tolérée, Nous concluons que la vaccination par Gynatren est un moyen de prévention efficace des réinfections de vaginose bactérielle.

## Tuboovarialabszeß bei Status nach Hysterektomie

J. C. Rageth, J. Schneider, B. von Castelberg
Frauenklinik, Kantonsspital, Luzern

Tuboovarialabszesse (TOA) nach Hysterektomie sind selten. Als unmittelbar postoperative Komplikation nach Hysterektomie tritt der TOA typischerweise am 3. postoperativen Tag auf und ist am ehesten auf die Belassung von entzündlich vorgeschädigten Adnexen zurückzuführen. Längere Zeit nach Hysterektomie muß eine hämatogene Infektion von vorgeschädigten Adnexen postuliert werden. Solche Abszesse können spontan rupturieren und sich entweder transvaginal oder im ungünstigen Fall intraabdominal entleeren.

Wir berichten über drei TOA nach Hysterektomie, welche in Luzern innerhalb von zwei Monaten behandelt werden mußten:

Im ersten Fall traten drei Tage nach Hysterektomie mit Belassen von Tuben mit peritubaren Adhäsionen (Status nach Adnexitis) bei einer 38jährigen Patientin am dritten Tag septische Temperaturen auf. Nach Mißerfolg der antibiotischen Therapie wurde am vierten postoperativen Tag wegen peritonitischen Zeichen laparotomiert und ein TOA ausgeräumt.

Bei der zweiten, 54jährigen Patientin perforierte zwei Jahre nach abdominaler Hysterektomie auswärts (wegen Adhäsionen bei st. nach Appendizitis perf. als Kind sei damals die vorgesehene Adnexektomie nicht möglich gewesen) ein TOA transvaginal, nachdem mehrere Tage starke Unterbauchschmerzen und ein Status febrilis bestanden hatte. Nach antibiotischer Therapie wurde am 9. Tag die Adnexektomie beidseits vorgenommen.

Die dritte, 38jährige Patientin trat zwei Jahre nach abdominaler Hysterektomie und einseitiger Adnexektomie mit einem Status febrilis ein. Die Laparotomie zeigte einen TOA ante perforationem, weshalb die Adnexe entfernt wurde.

In allen drei Fällen war der postoperative Verlauf unter Antibiose afebril. Die Prophylaxe des TOA nach Hysterektomie besteht in der großzügigen Indikation zur Entfernung pathologischer Tuben.

# Differentialdiagnostische Bedeutung von Aszites unter Berücksichtigung der bei uns noch seltenen Diagnose der Peritonealtuberkulose

G. Balas, Th. Grüninger, F. Bannwart, J. Bretscher
Maternité Inselhof Triemli, Zürich, Pathologisches Institut des Stadtspitals Triemli, Zürich

Anhand eines Einzelfalles wird die Differentialdiagnose des Aszites unter Berücksichtigung der seltenen Diagnose einer Peritonealtuberkulose geschildert und deren Bedeutung diskutiert.

## Zur Kasuistik

Eine 20jährige Patientin aus Kambodscha, seit 12 Jahren in der Schweiz lebend, entwickelt subakut folgende Symptomatik: Allgemeinzustandsverschlechterung, diffuse Abdominalschmerzen, Bauchumfangszunahme, Gewichtsabnahme über Wochen, Nausea, vorübergehende Diarrhoe und Fieber. Die persönliche Anamnese und die Genitalanamnese sind unauffällig.

Es werden folgende Befunde erhoben: schlechter Allgemeinzustand, unauffällige Kreislaufverhältnisse, Facies abdominalis, Status febrilis.

Das Abdomen erscheint balloniert, ist diffus druckdolent bei nur angedeutetem Peritonismus. Beide Nierenlager sind klopfdolent. Klinisch besteht deutlich der Verdacht auf Aszites bei fehlender Ileussymptomatik.

Der genitale Befund ist bis auf einen normal großen druckdolenten Uterus und druckdolente nicht infiltrierte Adnexe beidseits unauffällig. Zudem besteht eine Soorkolpitis.

Die weiteren Abklärungen ergeben eine erhöhte Blutsenkungsreaktion (bei Eintritt 56 mm/Std.) und bis auf eine Linksverschiebung der Leukozyten von 54% unauffällige hämatologische Befunde. Die blutchemischen Werte sind bis auf grenzwertig erhöhte Transaminasen in der Norm. Eine leichte Hypoproteinämie läßt sich nachweisen.

Das Thorax-Röntgenbild zeigt keine Pathologie. Das abdominale Röntgen-Leerbild zeigt die für Aszites typische flaue Verschattung, und ultrasonographisch läßt sich dieser Verdacht erhärten, wobei der Aszites diffus im Abdomen vorhanden ist, teilweise auch abgekapselt erscheint, namentlich im Mittelbauch. Der punktierte Aszites ist blutigserös, zellreich, lymphozytär.

Anhand dieser Symptomatik und Befunde einigt man sich auf ein infektiöses abdominales Geschehen mit zunächst unklarer Zusatzpathogenese, beträchtliche Aszitesbildung verursachend. Trotz Antibiotikagabe entwickelt sich kurzfristig ein akutes Abdomen mit Sepsis, weswegen die Indikation zur Laparotomie gegeben ist. Dabei wird der für eine abdominale Tbc typische makroskopische Befund erhoben und die Diagnose geklärt: Ausgedehnter blutig-seröser Aszites, Rötung und Schwellung der Serosa, auf welcher sich zahlreiche kleine bis größere Tuberkelknötchen entwickelt haben. Die Histologie bestätigt den Verdacht. Der postoperative Verlauf unter Aszites-Drainage und tuberkulostatischer Therapie gestaltet sich komplikationsfrei.

Bei der Differentialdiagnose des Aszites sind zwei Formenkreise von klinischer Relevanz: Das Transsudat und das Exsudat. Diese Trennung erlaubt grob die entzündliche Ätiologie von anderen Ursachen abzugrenzen. Beim Transsudat sind ätiologisch die neoplastischen, cardialen und szirrhotischen Ursachen von Bedeutung. Das Exsudat, soweit es serös, fibrinös oder chylös ist, gehört ätiologisch in die Domäne der entzündlichen Veränderungen. Bei hämorrhagischem Exsudat kommen auch Neoplasien, Tuberkulose, Pfortaderthrombose und posttraumatische Ätiologien in Betracht.

Die Peritonitis tuberculosa stellt heute noch eine große Rarität dar (0,4 bis 0,7% der jährlich neu diagnostizierten Fälle), dürfte aber bei zunehmender Zahl von Patientinnen aus Drittweltländern und der sich ausweitenden HIV-Problematik mehr und mehr an differentialdiagnostischer Bedeutung gewinnen.

Pathogenetisch tritt die peritoneale Tuberkulose immer sekundär auf, sei dies hämatom oder lymphogen bei Primärinfekt pulmonal, enteral oder renal. Die direkt aszendierende Form bei genitalem Ursprung ist sehr selten.

Morphologisch werden nebst der diffusen und lokalisierten Verteilung drei Erscheinungsbilder unterschieden:
1. Peritonitis exsudativa (zu 52% der Fälle)
2. Peritonitis sicca (fibroadhäsive Form)
3. Ulzerös-eitrige Form mit Abszeß, Fistelbildung und Nekrotisierung (käsige Form).
Die Peritonitis tuberculosa-Symptomatik ist unspezifisch und diffus. Der Krankheitsbeginn ist meist subakut. Rasch kommt es zur Aszitesbildung. Ein Stutus febrilis ist nicht obligat. Meist bestehen unspezifische, diffuse Abdominalschmerzen. Ein akutes Abdomen kann sich entwickeln, ist aber nicht die obligate Folge. Nachtschweiß tritt nicht in jedem Falle auf. Sehr häufig sind der Allgemeinzustand beträchtlich und der Ernährungszustand in verschieden ausgeprägtem Ausmaß vermindert. Immer massiv verändert ist die Blutsenkungsreaktion. Im übrigen gibt es keine obligaten hämatologischen Indizes.

Von klinischer Relevanz sind einige Details. In der Literatur wird ein Altersgipfel von 35 Jahren angegeben, wobei nicht selten jugendliche Patientinnen betroffen sind. Es besteht zudem eine geschlechtsspezifische Verteilung zu ungunsten der Patientinnen in einem Verhältnis von 2:1. In der Literatur wird die gleichzeitige extraperitoneale Manifestation der Tuberkulose mit einem Prozentsatz von 14–83% angegeben. Die primäre Diagnosestellung ist in Anbetracht der diffusen unspezifischen Symptomatik schwierig und wird deshalb meist sekundär operativ erhärtet, wobei häufiger in Anbetracht eines sich entwickelnden schweren akuten Abdomens und in Abwägung der laparoskopischen Verletzungsgefahren bei fibroadhäsiven Veränderungen der Weg der Laparotomie gewählt wird.

Die Treffsicherheit der Diagnostik ist bei der Laparotomie 100% (offene Biopsie), bei der Laparoskopie mit Biopsie 75–100% und bei der Aszitespunktion 40% bezüglich kulturellem und 10% bezüglich direktem mikroskopischem Nachweis.

Die medikamentöse Therapie der Peritonitis tuberculosa richtet sich nach den bekannten Richtlinien der pulmonalen Tuberkulose, wobei der JNH-Resistenz Beachtung zu schenken ist.

## Literatur

Beim Co-Autor erhältlich. Dr. med. Th. Grüninger, Oberarzt, Maternité Inselhof Triemli, Birmensdorferstraße 501, CH-8063 Zürich

# Der Einfluß längerdauernder Amenorrhoe auf die Knochendichte der jungen Frau

W. Hänggi[1], J.-P. Casez[2], M. H. Birkhäuser[1]
[1]Endokrinologische Abteilung der Universitäts-Frauenklinik Bern, [2]Medizinische Universitäts-Poliklinik, Inselspital Bern

Das Osteoporose-Risiko infolge Östrogenmangel in der Postmenopause ist hinlänglich bekannt. In unserer vorliegenden Untersuchung möchten wir aufzeigen, daß auch die längerdauernde, hypoöstrogene Amenorrhoe bei jüngeren Frauen zu einer signifikanten

Abnahme der Knochenmasse (Peak-bone-mass) führt, und daß diese nicht allein die Wirbelsäule betrifft.

Bei 15 Patientinnen mit primärer oder sekundärer Amenorrhoe von durchschnittlich 55,2 Monate Dauer (Bereich: 22–180 Monate) haben wir mittels der dualen Photonen-Absorptiometrie die Knochendichte an vier verschiedenen Lokalisationen gemessen. Die Resultate wurden mit den entsprechenden Werten eines gesunden Kollektivs von 50 eumenorrhoischen Frauen verglichen.

Das Durchschnittsalter der amenorrhoischen Patientinnen betrug 26,3 Jahre (Bereich: 19–40 Jahre). Die Serum-Östradiolwerte lagen mit durchschnittlich 0,07 nmol/l (Bereich: 0,05–0,14 nmol/l) allesamt unter dem Normbereich normaler Frauen. Zusätzliche Risiko-faktoren für eine Osteoporose wie mangelnde sportliche Aktivität, Nikotinabusus, Kortisontherapie, Malabsorption oder familiäre Belastung mit Osteoporose wurden ausgeschlossen.

In der Densitometrie der Lendenwirbelkörper 2–4, des Schenkelhalses sowie der Diaphyse der Tibia zeigten sich bei allen amenorrhoischen Patientinnen Knochendichte-werte, die deutlich unter der altersentsprechenden Norm lagen. Die Abweichungen betrugen vor allem im Bereiche der Lendenwirbelsäule teilweise mehr als zwei Standard-abweichungen. Mittlere Knochendichte LWK 2–4 total: 0,858 g/cm$^2$ (Bereich: 0,657–1,02 g/cm$^2$), was im Vergleich zu den entsprechenden Normwerten −1,63 SD (Bereich: −0,32 bis −3,28 SD) entspricht.

Schlußfolgerungen: Bei jungen amenorrhoischen Patientinnen ist, nebst der dringen-den Ursachenabklärung, der frühzeitigen Östrogensubstitution im Hinblick auf die Erhaltung der Knochenmasse der Patientin besondere Beachtung zu schenken.


## Therapie der atrophen Kolpitis
## Ist eine Reduktion der Estrogendosis bei lokaler Anwendung möglich? – Eine kontrollierte Vergleichsstudie

A. Feiks, W. Grünberger
Gynäkol.-Geburtshilfliche Abteilung, Krankenanstalt der Stadt Wien Rudolfsstiftung, Wien

In einer kontrollierten, randomisierten Doppelblindstudie im Parallelgruppenversuch wurden 48 Patientinnen mit atropher Kolpitis und einem Durchschnittsalter von 63,0 ± 11,3 Jahren einer Lokaltherapie mit zwei unterschiedlich dosierten Estriol-Präparaten unterzogen. Verglichen wurde der Therapieeffekt eines Standard-Präparates mit 0,50 mg Estriol (ORTHO GYNEST®, Cilag) mit einem Vaginaltherapeutikum, das neben 0,03 mg Estriol auch vermehrungsfähige Döderlein-Bakterien enthält (GYNOFLOR®, Medi-nova). Die Therapiedauer betrug insgesamt 12 Tage, wobei die Applikation einmal täglich erfolgte. Vor und nach der Behandlung wurde der Proliferationsgrad nach Schmitt, der pH des Vaginalsekrets, die Gesamtsymptomatik anhand einer Schätzskala sowie der Rein-heitsgrad der Vaginalflora durch den Prüfarzt bestimmt. Zur statistischen Auswertung gelangten insgesamt 38 Protokolle (18 GYNOFLOR®, 20 ORTHO GYNEST®). Der Proliferationsgrad nach Schmitt konnte bei beiden Therapiegruppen von durchschnittlich 1,5 auf 2,5 verbessert werden. Dieser Epithelaufbau ist in beiden Fällen hochsignifikant ($P < 0,0001$). Der pH des Vaginalsekrets senkte sich unter der Behandlung von ORTHO GYNEST® von durchschnittlich 5,50 auf 4,75 ($P = 0,0006$) und unter GYNOFLOR® von 5,65 auf 4,70 ($P = 0,0005$). Beide Prüfpräparate vermochten die Prüfsymptomatik (Fluor, Rötung von Vulva und VAgina, Pruritus, Dyspareunie) hochsignifikant zu verbessern

($P < 0{,}0001$). Sowohl mit ORTHO GYNEST® als auch mit GYNOFLOR® veränderte sich der Reinheitsgrad nur geringfügig ($P > 0{,}05$).

Die Studie zeigt deutlich, daß die beiden untersuchten Präparate ORTHO GYNEST® und GYNOFLOR® für die lokale Behandlung der atrophen Kolpitis als therapeutisch gleichwertig zu betrachten sind. Die beiden relevanten Parameter Proliferation (Epithelaufbau) und Gesamtsymptomatik konnten gleichermaßen hochsignifikant ($P < 0{,}0001$) verbessert werden. Überraschenderweise genügt die in GYNOFLOR® enthaltene geringe Estriol-Dosis für eine erfolgreiche Lokaltherapie der atrophen Kolpitis. Diese Dosisreduktion ist mit einer geringeren Gefahr systemischer Nebenwirkungen verbunden.


# Effets de l'estradiol ($E_2$) endogène et exogène sur la résistance vasculaire des artères utérines

B. Bourrit, C. Linh, M. Petitpierre, M. Bourquin, D. de Ziegler
Centre d'Etude et de Traitement des Troubles Hormonaux de Genolier, Genève

Nous avons montré que l'administration de doses physiologiques d'$E_2$ à des femmes jeunes dépourvues de fonction ovarienne diminue la résistance vasculaires des artères utérines (Fertility Sterility, avril 1991, sous presse). Afin de déterminer si l'action vasodilatrice de l'$E_2$ est soumise à une relation effet-dose nous avons: 1) étudié l'existence d'une vorrélation entre les taux d'$E_2$ sérique et la résistance vasculaire de l'artère utérine chez 41 femmes âgées de 42 à 58 ans étant soit en péri-ménopause soit en ménopause franche. 2) Chez 21 femmes, nous avons étudié la résistance vasculaire des artères utérines après 2 semaines d'administration d'$E_2$ transdermique (0,05 ou 0,1 mg/24 h) ou d'$E_2$-Valerate oral (2 mg/24 h). La résistance vasculaire des artères utérines a étéanalysée par Doppler pulsé trans-vaginal à l'aide d'un Acuson 128 (Digimed, Nyon, Suisse). Après repérage des artères utérines sur une coupe transversale effectuée au niveau de l'orifice interne du col, l'analyse de l'onde Doppler a été faite par l'index de pulsatilité (PI) reflétant la résistance vasculaire dans le territoire situé en aval du vaisseau étudié. La précision de la mesure de l'index PI a été de 4.2% pour des mesures différentes d'une même onde Doppler et de 7,8% pour des enrégistrements différents effectués sur un même vaisseau. L'$E_2$ a été dosé simultanément aux mesures Doppler. Chez les femmes en périménopause ou en ménopause franche le Doppler utérin a montré une relation inverse entre le taux plasmatique d'$E_2$ et l'index PI de l'artère utérine ($P < 0{,}005$). Chez les femmes dont le taux plasmatique d'$E_2$ $\leq$90 pmol/L ($n = 25$), le PI était élevé à 355 ± 82. Chez les femmes dont le taux d'$E_2$ était $\geq$200 pmol/L ($n = 10$), le PI était significativement plus bas à 141 ± 53, moyenne ± écart type ($P < 0{,}01$). Cependant, la relation entre $E_2$ plasmatique et index PI n'a plus été retrouvée lorsque le taux d'$E_2$ excède 200 pmol/L. Ceci indiquerait qu'un effet vasodilatateur maximum soit dejà atteint par des taux d'$E_2$ <200 pmol/L. Chez les femmes traitées, l'administration d'$E_2$ par voie trans-dermique (0,05 mg/24 h) ou orale (2 mg) a occasionné des diminutions égales du PI à respectivement, 167 ($n = 9$) et 170 ($n = 6$) par rapport aux valeurs élevées (355) trouvées chez des femmes ménopausées. L'administration d'$E_2$ transdermique à la dose de 0,1 mg/24 h a induit une diminution encore plus marquée du PI à 139 ($n = 6$), une valeur semblable au PI moyen de 141 obtenu lorsque le taux d'$E_2$ est $\geq$200 pmol/L.


## Conclusion

Nos résultats indiquent qu'il existe une relation directe entre le taux d'$E_2$ (endogène ou exogène) et la résistance vasculaire des artères utérines. Un effet vasodilatateur maximum semble cependant déjà être atteint par les taux d'E$_2$ rencontrés en début de phase folliculaire (≤200 pmol/L) et il ne semble pas y avoir de différence d'effet entre l'adminstration orale (2 mg) et transdermique (0,05 mg). La dose de 0,1 mg/24 h d'E$_2$ a induit quant à elle un effet vasodilatateur maximum. L'efet vasodilatateur de L'E$_2$ sur les artères utérines est importante car il pourrait être lié à l'effet protecteur que les estrogènes exercent sur le système cardio-vasculaire des femmes. De plus, cet effet représente un marqueur biologique facilement mesurable de l'action des estrogènes pouvant servir à vérifier, lorsque cela paraît nécessaire, l'efficacité du traitement.

*Schwangerschaft III: Frühdiagnostik*
*Grossesse III: Diagnostic précoce*

## Die sonographische Diagnostik der linksseitigen Diaphragmafehlbildung und die daraus entstehenden Fragen bezüglich Schwangerschaft und Geburt

A. Lachapelle, E. Fritsche, J. Benz, Th. Hess
Frauenklinik, Kantonsspital Winterthur

Der Diaphragmadefekt ist durch das partielle oder komplette Fehlen der Zwerchfellmuskulatur charakterisiert. Der linksseitige Defekt ist häufiger und führt meist zur Verlegung der Bauchorgane in den linken Thoraxraum und konsekutiv zur Rechtsverlagerung des Herzens.

Anhand eines linksseitigen Zwerchfelldefektes, entdeckt anläßlich einer Routineultraschalluntersuchung in der 19 SSW wird die sonographische Diagnostik des Zwerchfelldefektes erklärt.

Im Folgenden wird auf die Problematik der weiteren Schwangerschaft, den geplanten Geburtsmodus und die zu erwartenden postpartalen Komplikationen bei der mit hoher Mortalität belasteten Fehlbildung eingegangen.

Es ist zu hoffen, daß durch die korrekte sonographische Diagnose mit optimal geplanter postpartaler Behandlung die hohe Mortalität gesenkt werden kann.

## Pränatale Diagnose eines konnatalen Neuroblastoms

G. Cereda[1], U. Lauper[1], R. Caduff[2], U. Landolt[3], A. Huch[1]
[1]Depart. für Frauenheilkunde, Abt. für Geburtshilfe, [2]Institut für Pathologie, Abt. für Pädopathologie, [3]Institut für Pathologie, Abt. für Zytologie, Universitätsspital Zürich, Zürich

Wir berichten von einer 26jährigen IG IP, die uns in der 31 SSW zur Abklärung einer foetalen intraabdominellen Raumforderung zugewiesen wurde. Eine auswärtige Ultraschallroutineuntersuchung in der 17 SSW war unauffällig. Ultrasonographisch ließ sich in der 31 SSW eine echodichte Raumforderung von ca. $4 \times 3 \times 2$ cm im rechten Oberbauch bei auffällig dicker Plazenta nachweisen. Bei der Plazentabiopsie sowie bei der transuterinen transfoetalen FNP des Tumors fand man morphologisch Tumorzellen, die man immunozytochemisch als Neuroblasten identifizieren konnte. Der Karyotyp war mit 46 xx normal. Die weiteren Ultraschallkontrollen zeigten einen beginnenden Hydrops foetalis und ein Oligohydramnion. Wegen zunehmend pathologischem CTG wurde die Patientin bei 31 + 6 SSW durch Sectio caesarea entbunden. Das 2450 g schwere durch massive Ödeme entstellte Mädchen wurde ab erster Lebensminute intubiert. Zugleich wurde eine Chemotherapie mit Oncovin und Adriablastin eingeleitet. Der weitere Verlauf wurde durch eine Anurie sowie Panzytopenie kompliziert. In Anbetracht der zunehmenden Hypoxie, der persistierenden Anurie und der ultrasonographisch nachgewiesenen Hirnblutung wure am 3. Lt. auf weitere Therapiemaßnahmen verzichtet. Die Autopsie ergab ein konnatales Neuroblastom der rechten Nebenniere mit Befall der linken Nebenniere und Metastasen in fast allen Organen. Retrospektiv handelte es sich um ein prognostisch ungünstiges Neuroblastom Stadium IV und nicht wie vermutet Stadium IVs. Klinik, diagnostische Möglichkeiten und Prognose des konnatalen Neuroblastoms werden diskutiert.

## Sonographische Diagnostik von Skelettmißbildungen im I. und II. Trimenon der Schwangerschaft

H. Hoffbauer, J. E. Tapia
Praxis für Praenatalmedizin, Berlin; Bezirksspital Zweisimmen

Die embryonalen Extremitäten sind bereits ab der 9. Woche zu sehen, die Knochenstrukturen können aber erst ab der 11. Woche gemessen werden. Viele Extremitätenmißbildungen können schon zwischen der 12. und 17. Woche festgestellt werden, z. B. Amelien, Dysmelien und verschiedene Mißbildungssyndrome, z. B. die thanatophore Dysplasie, die Osteogenesis imperfecta, die Fibrochondrogenesis, die Arthrogryposis, das Larsen-Syndrom und andere. Von allen diesen Mißbildungen können Beispiele demonstriert werden.

Im Falle eines Erb- oder Wiederholungsrisikos sollte eine erweiterte Ultraschalldiagnostik durchgeführt werden, bei der alle Extremitäten und die zugehörigen Knochenstrukturen dargestellt und gemessen werden sollten.

## Früherkennung eines Hydrocephalus mit 16 SSW durch die Transvaginalsonographie

R. Zimmermann, A. Huch, R. Huch, J. Wildhaber
Klinik für Geburtshilfe und Institut für Pathologie, Universität Zürich, Zürich

Die Aufnahme der Vaginalsonde ins sonographische Repertoire hat die Früherkennung von extrauterinen Schwangerschaften und Aborten in der geburtshilflichen Ultraschalldiagnostik, aber auch das Ausmessen von Follikeln in der Sterilitätsmedizin wesentlich erleichtert. Wenig bekannt ist, daß die Vaginalsonde auch zur Früherkennung von Fehlbildungen im frühen 2. Trimenon außerordentliche Dienste leistet. Als Beispiel dient die Kasuistik einer 33j. I-Gravida, die uns mit 16 + 0 SSW zur Beurteilung zugewiesen wurde. Dem betreuenden Frauenarzt war anläßlich einer Amniocentese eine große fetale Harnblase aufgefallen.

Bei der ersten US-Untersuchung konnte die etwas vergrößerte Harnblase bestätigt werden. Eine Dynamik war nicht zu erkennen, die Ureteren waren nicht gestaut, die Nieren sonographisch unauffällig. Der fetale Kopf tauchte tief ins kleine Becken ein und entzog sich einer genauen Beurteilung durch die Abdominalsonographie. Aus diesem Grunde wurde eine Transvaginalsonographie (TVS) angeschlossen. Dabei konnten deutlich erweiterte Seitenventrikel und auffällig kleine Plexus choriodei festgestellt werden. Die Ventrikel-Hemisphären-Ratio betrug 0,88 bei einem Sollwert von max. 0,7. Der Hirnmantel war 2 mm breit. Der BIP war noch im Normbereich. Die hintere Schädelgrube konnte aufgrund der eingeschränkten Darstellungsmöglichkeit mit der TVS nicht eingesehen werden. Die genetische Abklärung zeigte einen normalen Karyotyp (46 XY), die Infektabklärung war negativ.

Da in der Literatur kaum Berichte existieren über eine derart frühe Hydrocephalusdiagnose, wurde vorerst eine sonographische Verlaufskontrolle durchgeführt. In der 21. SSW betrug der Hirnmantel lediglich 5 mm, die Ventrikel-Hemisphären-Ratio betrug jetzt 0,76 bei einem Sollwert von max. 0,5. Der Befund war immer noch von abdominal kaum zu sehen. Die Harnblase war inzwischen normal groß und zeigte eine normale Dynamik. Aufgrund des Verlaufs wurde nach eingehendem Gespräch mit den Eltern die vorzeitige Beendigung der Schwangerschaft durchgeführt. Es wurde ein 330 g schwerer und 22 cm langer Knabe ausgestoßen. Makroskopisch wurde lediglich eine kleine Lippenspalte festgestellt. Die pathologische Untersuchung konnte den sonographischen Befund bestätigen. Es handelte sich um eine Dandy-Walker-Anomalie mit mäßig großer Cyste in der hinteren Schädelgrube und ausgeprägter Erweiterung der Seitenventrikel.

### Schlußfolgerung

Die Transvaginalsonographie kann wesentlich zur Früherkennung von fetalen Fehlbildungen im zweiten Trimenon beitragen, insbesondere, wenn sich der zu untersuchende Teil des Kindes tief im kleinen Becken verbirgt und sich so einer Beurteilung durch die Abdominalsonographie entzieht. Verschiedene Berichte in den letzten 1–2 Jahren zeigen, daß mit der TVS die Erkennung von Fehlbildungen um 2–3 Wochen vorverlegt werden kann. Diese Chance sollte genutzt werden.

# Die Zuverlässigkeit von beta-HCG-Bestimmung und Vaginosonographie in der präoperativen Diagnostik der Extrauteringravidität

L. Meyer, P. Huber
Universitäts-Frauenklinik Basel, Basel

Seit mehreren Jahren führen wir an der Universitäts-Frauenklinik Basel bei Patientinnen mit EUG-Verdacht vor der Laparoskopie eine präoperative Diagnostik mit beta-HCG-Bestimmung im Serum und Vaginosonographie durch. Dies kommt nur zur Anwendung, wenn die Patientin klinisch stabil ist und keine peritonitischen Zeichen hat. Zeigt der transvaginale Ultraschall eine fehlende intrauterine Fruchtblase und unauffällige Verhältnisse, so wird die Patientin bei beta-HCG-Werten unter 1000 über 48 Stunden überwacht und danach erneut abgeklärt. Gemäß eigenen Untersuchungen können wir in unserer Klinik erwarten, daß bei einem beta-HCG-Wert von über 1000 eine intrauterine Fruchtblase bei intakter Schwangerschaft zu sehen ist. Eine Laparoskopie wird unabhängig vom beta-HCG-Wert indiziert beim Nachweis einer vitalen Extrauteringravidität, beim Nachweis eines eindeutigen Adnexbefundes und/oder viel Flüssigkeit im Douglas. Die Erfahrungen mit dieser präoperativen Diagnostik hatten wir bei 96 Patientinnen (1989 bis 1990), die wegen EUG-Verdacht hospitalisiert wurden, retrospektiv untersucht. In 94 Fällen wurde laparoskopiert, 92mal Diagnose Extrauteringravidität, zweimal falsch-positiv, d. h. es wurde später eine intakte intrauterine Schwangerschaft festgestellt. Die Treffsicherheit im ganzen Kollektiv beträgt somit 98%. Diagnostische Unsicherheiten traten vor allem in Frühstadien der EUG auf, d. h. bei beta-HCG-Werten unter 1000, bei 27 von 96 Fällen hatten wir beta-HCG-Werte unter 1000. In diesem Kollektiv traten die meisten diagnostischen Schwierigkeiten auf. Vier Patientinnen wurden über 72 Stunden beobachtet, zwei hatten initial fallende beta-HCG-Werte, wie es aber oft typisch ist, und zwei initial steigende beta-HCG-Werte, wie für eine intakte Frühschwangerschaft, Komplikationen traten durch das abwartende Verhalten nicht auf. In sieben Fällen wurde aufgrund fehlender intrauteriner Gruchtblase und unauffälligem Ultraschallbefund über 48 Stunden abgewartet. Die Indikation zur Laparoskopie erfolgte aufgrund von Plateau-Bildung des beta-HCG. Komplikationen wie eine Tubenruptur oder Hämatoperitoneum traten nicht auf, alle konnten tubenerhaltend operiert werden. Wir schließen daraus, daß das abwartende Verhalten bei EUG-Verdacht und tiefen beta-HCG-Werten risikoarm ist. Unsere Zahlen dazu sind jedoch klein. Acht von 96 Fällen traten im Blutungsschock ein. Bei keiner dieser Patientinnen war vorher an eine EUG gedacht worden. Eine Patientin war mehrere Tage vorher wegen Abort behandelt worden. Gefährliche Komplikationen einer EUG, wie Schock und Tubenruptur, sahen wir somit ausschließlich, wenn nicht an eine EUG gedacht wurde. Ein Drittel unserer Patientinnen mit Eileiterschwangerschaft hatten anamnestische Risikofaktoren. Beta-HCG-Bestimmung und Vaginalschall ist daher bei Fällen mit erhöhtem Risiko für eine Eileiterschwangerschaft bei Feststellung der Schwangerschaft zu empfehlen.

## Amniocentèses entre 13 et 15 semaines

Ph. Extermann[1], O. Irion[1], S. Dahoun[2], F. Béguin[1], E. Engel[2]
[1]Départemente de Gynécologie et d'Obstérique, [2]Institut de Génétique, Hôpital Cantonal Universitaire Genève

**But**

Evaluation comparative des amniocentèses réalisées entre 13 et 15 semaines, du point de vue obstétrical et cytogénétique.

**Matériel et méthodes**

420 amniocentèses réalisées en 1990 dans notre Département, dont 134 à 13 ou 14 semaines (groupe I), 85 à 15 semaines (groupe II) et 201 à 16 semaines (groupe III). Les ponctions ont été réalisées sous contrôle échographique continu à l'aide d'aiguilles spinales 20 G. La quantité de liquide amniotique prélevée a été en moyenne de 1 ml par semaine pour les groupes I et II et de 20 ml pour le groupe III.

**Résultats**

Les données obstétricales figurent sur le tableau suivant:

|  | 13–14 semaines $n = 134$ | 15 semaines $n = 85$ | 16 semaines $n = 201$ |
| --- | --- | --- | --- |
| Avortements thérapeutiques | 0 | 1 | 3 |
| Avortements spontanés (<28 sem) | 4 | 0 | 8 |

Il n'y a pas de différence significative entre les trois groupes, ni entre le groupe I d'une part et les groupes II et III réunis d'autre part.

Du point de vue cytogénétique, on relève un échec de culture dans le groupe I et un dans le groupe II, aucun dans le groupe III. Il n'y a pas de diférence notable entre les groupes quant à la qualité des préparations obtenues. Le délai moyen pour l'obtention des résultats définitifs est de 22,4 jours ± 5 dans le groupe I, et de 21,6 jours ± 4,8 dans le groupe II, délai comparable à celui du groupe III.

**Conclusion**

Ces résultats correspondent à ceux rapportés dans la littérature récente et confirment que l'amniocentèse réalisée entre 13 et 15 semaines est une alternative raisonnable à l'amniocentèse à 16 semaines, permettant d'obtenir les informations souhaitées en moyenne 2 à 3 semaines plus tôt, sans augmentation significative des risques obstétricaux.

# Chorionbiopsie-Video

D. Schaetti, R. Gaudenz, K. Gerber
Geburtshilflich-Gynäkologische Klinik, Kantonsspital Liestal, Liestal

Nachdem die Technik der Chorionbiopsie (CVS) für eine frühe zytogenetische, pränatale Diagnostik in den Schweizer Kliniken nicht so schnell Fuß zu fassen scheint wie erwartet, erlauben wir uns das Video dieses Jahr noch einmal zu zeigen.

Nach einer kleinen Einführung wird die Vorbereitung und Technik der transabdominalen Chorionbiopsie, die vorzugsweise in der 11. Schwangerschaftswoche durchgeführt wird, Schritt für Schritt demonstriert und erläutert. Auf wichtige Gesichtspunkte der Patientenselektion und der Technik wird hingewiesen.

Unsere Erfahrungen anhand von 500 diagnostischen CVS wurden per März 1991 aktualisiert. Bemerkenswert ist das tiefe Abortrisiko innerhalb von drei Wochen nach dem Eingriff von 1%, welches das spontane, als auch das iatrogene Risiko umfaßt.

# 500 Chorionbiopsien am Kantonsspital Liestal
# Erfahrungen und Ergebnisse der zytogenetischen Analysen

R. Gaudenz, D. Schaetti, M. Ackermann, E. Bühler
Liestal, Basel

1986 haben wir mit der transzervikalen Chorionbiopsie begonnen. Später kam die transabdomionale Technik dazu, die wir heute klar bevorzugen. Für die Chorionbiopsie eignen sich die Schwangerschaftswochen 11 und 12 in idealer Weise. 74% der Chorionbiopsien wurden im 1. Trimenon, 22% im zweiten und 4% im dritten durchgeführt. 61,5% der Frauen waren zwischen 35 und 40 Jahre alt, knapp 5% zwischen 41−45. Dementsprechend figurierte die Altersindikation für die Chorionbiopsie mit 65% auch an erster Stelle, der Wunsch mit 15% an zweiter, das tiefe AFP mit knapp 10% an dritter und der sonographische Verdacht auf Mißbildungen im zweiten und dritten Trimenon mit gegen 5% an vierter Stelle. Im Labor werden Chorionzotten für das Direktpräparat, d. h. eine Kurzzeitkultur und solche für eine Langzeitkultur asserviert. Aufgrund des Direktpräparates bekommt die Patientin nach 3−6 Tagen das provisorische Resultat eines normalen Karyogramms. Die Langzeitkultur dient der Bestätigung und der weiteren Analyse bei fehlenden oder unvollständigen Metaphasen, bei Mosaik oder bei Verdacht auf chromosomale Mißbildung im Direktpräparat. Eine Fruchtwasserpunktion ist nur bei Mosaikbildung notwendig. In über 90% der Fälle liegt das Resultat des Direktpräparates nach wenigen Tagen vor. 8mal, d. h. in 1,6% wurde eine chromosomale Mißbildung festgestellt, 3mal bei vermeintlich unauffälliger Schwangerschaft, 5mal bei sonographisch-klinischem Hinweis auf ein Mißbildungssyndrom. In weiteren Fällen mit klinisch-sonographischer Pathologie erwies sich das Karyogramm als normal. Ein Mosaik wurde 7mal, d. h. in 1,3% festgestellt.

Demgegenüber kam es in 5 Fällen innerhalb von 2 Wochen nach der Chorionbiopsie zu einem Missed abortion. Dies ist die Summe der natürlichen und iatrogenen Aborte, die somit 1% beträgt. Die Eingriffe hatten alle in der 11. und 12. SSW stattgefunden. Außerdem wurde 7mal, d. h. in 1,4% der Fälle ein Fruchttod zwischen der 14. und 33. SSW registriert, die ohne erkennbaren Zusammenhang mit der Chorionbiopsie eintraten.

Zusammenfassend kann man die Chorionbiopsie als gute Untersuchungsmethode für eine frühe zytogenetische Diagnostik bezeichnen. Die iatrogene Abortrate innerhalb von

2 Wochen nach dem Eingriff liegt unter 1%. In unserem Patientengut ist aber auch die Inzidenz von chromosomalen Mißbildungen mit 1,6% klein.

## Feto-maternelle Bluttransfusion als Folge der transabdominalen Chorionbiopsie

R. Gaudenz, A.-F. Viollier
Liestal, Basel

Es interessiert die Frage, wieviele fetale Erythrozyten als Folge der Punktion die Plazentaschranke verlassen und in die mütterliche Strombahn gelangen. Die Gefahr der akuten Immunisierung und eines möglichen Boosterings ist von vielen Faktoren abhängig, aber auch direkt proportional zur Menge der feto-maternellen Bluttransfusion. So haben wir bei 54 Patientinnen, eine Stunde nach der transabdominalen Chorionbiopsie, eine Blutentnahme vorgenommen, um das Blut mittels des Kleihauer-Betke-Tests auf fetale Ec untersuchen zu lassen. Findet man im Blut nämlich einen fetalen Ec auf 100000 mütterliche Zellen, beträgt die feto-maternelle Transfusion 0,04 ml fetales Blut. Es stellte sich heraus, daß den meisten Laboratorien die Technik fehlt, in dieser hohen Empfindlichkeit zu untersuchen. Der Kleihauer-Betke-Test wurde optimiert. Das feto-maternelle Transfusions-Blutvolumen war 2mal null, lag 24mal zwischen 0,04–0,2 ml und 15mal zwischen 0,24–0,4 ml. Nur 6mal wurde ein Volumen von über 1 ml berechnet. In 76% der Fälle beträgt die feto-maternelle Bluttransfusion weniger als 0,4 ml. In den übrigen Fällen verteilen sich die Mengen zwischen 0,4 und in einem Extremfall 19 ml. Bei Rh-Konstellation und negativen AK ist eine CVS erlaubt. Eine Anti-D-Prophylaxe ist unmittelbar nach dem Eingriff notwendig, mit einer Wiederholung in der 24., 36. SSW und post partum. Bei der bereits iso-immunisierten Patientin ist eine CVS wegen der Gefahr des Boosterings kontraindiziert. Verschiedene Bestimmungsmöglichkeiten des Hb-F lassen sich anwenden, wobei der pH-differenzierten Kleihauer-Betke-Methode mit einer sehr großen Anzahl untersuchter Erythrozyten echte praktische Bedeutung zukommt. Am besten ist der gleichzeitige Ansatz von Kleihauer-Betke bei pH 2,3 und 3,3, ferner der Hb-Elektrophorese und Chromatographie (HPLC) zur Bestimmung des globalen, d. h. mütterlichen und fetalen Hb-F. Auf die Wertigkeit der Hb-F-Immunfluoreszenz und die Perspektive der Flowzytometrie wird eingegangen. Mehrere Arbeiten haben sich mit dem Alpha-Fetoprotein-(AFP-)Anstieg nach CVS befaßt, die besprochen werden. Mit einer optimierten Technik nach Kleihauer-Betke lassen sich die fetalen, als auch die mütterlichen Hb-F-haltigen Ec im mütterlichen Blutausstrich nach Chorionbiopsien mit einer hohen Empfindlichkeit von 1 auf 100000 Zellen bestimmen.

## Evaluation de la résistance vasculaire des artères utérines, ombilicales et sylviennes à 20 semaines de grossesse

C. Linh, D. de Ziegler
Clinique de Genolier, Genolier

Des études antérieures ont conclu à recommander une évaluation par Doppler pulsé de la résistance vasculaire des artères utérines entre 18 et 20 semaines de grossesse: le but est d'identifier précocément les femmes ayant un risque accru de développer des gestose ou retard de croissance intra-utérin. au vu de ces résultats, nous avons intégré l'évaluation Doppler entre 18 et 20 semaines dans notre suivi obstétrical.

Nous présentons ici les résultats des mesures Doppler effectuées auch cours des 70 monitorages de grossesse et les données obstétricales s'y rapportant. Age moyen des patientes: 29 ans (min: 21 ans; max: 37 ans). 38 nullipares, 28 primipares, 4 multipares. 67 caucasiennes, 2 africaines et 1 chinoise.

Les index de pulsatilité (PI) et de résistance (RI) sont mesurés sur trois types des vaisseaux artériels: utérines, ombilicales et sylviennes.

A. Il existe une corrélation étroite entre les PI et RI utérins , et entre les RI et PI ombilicaux respectivement. C'est pourquoi nous ne présenterons que les RI utérins et ombilicaux à partir d'ici.

B. Il existe une corrélation faible ($P < 0,05$) entre l'âge maternel et le RI utérin, mais pas avec le RI ombilical. On peut penser qu'avec l'âge maternel croissant, la résistance vasculaire utérin augmente, mais sans altération fonctionnelle de la vascularisation fœtale, à 18–20 semaines de grossesse.

C. Il n'y a pas de corrélation entre le RI utérin et le RI ombilical, ni entre l'âge gestationnel et le RI utérin.

E. 15% des RI utérins sont pathologiques à la 1ère mesure à 18–20 semaines; seules 3 mesures sont restées anormales après la 2ème mesure 3 semaines plus tard. Il est intéressant de remarquer que 2 des valeurs anormales de façon persistantes ont concerné les 2 africaines, mais sans retentissement fœtal.

D. Des 70 patientes étudiées, 64 ont accouché. Nous n'avons pas eu de gestose ni de retard de croissance. Les indices Doppler ont été normaux chez une patiente ayant eu un décollement placentaire à 27 semaines. L'Apgar moyen est de 8-9-9. Le poids moyen de naissance est de 3180 g.

F. Nos résultats remettent en question la valeur du dépistage des gestose ou retard de croissance intra-utérin par Doppler pulsé à 128–20 semaines de grossesse, ceci dans une population à risque obstétrical aussi bas que le nôtre.

## Onkologie I: Mamma/Ovar
## Oncologie I: Sein/ovaire

# Die Wertigkeit der Tumormarker CA 15-3 und CEA präoperativ und in der Nachsorge beim Mammakarzinom

E. Fritsche, J. Benz
Frauenklinik, Kantonsspital Winterthur, Winterthur

In einer retrospektiven Analyse wird die Bedeutung der beiden Tumormarker CA 15-3 und CEA in der präoperativen Abklärung und in der onkologischen Nachsorge bei 274 Mammakarzinompatientinnen während Januar 1988 bis Dezember 1990 untersucht. Durchschnittlich wurden bei jeder Patientin in der Nachsorge drei Analysen der beiden Tumormarker durchgeführt.

Zu den Resultaten:
- präoperativ läßt sich mit der Tumormarkerbestimmung keine Aussage bezüglich axillärem Lymphknotenbefall machen.
- selbst bei 50 benignen Mammaveränderungen konnten in 16% erhöhte CA 15-3-Werte (Schwellenwert 25 U/ml) und in 8% erhöhte CEA-Werte (Schwellenwert 5 ng/ml) gefunden werden.
- 17 Patientinnen mit lokoregionalem Rezidiv zeigten nur in 47% Tumormarkererhöhungen, das lokoregionale Rezidiv läßt sich mit den beiden Markern nur ungenügend nachweisen.
- 32 Patientinnen zeigten Fernmetastasierungen, der Marker CA 15-3 ist dem CEA-Wert dabei überlegen (Sensitivität 84% : 65%). Durch die Kombination beider Marker kann ein Sensitivitätszuwachs von 7% erreicht werden.
- 225 Patientinnen waren bei einer mittleren Beobachtungszeit von 18 Monaten klinisch und bildgebend rezidivfrei. 23% der Patientinnen zeigten jedoch mindestens einmal einen pathologischen CA 15-3-Wert, 5,3% mindestens einmal einen pathologischen CEA-Wert, 8% zeigten beide Werte mind. einmal erhöht.

Solange eine Fernmetastasierung lediglich palliativ behandelt werden kann, bleibt der Einsatz der Tumormarker in der Rezidiverkennung umstritten.


# Relation entre un marqueur de prolifération tumorale (Ki-67) et des facteurs pronostiques dans les carcinomes mammaires

P. Vassilakos, X. Albe, M. Redard, J. Weintraub, P. Schaefer, M. Forni, F. Krauer
Centre de dépistage du cancer et Département de Gynécologie et d'Obstétrique, Genève

Nous avons étudié la relation entre la prolifération tumorale évaluée à partir du % de cellules Ki-67 positives et plusieurs facteurs pronostiques classiques et expérimentaux.

Dans un ensemble de 630 patientes atteintes de carcinome du sein, nous avons sélectioné 369 patientes présentant des tumeurs avec le diagnostic de carcinome canalaire invasif et pour lesquelles la proportion de cellules tumorales positives pour l'antigène nucléaire Ki-67 (un indice de la prolifération tumorale) a été évaluée.

Parmi ces 369 patientes, les récepteurs hormonaux ont été déterminées par immuno-cytochimie dans un sous-groupe de 240 patientes et le contenua en ADN a été déterminé par cytométrie par analyse d'image (ADN-ploïdie) dans un deuxième sous-groupe de 232 patientes.

Aucune association statistiquement significative n'a été trouvée entre la proportion de cellules Ki-67 positives et la présence de métastases ganglionaires. Par contre, il existe une association significative entre le % de cellules Ki-67 positives et la taille tumorale, le grade histologique, la présence de récepteurs hormonaux et L'ADN-ploïdie. On retrouve des résultats similaires en considérant séparément les tumeurs de petite taille (≤2 cm) et celles de grande taille (>2 cm).

En conclusion, l'estimation de la prolifération tumorale déterminée par le % de cellules tumorales positives pour l'antigène Ki-67 est associée avec certains facteurs pronostiques déjà validés. Dans ce contexte, l'éventuelle utilité de cette détermination comme facteur dans un profil de risque pour les patientes avec carcinome du sein reste à démontrer.


# Rechtfertigen die Ergebnisse der lokoregionären Chemotherapie deren Einsatz bei der Behandlung von Lebermetastasen des Mammakarzinoms?

T. Zimmermann, P. Quoika, Ch. Kelm, W. Padberg
Allgemeinchirurgische Klinik, Gießen

Mehr noch als eine Lebensverlängerung ist das Ziel einer palliativen Therapie die Linderung von Beschwerden und die Verbesserung der Lebensqualität betroffener Patienten. Da die Lebensqualität bei einer systemischen Chemotherapie häufig durch deren Nebenwirkungen beeinträchtigt wird, sehen wir in der lokoregionalen Chemotherapie das Verfahren der Wahl bei der Behandlung nicht resezierbarer Lebermetastasen.

Zwischen 1890 und 1990 wurde an unserer Klinik bei 59 Frauen wegen Lebermetastasen eines Mammakarzinoms eine lokoregionale Chemotherapie durchgeführt. Das Durchschnittsalter unserer Patientinnen lag bei 52 Jahren. 4 Patientinnen behandelten wir wegen einer nicht resezierbaren Solitärmetastase. Bei 5 Frauen war das Leberparenchym bis zu 25% von Metastasen durchsetzt, bei 32 lag ein Leberbefall von 25 bis 75%, bei 18 Patientinnen ein Befall von über 75% vor.

Als Chemotherapeutika wurden die auch bei der systemischen Therapie angewandten Substanzen Doxorubicin, Cisplatin, Mitomycin, Mitoxantron, Vincristinsulfat und 5-Fluorouracil in unterschiedlichen Kombinationen für insgesamt 6 Zyklen an jeweils 5 Tagen in vierwöchigen Abständen verabreicht.

Bei knapp der Hälfte unserer Patientinnen konnten wir durch bildgebende Verfahren (Sonographie, CT) oder durch laborchemische Parameter (Tumormarker, leberspezifische Enzyme) ein Ansprechen der Therapie beobachten. Die mediane Überlebenszeit nach Therapiebeginn lag bei 149 Tagen, die längste von uns beobachtete Überlebenszeit betrug 1009 Tage.

Wir folgern, daß die lokoregionale Chemotherapie bei Lebermetastasen eines Mammakarzinoms mit einer medianen Überlebenszeit von nur knapp 5 Monaten die in sie gesetzten Erwartungen nur unzureichend erfüllen konnte. Die Entscheidung zur Durchführung einer solchen Palliation sollte daher individuell gestellt werden. Eine klare Indikation stellt für uns einerseits das Vorhandensein solitärer, nicht resektabler Metastasen, andererseits ein Kapselspannungsschmerz bei diffuser Metastasierung dar.

# Wieviele Lymphknoten sollten beim Mammakarzinom entfernt werden?

P. Wyss[1], Ch. Rageth[2], R. Steiner[1], Ch. Unger[1], U. Haller[1]
[1]Departement für Frauenheilkunde Universitätsspital Zürich, Zürich
[2]Frauenklinik Kantonsspital Luzern, Luzern

Zwischen 1971 und 1989 wurden an der UFK Zürich 1042 primäre Mammakarzinome therapiert. Bei 899 Patientinnen (Pat) mit 9776 exstirpierten (exst) Lymphknoten (LK) – Durchschnitt 10,9 – ist der Nodalstatus bekannt. 399 (44%) waren nodalpositiv (N+), 500 (56%) nodalnegativ (N−). Die mittlere Beobachtungszeit betrug 5,7 Jahre.

Seit 1971 stieg die durchschnittliche Anzahl exst. LK pro Pat pro Jahr bei gleichbleibender Stadienverteilung kontinuierlich an auf >19. Dabei zeigte sich, daß die Exstirpation von mehr als 5–8 LK die Aussagekraft über die Nodalpositivität nicht erhöhte. Bei der Gruppeneinteilung mit 1–5 ($n = 93$), 6–10 ($n = 212$), 11–15 ($n = 206$), 16–20 ($n = 139$), >20 ($n = 71$) exst. LK konnte bei gleicher Stadienverteilung kein signifikanter Unterschied bzgl. Anteil N+ Pat festgestellt werden. Hingegen war die Anzahl positiver LK abhängig von der Anzahl exst. LK, wenn weniger als 10 LK entfernt wurden. Sie blieb aber bei mehr als 10 exst. LK konstant.

Bei 9 (2%) von 500 N− Pat sind axilläre Rezidive (Rez.) aufgetreten. Wir gehen davon aus, daß diese Pat offenbar falsch-negativ eingestuft wurden. Wenn im N-Kollektiv >8 LK exstirpiert wurden, traten 5 (1%) ax. Rez. auf. Bei >10 exst. LK manifestierten sich 3 (0,6%), bei >15 exst. LK keine ax. Rez.

Im Gesamtkollektiv ($n = 899$) traten 42 ax. Rezidive auf. Bei 35 Pat ist die Anzahl exst. LK bekannt. Wenn <15 LK entfernt wurden, traten 27 (3%) ax. Rez. auf. Bei >15 exst. LK manifestierten sich 8 (0,9%), bei >20 nur 1 (0,1%) ax. Rezidiv.

Zusammenfassend zeigen unsere Untersuchungen, daß bei 10 oder mehr entfernten LK in weniger als 1% ein ax. Rezidiv auftritt. Damit geht aus unserer Analyse hervor, daß für ein korrektes Staging und eine Reduktion axillärer Rezidive unter 1% mind. 15 LK entfernt werden sollten.

# Das lokoregionäre Rezidiv des Mammakarzinoms: Bedeutung für das weitere Überleben

J. Benz, A. Juchler
Frauenklinik, Kantonsspital Winterthur, Winterthur

Da es im Einzelfall weitgehend unbekannt ist, ob ein lokoregionäres Rezidiv nur eine reine Lokalerscheinung oder eine sichtbare Teilmanifestation einer okkulten Generalisierung darstellt, untersuchten wir in einer retrospektiven Studie das weitere Schicksal von 409 Mammakarzinompatientinnen, die bei uns zwischen 01. 01. 79 und 28. 02. 91 ihre Primärbehandlung erhielten. Die mittlere Beobachtungszeit betrug 53 Monate.

65 (15,9%) Patientinnen erkrankten an einem lokoregionären Rezidiv. In Abhängigkeit von der Primärtherapie war dies in 7,1% bei brusterhaltender Therapie mit Bestrahlung, in 17,3% nach modifizierter Radikaloperation und in 31,4% nach verschiedenen Therapiekombinationen der Fall. Innerhalb 3 Jahren nach Primärtherapie rezidivierten 42 (64,6%), innerhalb 5 Jahren 50 (76,6%) lokoregionär.

41 (63,1%) Patientinnen zeigten entweder gleichzeitig mit dem lokoregionären Rezidiv oder spätestens innerhalb von 2½ Jahren Fernmetastasen. Das durchschnittliche Intervall zwischen lokoregionärem Rezidiv und Fernmetastasen liegt bei 7 Monaten. Dabei wird

das Auftreten von Fernmetastasen im Verlauf der Krankheit um so unwahrscheinlicher je länger das Intervall zwischen Primärtherapie und lokoregionärem Rezidiv dauert. Bei Patientinnen mit Fernmetastasen lag dieses Intervall durchschnittlich bei 27,3 Monaten, bei Patientinnen ohne Fernmetastasen jedoch bei 52 Monaten. Unsere Resultate werden mit der Literatur verglichen und diskutiert. Dabei verdient die Abklärung und Behandlung des lokoregionären Rezidivs unter Berücksichtigung der obigen Resultate besondere Beachtung.

# Die Bedeutung der Lokalisation klinisch okkulter mammographischer Befunde anhand einer retrospektiven Analyse

Th. Hess, J. Benz, A. Juchler
Frauenklinik, Kantonsspital Winterthur, Winterthur

Die retrospektive Studie von 54 Lokalisationen (nach Brun del Re) von nicht palpierbaren Mammaläsionen im Zeitraum vom November 1981 – April 1991 untersuchte die vorhandenen Symptome, die mammographischen Befunde und die gewonnenen histologischen Resultate.

Das Durchschnittsalter betrug 55 Jahre, wobei sich 70% der Patientinnen in der PMP befanden. In den meisten Fällen wurde der obere, äußere Quadrant der Mamma einer Lokalisation unterzogen. Eine Schnellschnittuntersuchung fand in 46% der Fälle statt.

Der Anlaß zur Mammographie, welche den Befund zur Lokalisation lieferte, war in 54% in der Anamnese zu finden und bei 46% in bestehenden Symptomen, v.a. Mastodyniebeschwerden, begründet.

Mammographisch konnte in 39% eine Mikrokalzifikation, in 35% ein maligne und in 26% ein benigne eingestufter Knoten oder Schatten beschrieben werden.

Die Histologie erwies sich in 61% als benigne, in 9% als Präkanzerose und in 30% als invasives Mammakarzinom. Die invasiven Karzinome zeigten günstige prognostische Zeichen in bezug auf Tumorgröße (88% weniger als 2 cm Durchmesser) und axillären LK-Status (73% nodal negativ). Im gleichen Beobachtungszeitraum wurden 400 Mammakarzinome an unserer Klinik erfaßt; d.h. rund 5% wurden mit dem erwähnten Lokalisationsverfahren (inkl. Ca in situ) entdeckt.

Anhand der erfaßten Daten wird die Lokalisationstechnik diskutiert und es wird darauf hingewiesen, daß diese Behandlungsmethode von okkulten Mammakarzinomen im Rahmen zukünftiger Mammographiescreening-Programme an Bedeutung gewinnen wird.

# Ovarielle Metastasierung extragenitaler Tumoren an der Universitätsfrauenklinik Zürich 1978–1990

D. Perucchini[1], F. Hammer[1], R. Caduff[2], U. Haller[1]
[1]Departement für Frauenheilkunde, [2]Institut für Pathologie, Universitätsspital Zürich, Zürich

In den letzten 13 Jahren wurden 361 Patientinnen wegen eines malignen Ovarialtumors oder eines metastasierenden Mammakarzinoms an den Adnexen operiert.

Wir analysierten retrospektiv die Fälle mit der Frage nach der Häufigkeit extragentialer Ovarialmetastasen und deren Primärtumor.

27 Patientinnen wurden im Sinne einer ablativen Hormontherapie ovarektomiert. Davon zeigte fast die Hälfte der Patientinnen, nämlich 12, Metastasen des Mammakarzinoms in den Ovarien – 3 Patientinnen in einem Ovar, 9 in beiden Ovarien.

Von den übrigen 394 Patientinnen, welche wegen eines malignen Ovarialtumors operiert wurden, wiesen 309 primäre Ovarialmalignome auf. Bei den restlichen 25 Patientinnen lagen Metastasen extragenitaler Tumoren vor. Davon hatten 7 Patientinnen Metastasen eines Magenkarzinoms, 6 Metastasen eines Kolon- respektive Sigmakarzinoms und weitere 6 Patientinnen Metastasen eines Mammakarzinoms. Bei einer Patientin lag ein Pankreaskarzinom als Primärtumor vor. In 5 Fällen konnte der Primärtumor nicht gefunden werden.

Die Häufigkeit extragenitaler Ovarialmetastasen in unserem Patientengut entspricht mit 7% der in der Literatur angegebenen Häufigkeit.

## Zur prätherapeutischen Differentialdiagnose des zystischen Ovarialtumors

J. Kunz, B. Kunz
Schweizerische Pflegerinnenschule, Gebh.-gyn. Abteilung, Zürich

Die Prognose maligner Ovarialtumoren wird maßgeblich bestimmt durch das prätherapeutische Stadium. Daraus ergibt sich der Auftrag, den malignen Tumor möglichst frühzeitig, d. h. in einem einer kurativen Therapie zugänglichen Stadium zu erfassen. Die vorliegende Untersuchung hatte zum Ziel, mit Hilfe klinischer, sonographischer, radiologischer und labortechnischer Mittel aus einem Kollektiv von Patientinnen mit Adnextumoren diejenigen zu erkennen, die an malignen Ovarialtumoren erkrankt waren. Dazu wurden 64 Patientinnen einer erweiterten Diagnostik unterstellt. Diese umfaßte die klinische und echographische Beurteilung, die radiologische Abklärung und nach Maßgabe dieser Befunde zusätzlich die Computertomographie. Im Labor wurden neben den üblichen Routineuntersuchungen die Serumkonzentrationen der hypophysären Gonadotropine, der ovariellen und adrenalen Steroide, der onkofetalen und onkoplazentaren Tumormarker sowie des Tumorantigens CA 125 bestimmt. Histologisch wiesen 41 Patientinnen echte Ovarialtumoren, davon 6 maligne auf. Bei der Auswertung der Untersuchungsresultate erreichten die klinische Untersuchung und die Sonographie Sensitivitäten von 67% bzw. 83% und Spezifitäten von 88% bzw. 83%. Die Urographie brachte nur deskriptive Resultate. Die Sensitivität der Computertomographie entsprach derjenigen der klinischen Untersuchung. Für die geprüften Laborparameter lag die Relation von Sensitivität und Spezifität ungünstig. Dies traf auch für CA 125 zu. Dies hätte zur Folge, daß sich in Screeningprogrammen viele Frauen unnötigerweise Abklärungsuntersuchungen unterziehen müßten. Aus diesem Grund sind die geprüften Laborparameter zur Frühdiagnose von malignen Ovarialtumoren nicht geeignet. Für die Diagnostik von Ovarialtumoren stehen heute die klinische und gynäkologische Untersuchung und die Sonographie im Vordergrund.

# Numerische Chromosomenaberrationen an Zellkernen von Abstrichpräparaten solider, gynäkologischer Tumoren

H. Walt[1], U. Schuchter[1], R. Caduff[2], M. T. Wyss[1], Y. Geng[1], T. Leemann[3], E. Wight
[1]Departement für Frauenheilkunde, Universitätsspital, Zürich, [2]Institut für Pathologie der Universität, Zürich und [3]Institut für Biomedizinische Technik und Informatik der Universität und ETH, Zürich

Eine 42jährige Patientin mit negativen Östrogen- und Progesteronrezeptorwerten produzierte Serumtumormarker des Typs CA 125, CA 15-3 und CA 50. Sie wies einen ungewöhnlichen, ulzerierenden Tumor an der Mamma auf (T4c, N2, Mx, Karzino-Sarkom), den wir mit biologischen Methoden, mit in situ-Hybridisierung und mit dreidimensionaler Bildanalyse untersucht haben. Vom Operationspräparat wurden Fragmente in Nacktmäuse implantiert, worauf sich eine transplantierbare Tumorlinie entwickelte. Sowohl vom Operationspräparat, als auch von den Nacktmaustransplantaten wurden Abstriche an Objektträgern angebracht. Nach in situ-Hybridisierung mit der DNA-Sonde, spezifisch für die Zentromerregion von Chromosom 1 und mittels dreidimensionaler Bildanalyse konnten Ort und Anzahl vorhandener Chromosomenkopien pro Zellkern dargestellt werden. In einem Viertel der Kerne fanden sich drei Kopien von Chromosom 1. Diese Methodenkombination ermöglicht somit detaillierte DNA-Untersuchungen auch an Interphasekernen. Durch die Anwendung tumorspezifischer DNA-Sonden könnte in Zukunft auch eine prognostische Aussage erwartet werden.

# Onkologie II: Zervix
# Oncologie II: Col utérin

## Befürchtungen und Erwartungen von Patientinnen vor gynäkologischen Untersuchungen

K. Vondruska, R. A. Steiner, U. Haller
Dep. für Frauenheilkunde, Universitätsspital Zürich, Zürich

Die gynäkologische Untersuchung (U) tangiert – wie kaum eine andere – emotionale Bereiche einer Patientin (P).

Mit dem Ziel, mehr über die Empfindungen der Frauen zu erfahren und daraus Konsequenzen ziehen zu können, wurde an unserer Poliklinik ab Jan. 1991 eine Studie begonnen, in der ein 60 Fragen umfassender und in 6 Themenkreise gegliederter Fragebogen verteilt wurde. Bisher konnten 250 ausgewertet werden: 70% der Frauen waren 21–40 Jahre alt, 73% waren Schweizerinnen. Auf die Fragen nach den Empfindungen während der U. gab ⅓ der P. an, nervös und angespannt zu sein, wobei es sich zeigte, daß bei >50% diese Reaktionen von der Person des Untersuchers abhängig waren. Es überrascht die Tatsache, daß immerhin 38% sich ausschließlich von einer Ärztin untersuchen lassen möchten, während 50% bezüglich des Geschlechtes des Untersuchers keine Präferenzen angaben. Bezogen auf den Untersuchungsgang selbst zeigte sich erwartungsgemäß, daß die Position auf dem gyn. Stuhl und im besonderen das Einführen des Spekulums und die Rektaluntersuchung als störend und unangenehm empfunden wurden. Die Frage, ob die P. nötigenfalls die U. auch unterbrechen würden, bejahten lediglich 50%, während 32% hierzu nicht den Mut hätten. In erster Linie beziehen sich jedoch die geäußerten Befürchtungen auf die Möglichkeit eines path. Untersuchungsbefundes, was u. a. ein deutliches Bedürfnis nach Informationen nach sich zieht: Die verbale Kommunikation mit dem Arzt während der U. erweist sich als sehr wichtig, insbesondere sind Erklärungen zum Untersuchungsgang und den erhobenen Befunden erwünscht. Die bisherige Auswertung dieses Fragenkomplexes zeigt, daß die gyn. U. zwar in manchen Dingen als unangenehm empfunden wird, daß aber ein Großteil der P. von deren Notwendigkeit überzeugt ist und letztlich keine Probleme mit der Untersuchung hat (45%). Nur 23% haben eigene Veränderungsvorschläge formuliert.

## Abstrichtechnik nach Papanicolau, ein kritischer Vergleich

R. Eltbogen, R. Gaudenz, H. Burger
Gebh.-Gyn. Klinik und Institut für Pathologie, Kantonsspital Liestal, Liestal

Jeder Mensch hat seine Gewohnheiten, so auch die Gynäkologinnen. So verwendeten wir an der Klinik seit Jahren für den Papanicolau-Abstrich des Zervikalkanales einen Watteträger und einen Holzspatel. Angesprochen auf die Repräsentativität unserer Technik wurde die herkömmliche Abstrichart gegenüber der Entnahmeart mit der Cervex-Brush verglichen. Zunächst wurde die herkömmliche Abstrichtechnik anhand von 200 Patientinnen aus der gynäkologischen Privatsprechstunde durchgeführt und alsdann einem zweiten Kollektiv von 200 Fällen, bei denen wir den Abstrich mit der Cervex-Brush entnommen haben, gegenübergestellt. Ein Abstrich ist dann repräsentativ, wenn im Präparat sowohl endo- als auch ektozervikale Epithelzellen enthalten sind, weil dann sehr wahrscheinlich ebenfalls Material aus der Übergangszone, wo Dysplasien am häufigsten auftreten, miterfaßt ist. Es zeigt sich, daß der Watteträger beim bisherigen Routineverfahren in 16% gar nicht in den Zervikalkanal einlegbar war. Es kann aus den Resultaten geschlossen werden, daß 24% in Ermangelung von Zylinderzellen bezüglich der Diagnostik von malignen resp. prämalignen Veränderung nicht ausgewertet werden konnten. Im Gegensatz dazu stehen die Resultate der Cervex-Brush. Nur bei 10 Abstrichen, d. h. 5%, war dieser zytologisch nicht auswertbar. Auch unsere prospektive Studie verdeutlicht die Überlegenheit der Zell-Ausbeute und demzufolge die Aussagekraft der Entnahmetechnik mit der Cervex-Brush gegenüber der herkömmlichen Technik mit Watteträger und Spatel. Deshalb sollte diese neue Methode das Standardverfahren in Klinik und Praxis bilden.

## Die Bedeutung der Abstrichentnahme in der gynäkologischen Zytologie

U. Denzler
Labor für gynäkologische Zytologie, Bern

Die Treffsicherheit der Portiozytologie ist in den letzten Jahren wesentlich gesteigert worden. Gründe sind Fortschritte in der Differentialzytologie, gute Aus- und Weiterbildung des zytotechnischen Personals, Qualitätskontrollen, Limitierung der zu screenenden Abstriche auf 40–50 pro Assistentin täglich. Eine weitere Verbesserung der Resultate ist aber noch möglich, wenn das Augenmerk auch auf die Entnahme der Abstriche gerichtet wird.

Ein repräsentativer Abstrich muß endocervikale Zylinderzellen und ev. Zellen der Umwandlungszone (Metaplasiezellen) enthalten. Dabei spielen neben sorgfältiger Entnahme auch Instrumente eine wesentliche Rolle.

Ich habe 1990 in meinem zytologischen Einsendelabor eine Vergleichsstudie durchgeführt und hier die Abstrichgewinnung mit dem Szalay-Spatel (Plastikspatel) der kombinierten Entnahme mit dem Wattetupfer (Portiooberfläche)/Cytobrush (Cervikalkanal) gegenübergestellt.

Dabei hat sich gezeigt, daß die Kombination Wattetupfer/Cytobrush dem Spatel wesentlich überlegen ist, d. h. signifikant höhere Anteile endocervikaler Zylinderzellen und Zellen der Umwandlungszone aufweist.

## Kolposkopie nach Lasertherapie der cervikalen intraepithelialen Neoplasie

F. Mathez-Loic, Th. Gyr, B. Frei, H. U. Bratschi, E. Dreher
Universitäts-Frauenklinik Bern, Bern

Die lokale Therapie der cervikalen intraepithelialen Neoplasie (CIN) mit $CO_2$-Laser ist weit verbreitet. Dabei kommen Evaporisation, Exzision und kombinierte Behandlungen zur Anwendung. Uns interessierte, ob sich je nach Operation Unterschiede in der postoperativen Beurteilbarkeit der Portio ergeben.

Wir untersuchten Patientinnen, bei welchen wegen einer kolposkopisch, zytologisch und histologisch abgeklärten CIN und/oder einem Befall der Portio mit Papillomavirus (HPV) eine Behandlung mit $CO_2$-Laser durchgeführt wurde. Je nach Lager der Platten-Zylinderepithelgrenze (PZG) und Ausdehnung der Läsion wurde eine Evaporisation, eine Exzision oder eine Kombinationsbehandlung (cowboy-hat) mit dem $CO_2$-Laser vorgenommen. Bei der Nachkontrolle erhobene kolposkopische Befunde wurden mit den präoperativen Diagnosen und der operativen Technik verglichen.

Insgesamt wurden 152 Patientinnen in die Studie einbezogen. Das Alter lag bei 15 bis 70 Jahren, im Mittel bei 31,7 Jahren. Die Beobachtungszeit betrug 3 bis 108 Monate, im Mittel 34,2 Monate. Die intraoperative histologische Diagnose ergab in 34% der Fälle eine virusassoziierte Veränderung, in 13% eine CIN I, in 26% eine CIN II, in 27% eine CIN III und in einem Fall ein mikroinvasives Karzinom. In 52% der Fälle wurde eine alleinige Evaporisation (Gruppe 1), in 32% eine Konisation (Gruppe 2) und in 16% eine kombinierte Exzisions-/Evaporisationsbehandlung (Gruppe 3) mit dem $CO_2$-Laser durchgeführt. Eine endozervikale Lage der PZG fand sich postoperativ in Gruppe 1 bei 30% gegenüber 80% bzw. 71% bei den Gruppen 2 und 3. Eine Stenose des Zervikalkanales fand sich ebenfalls signifikant häufiger in den Gruppen 2 und 3 (42% und 45%) wie in Gruppe 1 (15%). Bezüglich Rezidivrate unterschieden sich die Gruppen nicht.

Bei einsehbarer PZG weist die Evaporisation mit dem $CO_2$-Laser gegenüber der Exzision zur Behandlung der CIN Vorteile auf, da die Portio kolposkopisch nach Evaporisation besser beurteilbar ist wie nach Exzisionsbehandlungen. Voraussetzung für jede Form der Lokalbehandlung ist eine sorgfältige präoperative Abklärung sowie eine gesicherte Nachsorge.

# Kolposkopie in der Diagnose von virusassoziierten Veränderungen der Zervix

A. Wali, Th. Gyr, S. Gerber, Ch. Minder, M. Meandzija, E. Dreher
Universitäts-Frauenklinik, Bern

Infektionen des unteren Genitaltraktes mit Papilloma-Viren (HPV) werden mit der Entstehung von malignen Erkrankungen in Zusammenhang gebracht. Ziel unserer Untersuchung war, die Validität der kolposkopischen Untersuchung bezüglich Vorliegen eines HPV-Infektes zu prüfen.

### Patientengut und Methoden

Wir untersuchten retrospektiv alle Patientinnen unserer Dysplasiesprechstunde, bei welchen eine HPV-Typisierung durchgeführt worden war. Diese erfolgte mittels Slot-blot und Rundfilter-Hybridisierung. Es wurden die Typen 6/11 sowie 16/18 unterschieden. Die kolposkopischen Befunde wurden mit HPV-Typen, zytologischen und histologischen Befunden verglichen.

### Ergebnisse

Insgesamt wurden 1421 Frauen in die Studie einbezogen. Bei 84% der Patientinnen wurde HPV nachgewiesen, bei 70% HPV 6/11 und bei 66% HPV 16/18. 46% der Patientinnen mit HPV 6/11 und 46% mit HPV 16/18 zeigten unauffällige kolposkopische Befunde. Bei 321 Patientinnen wurde eine differenzierte Analyse der kolposkopischen Befunde vorgenommen. 42% der Patientinnen mit HPV 6/11 und 46% mit HPV 16/18 wiesen essigweißes Epithel auf, 31% Patientinnen mit HPV 6/11 und 16% mit HPV 16/18 eine oder mehrere jodhelle Zonen ($P = 0,0474$). Bei 16% der Patientinnen mit HPV 6/11 und bei 10% der Patientinnen mit HPV 16/18 kam ein Mosaik zur Darstellung ($P = 0.068$). 8% der Patientinnen mit HPV 6/11 und 12% der Patientinnen mit HPV 16/18 wiesen kondylomatöse Veränderungen auf. Die Sensitivität der Kolposkopie in der Diagnose eines HPV-Infektes lag bei 60%, die Spezifität bei 41%, der prädiktive Wert eines pathologischen

Befundes bei 85%, eines negativen Befundes bei 16%. Suspekte kolposkopische Befunde mit Ausnahme des positiven Schillertestes zeigten eine signifikante Korrelation mit zytologiscch und histologisch nachgewiesenen intraepithelialen Neoplasien.

**Zusammenfassung**

Wenngleich die Validität bei subklinischen Infekten niedrig ist, stellt die Kolposkopie ein wichtiges Diagnostikum zur Erkennung von virusassoziierten Veränderungen der Zervix dar, insbesondere in Kombination mit Zytologie und Histologie. Die Bedeutung einer zusätzlichen HPV-Typisierung ist nicht gesichert, da die Bedeutung der subklinischen HPV-Infektion noch unklar ist.

# VIN III et tabagisme

R. Friedrich, P. Schaefer, M.-A. Galfetti, F. Krauer
Département de Gynécologie et Obstétrique, HCU, Genève

L'importance des VIN (néoplasies intra-épithéliales vulvaires) est actuellement croissante, de part leur incidence qui augmente et de part le fait qu'elles touchent une population de plus en plus jeune.

Bien que le comportement biologique des VIN III ne soit pas encore clairement élucidé, cette affection es considérée pour un certain groupe de patientes comme une maladie «de terrain».

Dans notre collectif de 38 cas de VIN III traités àla clinique de gynécologie de l'hôpital cantonal universitaire de Genève depuis 1976, nous constatons une association marquée entre cette patholgie et le tabagisme.

**Tableau.** Association VIN III et tabac selon le caratère multifocal ou unifocal de la lésion ($n = 38$)

| Age (ans) | VIN III multifocaux Cigarettes/j. | | | VIN III unifocaux Cigarettes/j. | | |
|---|---|---|---|---|---|---|
| | 0 | 1–19 | ≥20 | 0 | 1–19 | ≥20 |
| <45 | 0 | 0 | 17 | 0 | 1 | 0 |
| 45–60 | 1 | 0 | 8 | 3 | 0 | 1 |
| >60 | 1 | 0 | 2 | 3 | 1 | 0 |
| Totaux | 2 | 0 | 27 | 6 | 2 | 1 |

Dans le même collectif, toutes les patientes présentant un VIN III associé à d'autres atteintes intra-épithéliales ou invasives du bas appareil uro-génital sont d'importantes tabagiques (13/13).

Cette forte association entre cigarette et VIN suggère que le tabac, dont les métabolites se retrouvent dans les sécrétions cervicales et dans les urines, intervient comme co-carcinogène dans le développement des néoplasies intra-épithéliales de la vulve, soit par effet toxique direct, soit par une diminution des défenses immunitaires de l'hôte vis-à-vis de certaines infections virales, ou par une combinaison de ces deux mécanismes.

## Hystérectomie et neoplasie intraépithéliales: quelles indications?

S. Spuhler, P. De Grandi
Département de gynécologie-obstétrique, CHUV, Lausanne

L'hystérectomie a été longtemps considérée comme l'intervention décisive pour le traitement des dysplasies graves, récidivantes révélées au frottis, surtout chez les femmes ne souhaitant pas ou plus d'enfants.

Les nouvelles connaissances étiologiques des dysplasies du tractus génital inférieur, leur multicentricité, la possibilité de dysplasies résiduelles ainsi que le développement des méthodes de traitement au laser valorisent les interventions conservatrices et ne laisse à l'hystérectomie que quelques indications précises.

700 cas de dysplasies du col utérin et 34 cas de VAIN ont été traités depuis 1985. 8 hystérectomies ont été réalisées. Leur indication ainsi qui le suivi de ces 8 cas ont été revus, pour en déduire une proposition d'attitude.

Si certaines indications à l'hystérectomie restent encore réelles, cette intervention n'aboutit pas toujours au résultat excompté et peut être la source d'un suivi difficile.

## Traitement alterné de chimiothérapie, de radiothérapie externe bifractionnée et de Curiethérapie pour le carcinome du col utérin (FIGO IIB–IVA)

J. F. Delaloye[1], J. Bauer[2], P. Coucke[3], P. Douglas[3], S. Leyvraz[2], R. O. Mirimanoff[3], P. De Grandi[1]
[1]Département de Gynécologie-Obstétrique, [2]Centre pluridisciplinaire d'oncologie, [3]Service de Radiothérapie, CHUV, Lausanne

Nous traitons les carcinomes inopérables du col (FIGO IIB–VA) par une schéma alterné de chimiothérapie et de radiothérapie. 9 patientes ont été invcluses dans cette étude de faisabilité. Leur âge moyen est de 47 ans (24–61 ans). 4/9 patientes ont subi une laparotomie d'évaluation (staging laparotomy) avec mise en place d'un expandeur pelvien. Elles ont été réparties selon la classification FIGO en 3 stades IIB, 5 stades IIIB et 1 stade IVA. Le diagnostic histologique est 8 fois un carcinome épidermoide et 1 fois un carcinome à cellules vitreuses.

La chimiothérapie associe le carboplatine (CBDCA 60 mg/m$^2$) aux jours (j) 1, 29, 57 et le 5-FU (1000 mg/m$^2$) aux j 1–5, 29–33 et 57–61. Une semaine de pause (P) suit chaque cycle de chimiothérapie. La radiothérapie externe bifractionnée administre 60 Gy aux j 15–26 et 43–52. Trois poses endocavitaires de Cs137 (3 × 10 Gy au point A) aux j 72, 79, 86 complètent ce traitement.

| CBDCA – P – Rx bifrac – CBDCA – P – Rx bifrac – CBDCA – P – Cs – Cs – Cs |
| --- |

| j 1 | 8 | 15 | 22 | 29 | 36 | 43 | 50 | 57 | 63 | 70 | 77 | 84 |
| --- | --- | --- | --- | --- | --- | --- | --- | --- | --- | --- | --- | --- |

La radiothérapie a été administrée dans sa totalité chez toutes les patientes. 7/9 patientes ont reçu leur dose complète de chimiothérapie. 1/9 patientes a développé une mucite au j 31, entraînent une administration des 4/5e de la dose de 5-FU. Notre patiente de 24 ans a refusé la perfusion de 5-FU aux j 3–5. Une seule patiente a présenté une thrombopénie à 40 G/l à la fin du deuxième cycle de chimiothérapie. 2/9 patientes ont présenté une leucopénie à 1,6 G/l et 1,7 G/l à la fin de la radiothérapie bi-fractionnée. Enfin une rectite post-actinique a été diagnostiquée 4 mois après la fin de la Curiethérapie. Au vu de ces premiers résultats, notre traitement est faisable.

# Behandlungsresultate des Zervix-Karzinoms an der Universitäts-Frauenklinik Bern 1978–1987

P. M. Genolet, W. Hänggi, M. Ammann, A. Gasser*, J. Jaggi, E. Dreher
Universitäts-Frauenklinik, Bern

Im Zeitraum vom 1. 1. 1978 bis zum 31. 12. 1987 wurden an der UFKB 261 Frauen mit primärem Zervix-Karzinom behandelt. Das Durchschnittsalter der Patientinnen betrug 57,9 Jahre (Berich: 23–92). In 226 Fällen (86,5%) handelte es sich um ein Plattenepithelkarzinom, in 26 Fällen (9,9%) um ein Adenokarzinom. 8 Karzinome warn undifferenziert und eines entsprach einem mesenchymalen Mischtumor. 138 Frauen (52,8%) wurden chirurgisch behandelt; davon wurde in 96 Fällen die radikale Hysterektomie nach Wertheim-Meigs durchgeführt. Bei 110 Patientinnen wurde eine alleinige Strahlentherapie, bei 14 Frauen eine präoperative Vor- und bei 84 Frauen eine postoperative Nachbestrahlung verabreicht.

Das Kontrollintervall für die nicht verstorbenen Patientinnn betrug durchschnittlich 82,8 Monate.

Die Gesamtüberlebensrate unter Berücksichtigung der am Tumor gestorbenen Patientinnen betrug nach 5 Jahren 57,8%, bei Berücksichtigung aller Todesfälle 53,8%.

| Klinisches Stadium nach FIGO | n | % | 5-Jahres-Überlebensrate (%) |
|---|---|---|---|
| I a | 26 | 9,8 | 100,0 |
| I b | 62 | 23,7 | 77,7 |
| II a | 36 | 13,7 | 68,8 |
| II b | 73 | 27,9 | 57,6 |
| III a | 5 | 1,9 | 25,9 |
| III b | 43 | 16,4 | |
| III b | 43 | 16,4 | |
| IV a | 13 | 4.9 | 0,0 |
| IV b | 3 | 1,1 | |

* Tumorregister am Inselspital Bern

## Geburtshilfe/Obstétrique

# Vaginale Geburten mit intaktem Damm – Besonderheiten?

M. Eberhard, M. Litschgi, C. Braschler
Frauenklinik, Kantonsspital Schaffhausen, Schaffhausen

Auf der Basis von 214341 Klinikeintritten mit Geburt im Zeitraum vom 1. 1. 83–31. 12. 89, kumuliert in einer gemeinsamen Statistik der Schweizerischen Frauenkliniken, wurden die vaginalen Geburten mit der Zielvorstellung intakter Damm untersucht.

Bei 167715 Spontangeburten (oder 78% aller Geburten) wurde in 86,6% eine Episiotomie durchgeführt. Zu einem Dammriß kam es in 3% der Spontangeburten mit Episiotomie, in 0,4% zu einem Dammriß mit Rektumbeteiligung. In 13,4% der Spontangeburten wurde mit der Zielvorstellung Damm intakt geboren, d. h. keine Episiotomie angelegt. Bei dieser Gruppe von 22414 Patientinnen kam es bei 46% zu einem Vaginal- oder Dammriß, in insgesamt 1,4% aller Patientinnen zu einem Dammriß mit Rektumbeteiligung.

Der fetal outcome anhand der Nabelarterien-pH-Werte und Apgarwerte nach 5 Minuten wurde in den Gruppen Spontangeburt mit Episiotomie sowie Spontangeburt ohne Episiotomie verglichen. Die Acidoseraten sind identisch. Die 5 Minuten-Apgarwerte differieren erheblich. Apgar 0–4 fanden wir in 0,25% aller Spontangeburten mit Episiotomie, jedoch in 3,5% aller Geburten mit Damm intakt. Der Unterschied in der Adaptation ist statistisch signifikant.

Weitere Analysen betreffen Gestationsalter, Kindsgewicht, Parität.

# Accouchement par voie basse après césarienne(s)

F. Luzuy, O. Irion, P. Dupont, F. Béguin
Département de Gynécologie et d'Obstétrique, Hôpital Cantonal Universitaire, Genève

**But**

Dans notre Clinique d'Obstétrique (>2500 accouchements/an, <10% de césariennes) les patientes présentant des antécédants d césarienne(s) sont évaluées lors d'une consultation spécialisée. Notre but est d'évaluer cette politique et de comparer les tentatives d'accouchement par voie basse (TAVB) avec les césariennes itératives programmées.

**Matériel et méthodes**

Du 1. 7. 89 au 30. 9. 90, 313 parturientes ont été enregistrées prospectivement dans l'étude.

**Résultats**

Sur 128 patientes avec césarienne(s) antérieure(s), 91 (71%) ont eu une TAVB avec 80 succès (88%) dont 2 après 2 césariennes et 11 échecs (12%). Chez 37 patientes, une césarienne a été programmée. La correlation entre mode d'accouchement d'une part et indication de la première césarienne, complications de l'accouchement actuel, hémoglobine de sortie et durée de l'hospitalisation d'autre part sont montrées dans le tableau. Une rupture utérine (1,1%) a été diagnostiquée lors d'une provocation sur une mort in utero pour décollement placentaire à 34 semaines avec un utérus bicorne, accouchement provoqué par prostaglandines IV, suites opératoires simples, sortie au 6ème j.PP. Une suspicion de rupture à dilatation 70 a indiqué une césarienne avec diagnostic opératoire de déhiscence (1,1%) et naissance d'un garçon de 3760 gr, Apgar 10/10, pH du cordon 7,13/7,18; suites opératoires simples, sortie de la mêre et de l'enfant au 8ème j.PP.

| | Tentatives de voie basse | | Césarienne programmées |
| --- | --- | --- | --- |
| | Succès<br>$n = 80$ | Echecs<br>$n = 11$ | $n = 37$ |
| Indication de la première césarienne | | | |
| Siège | 12 | 1 | 4 |
| Souffrance fœtale | 30 | 1 | 5 |
| Disproportion | 27 | 8 | 15 |
| Autres | 17 | 2 | 14 |
| Complications | | | |
| Etat fébrile | 3 | 1 | 3 |
| Infection urinaire | 1 | – | 4 |
| Endometrité | 2 | – | 2 |
| Hémoglobine | 11,0 | 10,4 | 11,1 |
| Jours d'hospitalisation | 5,4 | 7.4 | 8,2 |

**Conclusion**

Un pourcentage élevé de patientes accouchant après césarienne(s) bénéficie d'une tentative d'AVB avec un taux de succès de 88% indépendament de l'indication de la première intervention. Le taux de rupture (1,1%) reste faible et cette complication potentiellement grave n'a pas été associée à une morbidité significative. Les avantages de cette politique sont une durée d'hospitalisation réduite de près de 3 jours en cas de succès, ainsi qu'un confort et une satisfaction accrus pour la parturiente.

# Accouchement après césarienne: étude d'une série de 183 cas

P. Hohlfeld, P. Junod, D. Thorin, H. Bossart
Département de Gynécologie-Obstétrique du CHUV, Lausanne

L'augmentation du nombre de césariennes est en partie due aux indivations de césariennes itératives sur utérus cicatriciels. Nous présentons une série de 183 cas de status après césarienne. Dans notre Département, les épreuves de travail sont conseillées en l'absence de contre-indication formelle.

Sur 159 patientes ayant eu une césarienne dans leurs antécédants, seules 26 (16%) ont subi une césarienne élective pour les raisons suivantes: refus de la patiente (4), douleurs cicatricielles (2), souffrance fœtale chronique (7), présentation du siège (4), status après césarienne corporéale (4), cardiopathie maternelle majeure (2), placenta praevia (1) et fracture du bassin (1).

Les 133 épreuves de travail se sont terminées par un accouchement par voie basse dans 110 cas (83%). Les indications aux 23 césariennes en cours de travail sont des souffrances fœtales aigues (8), des disproportions fœto-pelviennes (7), des échecs de provocation (4), des suspicions de déhiscences de suture utérine confirmées à l'opération (3) et des douleurs cicatrielles (1). La majorité des patientes ont eu une anéstésie péridurale (70%) et la stimulation des contractions par ocytocine a été utilisée dans 60% des cas.

Pour les status après deux césariennes ($n = 24$) seules 6 épreuves de travail ont été tentées et ont permis 4 accouchements par voie basse (2 césariennes pour souffrance fœtale). Le refus de la patiente (10) est la cause principale de césarienne élective, suivi par les indications fœtales (3), les présentations due siège (2), une fracture du bassin, un placenta praevia, une grossesse gémellaire, et une cardiopathie maternelle.

Sur l'ensemble de cette série ($n = 183$), 62% des status après césarienne permettent un accouchement par voie basse et lors d'épreuve de travail on ne compte que 18% de césariennes. Les seules complications constatées sont 3 dédiscences de cicatrices, sans conséquence pour la mère ou l'enfant. L'utilisation de l'analgésie péridurale ne présente pas de risque particulier si elle est bien conduite et la stimulation prudente des concentrations utérines par ocytocine est possible.

## Der Nabelschnurvorfall – eine Bestandsaufnahme nach 245 617 Geburten zwischen 1983–1990
## Inzidenz und pathogenetische Faktoren

B. Imholz, K. P. Lüscher
Frauenklinik Kantonsspital, Münsterlingen

Arbeiten über den Nabelschnurvorfall (NSV) an einem größeren Patientengut liegen lange zurück: Cushner 1961 ($n = 371$, 1896–1956), Savage 1970 ($n = 380$, 1951–1965).

Wir haben uns deshalb entschlossen, die Datenbank der Arbeitsgemeinschaft Schweizerischer Frauenkliniken (ASF, 59 Kliniken) unter dem Gesichtspunkt „NSV" auszuwerten. Zur Reduktion möglicher Fehlerquellen basiert die Auswertung auf den Einzelfallanalysen.

In den Jahren 1983–1990 wurden insgesamt 245 617 Eintritte mit Geburt registriert. Dies entspricht 40% der gesamtschweizerischen Geburten. Insgesamt ereigneten sich 411 NSV (Inzidenz 0,17%), davon 355 bei Einlingsgeburten (EL; Inzidenz 0,15%) sowie 56 bei Zwillingsgeburten (Inzidenz 2,2% der Mehrlingsgeburten, ML).

Im folgenden beschränken wir uns auf den Vergleich des EL-NSV-Kollektivs mit dem restlichen EL-Kollektiv der ASF (EL-CH).

*Prädispositionsfaktoren* (Vergleichswerte aus dem EL-CH in Klammern):
- Lageanomalie: Die NSV-Frequenz beträgt bei Schädellage 1:1140, bei reiner Beckenendlage (BEL) 1:170, bei BEL mit Haltungsvariationen 1:32 und bei Quer- oder Schräglage 1:56
- Gestationsgewicht (GG): Die NSV-Frequenz beträgt bei GG <1000 = 1:33, bei GG 1000–1500 = 1:150, bei GG 1500–2500 = 1:230, bei GG 2500–4500 = 1:800 und bei GG >4500 = 1:1090
- Vorfall kleiner Teile: NSV-Kollektiv 6,5% (EL-CH: 0,18%)
- Multiparität: Ein NSV findet sich bei I-Para in 0,14% bei II-P in 0,13%, bei III-P in 0,18%, bei IV-P und mehr in 0,26%
- Kephalo-pelvines Mißverhältnis: NSV-Kollektiv 1,4% (EL-CH 1,65%)
- Blasensprung, vorzeitig: 26,5% (EL-CH 14,8%), Amniotomie 19,2% (EL-CH 35,9%)
- Plazentainsertionsanomalie: NSV-Kollektiv 0,3% (EL-CH 0,29%)
- Vorzeitige Plazentalösung: NSV-Kollektiv 2% (EL-CH 0,45%)
- Hydramnion: NSV-Kollektiv 1,1% (EL-CH 0,27%)

Zusammenfassend ist festzuhalten:
- Es existiert keine andere Studie, welche auf so umfangreichem Zahlenmaterial basiert.
- Die NSV-Inzidenz beträgt in der Literatur seit Jahrzehnten unverändert 0,09–0,75%. Unsere Inzidenz von 0,17% liegt somit im unteren Bereich der Literatur-Angaben.

- Die NSV-Inzidenz bei ML ist mit 2,2%, verglichen mit bisherigen Angaben von 3–4%, um die Hälfte geringer.
- Die aus der Literatur bekannten maternalen, fetalen und intrauterinen Prädispositionsfaktoren lassen sich anhand unseres Zahlenmaterials bestätigen. Nur für Plazentainsertionsanomalie und Kephalopelvines-Mißverhältnis trifft dies nicht zu. Iatrogene Faktoren, z. B. Amniotomie, werden in der Literatur immer wieder hervorgehoben, sind jedoch zahlenmäßig weder in der Literatur noch anhand unseres Zahlenmaterials zu belegen.

# Der Nabelschnurvorfall – eine Bestandsaufnahme nach 245617 Geburten zwischen 1983–1990
# Fetal outcome

K. P. Lüscher, B. Imholz
Frauenklinik Kantonsspital, Münsterlingen

## Motivation

Der Nabelschnurvorfall (NSV) kann zu einer teilweisen oder vollständigen NS-Zirkulationsstörung führen. Zahlenmaterial über CTG-Veränderungen findet sich lediglich bei Koonings (1990); Arbeiten, welche die Azidosefrequenz erfassen, sind uns nicht bekannt.

Nachdem wir im ersten Referat Inzidenz und pathogenetische Faktoren analysierten, soll im folgenden Entbindungsmodus und fetal outcome untersucht werden. Zum besseren Vergleich mit bisherigen Arbeiten erfolgt dies am gereinigten NSV-Kollektiv (332 von 355 NSV bei Einlings-Geburten; eliminiert: <1000 g schwere Kinder, zum Tode führende Mißbildungen, intrauteriner Fruchttod).

## Resultate

Ein CTG-Monitoring erfolgte in 93%, davon wurden 30% als pathologisch oder suspekt codiert. Ob das Monitoring auch zum Zeitpunkt des NSV erfolgte, ist nicht interpretierbar. Für das Kollektiv NSV und vaginale Entbindung betragen die Kennziffern:
1. Frequenz 43% – 2. 5-Minuten-Apgar: Erfassung = 98,6%; <8 = 22,5% – 3. pHNA: Erfassung = 75%; pH <7,10 = 14,8%
Für das Kollektiv NSV und Sectio betragen die Kennziffern:
1. Frequenz 57% – 2. 5-Minuten-Apgar: Erfassung = 98,9%; <8 = 19,9% – 3. pHNA: Erfassung = 82,4%; pH <7,10 = 11,6%
Die kindliche Mortalität beträgt bei NSV ungereinigt 7,32%, gereinigt 0,9%, im GesamtKollektiv 0,7%. Aufgeschlüsselt nach Gewichtsklassen betragen die Mortalitäts-Raten ungereinigt/gereinigt resp. in Klammern die Zahlen aus der Literatur: GG <1000 g: 90%/–/
(–); GG 1000–1500 g: 17%/17%/(60 %); GG 1500–2500 g: 11%/3%/(30%); GG >2500 g: 1%/0,7%/(2–20%).

## Zusammenfassung

In der vorliegenden Arbeit wird zum erstenmal die Azidose-Frequenz beim NSV analysiert. Der NSV bedeutet in jedem Fall eine akute, ernste Gefährdung des Kindes und damit eine dramatische Komplikation, die den Geburtshelfer zum sofortigen Handeln zwingt. Demzufolge ist, verglichen mit dem Gesamtkollektiv, die Frequenz schwerer Azidose 10mal häufiger, ein 5-Minuten-Apgar unter 8 sechsmal häufiger. Mit 0,9%

gereinigter kindlicher Mortalität kann gegenüber bisherigen Angaben eine weitere Mortalitäts-Reduktion registriert werden, dies – entgegen bisheriger Erfahrungen – unabhängig vom Entbindungsmodus. Der letzte Aspekt dürfte wesentlich auf konsequentes Monitoring zurückzuführen sein, welches bei der Wahl des Entbindungsmodus eine wesentliche Entscheidungshilfe darstellt.

## Die Uterusruptur: eine Übersichtsarbeit aus der Arbeitsgemeinschaft Schweizerischer Frauenklinik 1983–1990

A. Major, H. Brühwiler
Frauenklinik Kantonsspital Münsterlingen

Gemäß der Arbeitsgemeinschaft Schweizerischer Frauenkliniken (ASF), an der 59 Kliniken beteiligt sind, wurden bei 65 Frauen zwischen den Jahren 1983–1990 eine Uterusruptur diagnostiziert und behandelt. Eine Übersicht dieser Fälle wird in der folgenden Arbeit dargestellt. Die Inzidenz der Uterusruptur ist mit 0,026% (ASF), verglichen mit den anderen industrialisierten Ländern, relativ tief (0,033%–0,125%).

Die Uterusruptur ist eine der gefürchtetsten Komplikationen in der Geburtshilfe überhaupt und ist auch heute noch mit einer relativ hohen mütterlichen (ASF = 3%) sowie fetalen Mortalität (ASF = 14%) behaftet. Violente Rupturen sind zur Seltenheit geworden, Narbenrupturen nach vorangegangener Sectio sind in den Vordergrund gerückt. Die Zunahme der Kaiserschnitte und die Tendenz, bei Status nach Sectio eine vaginale Geburt anzustreben, läßt damit ein weiteres Ansteigen der Häufigkeit von Narbenrupturen erwarten.

Die perinatalen Todesfälle traten in vier Fällen (6%) vor Spitaleintritt und in zwei Fällen im Zusammenhang mit einer vorzeitigen Plazentalösung auf. Trotz CTG-Kontrolle starben auch im Spital zwei Kinder unter der Geburt in direktem kausalem Zusammenhang mit der Uterusruptur.

Während früher die Hysterektomie als Behandlung üblich war (Basel 1925–1944: 10 Hysterektomien auf 13 Uterusrupturen), wird heute in den meisten Fällen die Ruptur mit Erhaltung des Uterus übernäht (Hysterektomierate ASF = 12%).

## Die Notfallsectio beim zweiten Zwilling

U. Lauper, B. Wüthrich, A. Huch
Universitätsfrauenklinik, Abteilung für Geburtshilfe, Zürich

Die Sectio cesareae des zweiten Zwillings nach vaginaler Geburt des ersten Kindes ist ein seltenes Vorgehen und bedeutet für die Geburtshilfe eine nicht immer vermeidbare Notfallsituation. In gewissen Situationen ist die Sectio des zweiten Zwillings für das Kind wahrscheinlich weniger traumatisch, als die bekannten, geburtshilflich oft schwierigen intrauterinen Wendungen und Extraktionen.

Retrospektiv wurden alle 284 Zwillingsgeburten von 1983 bis Ende 1990 an der UFKZ analysiert. In 7 Fällen mußte nach der vaginalen Geburt vom ersten Zwilling beim zweiten Kind eine Sectio durchgeführt werden. Der Geburtsverlauf vom ersten Zwilling und die pathologischen Faktoren, die zur Sectio des zweiten Zwillings führten, werden unter Mitberücksichtigung von Parität, des Gestationsalters, Geburtsgewicht, Anästhesieverfahren und intrauteriner Lage der Kinder zusammen mit dem postnatalen Zustand der Neugeborenen besprochen.

# Vorzeitige Plazentalösung (vPL)

R. Keller, A. Major, K. P. Lüscher
Frauenklinik, Kantonsspital, Münsterlingen

In einer retrospektiven Studie von 1983–90 konnten an der Frauenklinik Münsterlingen 146 Patientinnen mit vPL aus einem Gesamtkollektiv von 7809 Geburten, mit einem Gestationsalter über der 28. SSW, berücksichtigt werden.

Die Inzidenz der vPL war somit bei uns 1,9%, im Vergleich zur Arbeitsgemeinschaft Schweizerischer Frauenkliniken mit 0,5% und der aktuellen Literatur von 0,4–2,7%. Die Diskrepanz beruht teils auf dem nicht Miterfassen, bzw. Diagnostizieren der leichten Formen der vPL, teils auf dem unterschiedlichen sozio-ökonomischen Status des Kollektivs. Resultate mit höheren Inzidenzraten stammen mehrheitlich aus tieferen sozialen Schichten. Bei uns erklärt sich die hohe Inzidenzrate durch konsequentes Erfassen der leichten Formen der vPL. Wir teilten die vPL gemäß der Einteilung nach Page von 1954 in vier Stadien ein: Page 0 (40%), Page 1 (50%), Page 2 (7%), Page 3 (3%), d. h. nur 10% hatten schwere Formen.

Entbindungsmodus der vPL: Die Spontangeburtshäufigkeit ist bei den leichten Page-Stadien (Page 0–1) äquivalent zum Vergleichskollektiv. Im Page 2-Kollektiv findet man eine signifikant reduzierte Spontangeburtshäufigkeit. Das heißt, bei den Termingeburten haben wir 14% Spontangeburten bei Page 2, im Vergleichskollektiv 80%. Im Page 3-Kollektiv, d. h. bei vorhandenem intrauterinen Fruchttod, nimmt die Spontangeburtshäufigkeit erwartungsgemäß wieder zu. Bei der Sectiohäufigkeit wurde folgendes festgestellt: Im Vergleichskollektiv ist die Sectiorate am Termin 10% und steigt bei den Frühgeburten auf 31% an. Bei der vPL aufgeteilt nach Page zeigt sich, daß die Sectiorate am Termin bei Page 0 bei 0% liegt, bei Page 1 bei 7%, bei Page 2 rasant ansteigt auf 71%, bei Page 3 dann wieder auf 33% abfällt. Innerhalb der einzelnen Page-Stadien findet sich wie beim Vergleichskollektiv bei den Frühgeburten eine Zunahme der Sectiofrequenz. Die vaginal-operative Geburt ist bei den Termingeburten mit vPL insgesamt signifikant gehäuft, d. h. 21% im Vergleich zu 10%. Die Tachysystolie und das bei der vPL signifikant geringere Geburtsgewicht bedingen meist einen raschen Geburtsverlauf, sodaß mit der protektiv vaginal-operativen Entbindung bei den Page-Stadien 0–1 die Sectio vermieden werden kann.

Bei uns lag die mütterliche Mortalität bei 0%, die perinatale Mortalität bei 3%, im Vergleich mit der Literatur sind das sehr tiefe Werte.

Das Ziel aller Bemühungen geht dahin, die mütterliche und fetale Mortalität und Morbidität möglichst zu senken. Ein Hauptproblem ist die Frühgeburtlichkeit. Die Frühgeburtenrate ist bei der vPL signifikant gehäuft und liegt bei 20% im Vergleich zu 4,5% beim Vergleichskollektiv.

Gemäß den Publikationen der letzten Jahre werden im therapeutischen Management zwei Zielrichtungen verfolgt, die wir auch an unserer Klinik bestätigen konnten. Bei den leichten Stadien der vPL soll primär ein seriös überwachtes exspektatives Vorgehen angestrebt werden, ev. mit Tokolyse und Lungenreifung, um die Frühgeburtenproblematik zu reduzieren. Zweitens muß die Indikation zur Sectio rechtzeitig gestellt werden. Mit diesem Management kann die perinatale Mortalität und Morbidität gesenkt werden, ohne negative Auswirkung auf mütterliche Morbidität und Mortalität.

## Hémorragie massive du post-partum traitée par embolothérapie

G. spoletini[1], A. Essinger[2], P. Hohlfeld[1], S. Spuhler[1], P. De Grandi[1], H. Bossart[1]
[1]Département de Gynécologie-Obstétrique et [2]Service de Radiodiagnostic du CHUV,
Lausanne

A la suite d'un accouchement rapide une primipare de 22 ans a donné naissance à terme d'une fille de 2740 g après une grossesse sans particularité. L'accouchement a duré 3 heures avec une deuxième phase de 30 minutes. Délivrance hémorragique d'un placenta complet de 510 g avec perte de 1000 cc de sang compensée par transfusion; suit une atonie utérine traitée par 10 Ul d'ocytocine en perfusion, une injection de 0,2 mg de methylergométrine intra-musculaire et massage de l'utérus.

A la suite de la réapparition d'une hémorragie, la patiente reçoit, 13 heures après l'accouchement 500 µg de prostaglandine E2 intra-musculaire. Les pertes sanguines s'élèvent à 600 cc et une révision de cavité est effectuée. 27 heures après l'accouchement, nouvelle hémorragie de 1000 cc traitée par prostaglandine E2 intra-veineuse. A ce moment la patiente a reçu 5 flacons de sang.

Une exploration angiographique réalisée 30 heures post-partum sous anesthésie locale par cathétérisme sélectif des artères hypogastriques droite puis gauche par voie fémorale droite permet de démontrer que l'hémorragie est tributaire de l'artère utérine gauche, opacifie instantanément la cavité utérine. L'artère iliaque interne gauche est embolisée à l'aide de particules de Gelfoam®; une hémostase est ainsi réalisée.

Durant l'intervention et les 18 heures suivantes, la patiente reçoit encore 4 flacons de sang. Le lendemain de l'embolisation, elle cesse complètement de saigner. Elle n'a pas présente de coagulation intra-vasculaire disséminée, mais une thrombopénie à 33 G/l a neccessité la transfusion de 3 unités plaquettaires. Retour à domicile au 10ème jour suivant l'accouchement. Lors des contrôles ultérieurs, le status est tout à fait normal.

Dans notre Département nous avons fait appel aux techniques de radiologie interventionnelle pour le contrôle d'hémorragies internes à trois reprises, L'embolisation par cathétérisme artériel sélectif en cas d'hémorragie non contrôlable par les moyens habituels permet d'éviter une hystérectomie, en particulier chez les femmes jeunes.


## Notfallsituationen in der Plazentarperiode
## (Jahresstatistik und Morbiditätsanalyse der Arbeitsgemeinschaft der schweizerischen Frauenkliniken)

C. Braschler, M. Eberhard, M. Litschgi
Kantonsspital, Schaffhausen

Aufgrund der Zahlen der gemeinsamen Jahresstatistik und Morbiditätsanalyse der Arbeitsgemeinschaft der schweizerischen Frauenkliniken (1983–1989) wurden Notfallsituationen in der Plazentarperiode analysiert. Die postpartuale Atonie, definiert als Blutverlust von mehr als 500 ml, wurde bezüglich ihrer prädisponierenden Faktoren untersucht. Zusätzlich analysierten wir die geburtstraumatisch bedingten Blutungen, den Schock, sowie die Gruppe der Gerinnungsstörungen in der Plazentarperiode.

Bei den vaginalen Geburten (3711) mit postpartualer Atonie fand sich eine Multiparität in 4% der Fälle im Vergleich zu 5% im Gesamtkollektiv der vaginalen Entbindungen. Der in der Literatur genannte prädisponierende Faktor der Multiparität konnte nicht bestätigt werden.

Bezüglich dem Postulat „schwere Neugeborene" bei Atonie fand sich bei vaginalen Geburten in Geburtsgewicht über der 90. Perzentile in 6% im Gegensatz zum Gesamtkollektiv der vaginalen Entbindungen von 3%. Der Faktor „Übertragung" (d. h. Entbindung nach 42. SSW) war bei vaginalen Geburten mit Atonie in 4% der Fälle nachweisbar im Vergleich zum Kollektiv mit 3%. Weitere Gesichtspunkte, insbesondere Therapie und Management der Notfallsituationen, sind Gegenstand der Diskussion.

## Fertilität – Sterilität
## Fertilité – Stérilité/Varia

# Schwere Präeklampsien an der Universitätsfrauenklinik Basel 1985–1990

M. Schnegg, R. Riedo, S. Heinzl
Universitätsfrauenklinik, Basel

In den Jahren 1985–1990 wurden 59 Patientinnen mit schwerer Präeklampsie in der UFKBS hospitalisiert. 20 Patientinnen mit einem HELLP-Syndrom wurden nicht berücksichtigt. Eine schwere Präeklampsie wurde nach den Kriterien Eintritts-Blutdruckwert >140/90 mmHg sowie Proteinurie ≥++ oder Symptomen wie: Kopf- und Oberbauchschmerzen, Hyperreflexie, Gesichtsfeldausfälle definiert.

23 Patientinnen waren 30 Jahre und älter. Niemand war unter 20 Jahren alt. 44 waren Erstgebärende. Der mittlere Blutdruckwert bei Eintritt betrug systolisch 167 ± 18 (Standardabweichung), diastolisch 107 ± 15 mmHg. Symptome der drohenden Eklampsie waren bei 42 Patientinnen manifest. Eklamptische Anfälle traten in 4 Fällen auf.

Zur Behandlung wurden sedierende und antihypertensive Medikamente eingesetzt. 17 Patientinnen erhielten Clomethiazol (Hemineurin®) und Dihydralazin (Nepresol®), Labetalol (Trandate®) oder Nifedipin (Adalat®). Diazepam (Valium®) alleine oder zusammen mit den erwähnten Antihypertensiva wurde 29mal verabreicht. Im Zusammenhang mit der geplanten Umstellung der Therapierichtlinien auf Magnesium wurden 1990 3 Patientinnen mit Magnesiumsulfat i.v. behandelt. 3 Patientinnen erhielten keine medikamentöse Therapie. Der Geburtsverlauf schritt entweder spontan rasch voran, oder es wurde aus mütterlicher oder kindlicher Indikation eine Notfallsectio durchgeführt.

Insgesamt 47 Patientinnen wurden mittels Sectio entbunden, bei 12 konnte die Geburt spontan oder mittels Forceps beendet werden. Die mittlere Schwangerschaftsdauer war 35 ± 4 Wochen, das mittlere Geburtsgewicht 2125 ± 867 g. Alle Mütter überlebten ohne Langzeitfolgen. 6 der 63 Neugeborenen starben postpartal. Es handelte sich um ausgeprägte Mangel- und Frühgeburten mit einem durchschnittlichen Geburtsgewicht von 793 g.

Neben der medikamentösen Behandlung ist die rasche Entbindung das Mittel der Wahl.


# Utilisation de la fécondation in vitro comme outil diagnostique et thérapeutique en cas de stérilité d'origine masculine, cervicale et inexpliquée

M. Germond, A. Senn, H. J. Welti, P. De Grandi
Unité de Stérilité, Dpt Gyn.-Obst., CHUV, Lausanne

A ce jour, aucune méthode diagnostique ne permet d'orienter de façon objective un couple qui présente une stérilité de longue date, sur le pronostic des traitements mis à sa disposition. L'échec des actes thérapeutiques prescrits ne fait que repousser l'échéance de l'orientation des patients vers un éventuel abandon de tout traitement. A la suite d'un tel échec, nous avons proposé à ces couples d'entreprendre un ou deux cycles de Fécondation In Vitro (FIV), suivis de Transfert d'Embryons (ET), entrepris dans un but diagnostique et thérapeutique.

En 1989, 149 patientes ont suivi, sans succès, 452 cycles d'insémination homologue intra-utérine (IIU). La durée moyenne de stérilité primaire est supérieure à 3 ans. Les indications à l'IIU sont les suivantes: cervicale (C): 7 (5%), masculine (MA): 86 (56%), multifactorielle (MU): 29 (19%), dysovulation (D): 16 (11%), inexpliquée (I): 11 (7%). Dans ces indications, le taux de succès de L'IIU après trois cycles de traitements a été de: C = 43%, MA = 8%, MU = 7%, D = 6%, I = 18%, soit 9% de l'ensemble des patientes.

Un test de fécondance (TF) a été proposé à 97 couples suite à l'échec de L'IIU: la répartition des indications est la suivante: C = 2%, MA: 34%, MU = 29%, D = 15%, I = 20%.

47 TF positifs seront suivis de transfert d'embryon(s) dans 44 cas: 15 grossesses cliniques évolueront, 3 TF seront positifs sans division du zygote obtenu. 50 TF seront négatifs: 29 couples modifieront leur attitude (adoption, IAD). Les 21 couples restant tenteront un second TF. Un cycle de FIV a permis de clore 44/97 cas d'échec des traitements précédemment entrepris (42,7%): 15 par l'obtention d'une grossesse, et 29 par une réévaluation de l'attitude thérapeutique. L'indication à l'insémination sera confirmée dans les 26 TF positifs restants. Le bénéfice médical, psychologique et financier de cette approche nouvelle des cas compliqués de stérilité nous semble justifier son emploi dans les cas définis ici.

## Programmierte Stimulation für die in-vitro-Fertilisation

B. Imthurn, E. Macas, F. Hammer, E. Hotz, P. J. Keller
Departement für Frauenheilkunde, Endokrinologische Klinik, Universitätsspital, Zürich

Organisatorische Probleme und Personalknappheit veranlaßten uns, die für die in-vitro-Fertilisation erforderliche Stimulation programmiert durchzuführen. Das Ziel war, Follikelpunktionen möglichst nur von Dienstag bis Freitag vorzunehmen.

Zwecks Festlegung des Stimulationsbeginns wurde Norethisteronazetat (Primolut-Nor®) in einer Dosierung von 10 mg/d für eine Dauer von 10–25 Tagen verschrieben. Der erste Einnahmetag war der 2. oder 3. Tag des vorangehenden Zyklus, der letzte immer ein Montag. Am darauffolgenden Freitag wurde die Stimulation mit täglichen Injektionen von 0,1 mg D-Trp-6-LHRH s.c. (Decapeptyl®) eingeleitet. In Gruppe A setzte die Behandlung mit HMG 150 IE/d (Pergonal®) 2 Tage später ein. – In Gruppe B wurde dieses Vorgehen individualisiert und zwar sowohl bezüglich des Beginns wie der Anfangsdosierung der HMG-Applikation. 10 ultraschallgesteuerte, transvaginale Follikelpunktionen wurden von Januar bis März 1990 in Gruppe A durchgeführt, 29 von April bis Dezember 1990 in Gruppe B. Die Indikation zur IVF war bei allen Patientinnen eine tubare Sterilität.

Alle Punktioen konnten während der vorgesehenen Wochentage durchgeführt werden. In Gruppe A mußten 5 von 15 Stimulationszyklen (33%) abgebrochen werden. Insgesamt 53 Oozyten (5,3 ± 2,3 pro Punktion) wurden gewonnen, 62% teilten sich. Schwangerschaften wurden nicht erzielt. – In Gruppe B konnte die Zahl der Stimulationsabbrüche auf 1 von 30 Zyklen (3%; $P < 0,025$) reduziert werden. Es wurden wesentlich mehr Oozyten gewonnen (7,8 ± 3,1 pro Punktion; $P < 0,05$) und die Teilungsrate lag höher (74%; n.s.). Die klinische Schwangerschaftsrate stieg unter Berücksichtigung des Einsatzes kryokonservierter Embryonen auf 30% pro Stimulationszyklus (9/30; $P < 0,05$) an.

Aus diesen Resultaten ergibt sich, daß das individualisierte, mit Norethisteronazetat programmierte „short-term"-Protokoll eine verläßliche Stimulationsmethode ist, insbesondere wenn die IVF in andere operative Aktivitäten einer Frauenklinik integriert werden soll.

# Grossesses par fécondation in vitro avec spermatozoïdes épididymaires

M. Cognat, A. Zaroukian, J.-C. Czyba, J.-F. Guérin, M.-C. Pinatel, C.-L. Mathieu
Hôpital St. Joseph, Lion

L'azoospermie excrétoire représente une nouvelle indication de la fécondationin vitro. Deux grossesses avec accouchement gemellaire obtenu par spermatozoïdes épididymaires sont présentées et sont l'occasion de faire une revue des applications pratiques de la méthode et d'étudier le mode de prélèvement.

Le prélèvement du sperme épidymaire se fait sur la partie la plus distale du tube par une incision transversale suivie du recueil du liquide épididymaire par micro-aspiration sous amplification optique, l'épididyme étant soumis à une pression douce et continue et parfois à de véritables «massages».

Bien souvent cette seule incision distale est insuffisante il faut réaliser des incisions multiples successives en remontant vers la tête épididymaire.

L'expérience prouve que c'est le plus souvent assez haut sur la tête de l'épididyme que la collecte des spermatozoïdes est la plus fructueuse, au moins en qualité.

La séparation des spermatozoïdes est faite immédiatement par un biologiste auquel sont confiées les micro-pipettes, utilisant préférentiellement le gradian discontinu de Percoll à six couches ou mieux encore simplifié à deux couches (40 et 70%). Le résultat de nos programmes qui ont tous comportés un transfert simple classique par voie transcervicale (comme l'avait préconisé Temple-Smith) tendrait à montrer l'inutilité au recours du transfert plus invasif par coelioscopie préconisée par Ricardo Asch et Schermann Silber.

Notre casuistique concerne 13 couples soumis à 15 programmes (deux fois deux tentatives). Le taux de fertilisation a été globalement de 15,8%, ayant obtenu 25 embryons à partir de 158 ovocytes recueillis. Il y a eu six transferts ayant abouti à deux grossesse évolutives soit un taux de 14% de grossesse par tentatives ou encore de 33% par transfert.

# Rendement thérapeutique de la FIVETE suite aux cinq premières années de son application au CHUV

V. Chaudet Briaux, S. Bonanomi, M. Germond, Y. Vial, A. Senn, P. De Grandi
Unité der Stérilité, Dpt Gyn.-Obst., CHUV, Lausanne

La Fécondation In Vitro et Transfert d'Embryons (FIVETE) est une méthode thérapeutique appliquée dans des cas précis der stérilité. L'évaluation du rendement thérapeutique ce cette méthode peut être basée sur le calcul du nombre de couples rentrant à la maison accompagnés d'un ou plusieurs enfants vivants (NC en %). Le but de ce travail es d'analyser rétrospectivement les résultats obtenus dans l'Unité de Stérilité de notre Département et de dégager – sur la base des techniques utilisées jusqu'ici – des données quantitatives de rendement susceptibles de mieux cerner les facteurs pronostiques de réussite tels que l'indication au traitement et le nombre de cycles initiès par couple.

Nous avons analysé l'évolution de 357 couples, ayant au 31. 01. 91 abouti au terme de leur prise en charge par l'Unité. La décision d'arrêter le traitement a été prise par le médecin, par le couple ou suite à l'accouchement d'un enfant vivant. Les couples encore en traitement n'ont pas été inclus dans ce collectif, à l'exception de ceux qui, après un premier accouchement, sont revenus pour une nouvelle tentative. La répartition des indications est la suivante: tubaire: 152, multifactorielle: 66, masculine: 62, idiopathique: 43, dysovulation: 16 et endométriose: 15.

Le nombre de grossesses cliniques initiées est de 106 (29,7%) qui aboutissent à 79 accouchements (NC = 22,1%) et à la naissance de 95 enfants. Le taux de grossesses cliniques et d'accouchements (%–%) par couple dans les diverses indications est de: tubaire (38,8–27,6), multifactorielle (27,3–21,2), masculine (12,9–11,3), idiopathique (34,9–25,6), dysovulation (25,0–18,8), endométriose (13,3–13,3). Le rendement est comparable dasn les diverses indications, à l'exception des stérilités d'origine masculine pour lesquelles le taux de succès est significativement inférieur (($P \leq 0,02$) à celui des indications tubaires. La cinétique d'apparition des grossesses au cours des cycles de traitement ainsi que le nombre de tentatives nécessaires pour arriver à un rendement maximum seront discutés dans le cas des trois indications majeures décrites ci-dessus.

## Analyse des résultats d'IAH par tables de survie

G. de Candolle, O. Franke*, N. Beraud, I. Wagner et A. Campana
Clinique de Stérilité et d'Endocrinologie gynécologique, Hôpital cantonal universitaire, Genève

Le taux de grossesse après I. A. H. (I. A. C.) dépend de nombreux facteurs: indication au traitement, qualité du sperme, âge de la patiente ... Les chiffres publiés dans la littérature sont variables et dépendent en grande partie de différences dans l'interprétation statistique des données. La présentation de taux de grossesse globaux pour un centre donné n'offre qu'un intérêt limité. En effet, la répétition des cycles, qui varie d'un couple à l'autre, influence de manière prépondérente le résultat final. C-est la raison pour laquelle il est très important de mesurer le taux de grossesse selon des méthodes statistiquement valables. Une analyse statistique par table de survie est présentée.

Dans le collectif considéré ( (318 cycles d'insémination). Le taux de grossesse global par cycle est de 3,8%. Il varie du premier au sixième cycle entre 2,6% et 8,3%. Ces chiffres conduisent à un taux cumulatif de grossesse après 6 cycles d'IAH de 25,3%. Ces données seront présentées sous forme de tables.

* Programme de recherche spécial en reproduction humaine, OMS

## Ovarielles Hyperstimulationssyndrom nach Ovulationsinduktion mit HMG/HCG bei einer Patientin mit polyzytischen Ovarien (PCO-Syndrom)

F. Krähemann, C. Urech-Ruh, M. K. Hohl
Kantonsspital, Baden

Das ovarielle Hyperstimulationssyndrom ist eine ernste Komplikation der Ovulationsinduktion mit Humangonadotropinen. Anhand einer Patientin mit Hyperstimulation schweren Grades zeigen wir Diagnostik, Überwachungsparameter und therapeutische Maßnahmen bei diesem iatrogenen Krankheitsbild auf.

Es handelt sich um eine 30jährige Patientin mit mehrjähriger sekundärer Infertilität. Bei Climiphen-resistenter Oligo-/Amenorrhöe wurde klinisch, sonographisch und laborchemisch ein PCO-Syndrom diagnostiziert. Im 2. HMG-Zyklus kam es zu einer überschießenden ovariellen Reaktion, wobei es trotz Kohabitationsverbot zu einer Konzeption kam. 7 Tage nach HCG-Verabreichung wurde die Patientin mit schwerem ovariellem Hyperstimulationssyndrom hospitalisiert. Es erfolgte eine sorgfältige Flüssigkeitsbilanzierung, die Elektrolyt- und Proteinsubstitution sowie eine Thromboembolie-Prophylaxe. Bei Dyspnoe als Folge von massivem Aszites und Pleuraergüssen war eine diskontinuierliche Aszitesdrainage von insgesamt mehr als 10 Litern erforderlich.

Bis zum Ende des I. Trimenons normalisierten sich die multizystischen Ovarien, die Einlingsgravidität verlief komplikationslos mit Spontangeburt am Termin.

Im Referat wird näher auf Inzidenz, Prophylaxe und Therapie dieses klinisch relevanten Krankheitsbilden eingegangen.

## Uterusmißbildungen und primäre Sterilität

J. Schneider, J. C. Rageth
Frauenklinik, Kantonsspital, Luzern

Uterine Mißbildungen verschiedenen Grades gehen oft mit spontaner Konzeption und unauffälligem SS-Verlauf einher. Andererseits sind sie aber auch eine Ursache für Infertilität, vorzeitige Wehentätigkeit und Frühgeburtlichkeit. Bei Infertilität ist die operative Korrektur oft erfolgreich, während die Behandlung des sterilen Paares ein Problem darstellt.

Wir berichten über eine 29jährige Patientin mit primärer Sterilität von 4½ Jahren. Die Abklärung ergab: Uterus bicornis unicollis, eingeschränkter Cervixscore (4–6 Punkte), pathologischer Sims-Huhner-Test, Normospermie. 6 Zyklen Ovulationstiming waren bereits auswärts durchgeführt worden. 4 Zyklen intrauterine Inseminationen blieben erfolglos. Wegen unerklärter primärer Sterilität stellten wir darauf die Indikation für einen Gametentransfer (GIFT). Bereits im ersten Stimulationszyklus konnte in Zusammenarbeit mit der Frauenklinik, Kantonsspital Baden (Prof. Dr. med. M. K. Hohl) der intratubare Gametentransfer erfolgreich durchgeführt werden.

Es kam zu einer Zwillingsschwangerschaft im linken Uterushorn. Die Schwangerschaft war kompliziert durch einen Abortus imminens in der 14. Schwangerschaftswoche. Nach Sistieren der Blutung wurde eine prophylaktische Cerclage angelegt. Es kam zu vorzeitigen Wehen, vorzeitigem Blasensprung und Tokolysedurchbruch, so daß mit 33⅓ Schwangerschaftswochen die primäre Sectio caesarea durchgeführt wurde. Entbindung von zwei gesunden Mädchen: 1740 g und 1460 g. Nach Kurzzeitintubation von Zwilling B erfolgte eine gute Adaptation. Die weitere Entwicklung der beiden Mädchen war problemlos.

Aufgrund der Literaturdurchsicht und dieser Erfahrung sind wir der Meinung, daß auch ausgeprägte Uterusmißbildungen bei primärer Sterilität und Fehlen weiterer Sterilitätsfaktoren eine Indikation zum intratubaren Gametentransfer darstellen können und daß der übliche Therapieweg eingehalten werden kann.

## Häufigkeit von Chlamydien- und Mykoplasmeninfekten bei Sterilitätspaaren

G. Berclaz[1], W. Hänggi[1], Ch. König[1], H. Drescher[2], M. Birkhäuser[1]
[1]Universitäts-Frauenklinik, Bern, [2]MCL (Medizinische Laboratorien)

Infektionen mit Chlamydia trachomatis gehören zu den häufigsten sexuell übertragenen Krankheiten und verursachen zahlreiche Komplikationen wie Salpingitis, EUG und Sterilität. Auch Mykoplasmeninfekte werden als Ursache für mechanische Sterilität erwähnt. Patienten mit Infektionen des urogenitalen Traktes durch Chlamydien oder Mykoplasmen können eine verminderte Motilität und Penetrationsfähigkeit der Spermien zeigen. Wir fragten uns daher, wie groß die Prävalenz dieser Erregern bei Paaren, die für eine Sterilität in die Sprechstunde kamen, ist. Uns interessierte auch, ob mechanische oder andrologische Sterilitätsfaktoren häufiger mit einem positiven Erregernachweis im Spermiogramm verbunden sind. Wir untersuchten retrospektiv 165 Paaren bei denen eine bakterielle Untersuchung der Spermiogrammen veranlaßt worden war. Die Patienten wurden in 3 Gruppen (andrologische, mechanische, andere) unterteilt. In 68% der Paare lag eine primäre, in 26% eine sekundäre Sterilität sowie in 6% eine primäre Infertilität vor. Chlamydien wurden in 21,8% der Spermiogramme nachgewiesen, Mykoplasmen in 28,5%. Beide fanden sich in 6%. Eine andrologische Ursache der Sterilität fand sich in 58,1% der Fälle; die Hälfte davon zeigte eine schwere Oligoasthenoteratozoospermie. In der andrologischen Gruppe waren 24% Chlamydien- und 24% Mykoplasmenkulturen positiv. Mechanische Ursachen (Tube ein- oder beidseitig verschlossen) wurden in 8,5% beobachtet mit 21% Chlamydieninfekte und 28% Mykoplasmen. Gemischte Ursache (andrologisch und mechanisch) wurden in 9,8% beobachtet mit respektiv 37,5% und 50% Chlamydien-Mykoplasmeninfekte. Andere Ursachen (13,6%) zeigten 10% Chlamydien und 30% Mykoplasmen. Ein Asthenospermia wurde in 50% der Paare ($n$ = 165) beobachtet, von denen 24,1% einen positiven Nachweis von Chlamydia, und 25,3% ein Mykoplasmeninfekt wiesen.

Diese Ergebnisse zeigen, daß Chlamydien- und Mykoplasmeninfekte bei Paaren mit einem Sterilitätsfaktor häufig auftreten. Trotz der kleinen Zahl bestehen Hinweise dafür, daß sich in Patientengruppen mit andrologisch oder mechanisch bedingter Sterilität eine größere Inzidenz von Chlamydieninfekten findet als bei anderer Patientengruppe. Aus diesem Grund empfehlen wir mit jedem Spermiogramm eine Kultur durchzuführen.

## Ist die Sperma-Kryokonservation bei jungen Tumor-Patienten sinnvoll?

J. Gossweiler, W. Hänggi, M. Ammann, M. H. Birkhäuser
Endokrinologische Abteilung der Universitäts-Frauenklinik Bern

Bei jungen Männern im fertilen Alter sind Hodentumoren sowie maligne Lymphome die häufigsten bösartigen Tumorformen. Bei der Behandlung dieser Malignome sind in letzter Zeit große Fortschritte bezüglich Überlebenschancen erzielt worden, als Therapiefolge bleibt aber nicht selten eine dauernde Sterilität zurück. Deshalb wird diesen Patienten vor Beginn der Tumortherapie (Strahlen- und Chemotherapie) die Möglichkeit der Spermakryokonservation zur eventuellen späteren homologen Insemination angeboten.

An unserer Klinik wird die Kryokonservation seit 1983 angeboten. Seither machten 39 Patienten von diesem Angebot Gebrauch. Wir wollen anhand dieser Erfahrungen die Nutzen und die Problematik dieser Methode aufzeigen.

Das Durchschnittsalter unserer Patienten betrug 28,8 Jahre (24–44 Jahre). Die durchschnittliche Aufbewahrungsdauer des Spermas betrug 2,9 Jahre. Problematisch erwies sich die Spermaqualität schon vor dem Einfrieren, betrug doch die mittlere Spermakonzentration nur 39,8 Mio/ml, die progressive Motilität 20,5% und die Rate der pathologischen Formen 49%.

Auf Nachfrage am 15. 1. 1991 zeigten von 39 Patienten 32 (82,5%) Interesse an der weiteren Aufbewahrung ihres Spermas, 3 (7,6%) wollten eine Vernichtung ihres Spermas und von 4 Patienten (10,2%) erfolgte keine Rückmeldung. Im obigen Zeitraum verstarb kein Patient an den Folgen seines Tumorleidens. Lediglich zwei Patienten nutzten bisher die Möglichkeit einer artifiziellen homologen Insemination. Die Insemination erfolgte je einmal, eine Schwangerschaft trat jedoch nicht ein.

Obwohl die Samenqualität häufig bereits zum Zeitpunkt der Kryonkonservation schlecht ist und von den konservierten Spermien selten Gebrauch gemacht wird, sollte aus psychologischen Gründen jedem jungen Tumorpatienten die Möglichkeit der Spermakonservierung offeriert werden. Die durch die Kryokonservation anfallenden Kosten sowie der Aufwand sind relativ bescheiden.

# Gynäkologie III: Endoskopie
# Gynécologie III: Endoscopie

## Die laparoskopische Operation einer Ovarialzyste

R. A. Steiner, U. Haller
Departement für Frauenheilkunde, Universitätsspital, Zürich

Mit der vermehrten Anwendung laparoskopischer Operationsverfahren werden auch zunehmend zystische Ovarialerkrankungen mit diesen Methoden angegangen.

Es stehen folgende Therapiemöglichkeiten zurt Verfügung: 1. Punktion, 2. Fenestrierung mit/ohne Zerstörung des Zystenbalges, 3. Zystenausschälung und 4. Ovarektomie/Adnexektomie.

Soll organerhaltend operiert werden. Sind die Fenestrierungstechniken sowie die Zsytenausschälung in bezug auf die Rezidivhäufigkeit der einfachen Punktion überlegen.

Das diagnostische Vorgehen und die Indikationen zur laparoskopischen Behandlung von Ovarialzysten werden jedoch kontrovers diskutiert, da die beschriebenen Verfahren zwangläufig mit einer Ruptur der Zyste einhergehen und sich somit die Frage stellt, welchem Risiko die Patientin ausgesetzt ist, falls es durch den Eingriff zur allfälligen Anbehandlung eines malignen Prozesses kommt.

Es wird ein Videofilm gezeigt, der die Technik der laparoskopischen Zystenentfernung darstellt unter Erhaltung des Ovars.

Der Film ist Bestandteil eines Kurzvortrages in welchem zu den Problemen der Diagnostik, der Indikationsstellung und der operativen Technik Stellung genommen wird.

## Argon-Laser in der operativen Laparoskopie

E. Dreher, H. U. Bratschi, Th. Gyr
Universitäts-Frauenklinik, Bern

Die operative Laparoskopie gewinnt mehr und mehr an Bedeutung. Mit dem Einsatz der Laser-Laparoskopie wird das Arsenal des Laparoskopie-Instrumentariums mit Zangen, Scheren, Endoligaturen und Endonähten teils ersetzt, teils ergänzt. Besonders Argon-Laser, als Sonde durch das Laparoskop intraperitoneal eingeführt, schneidet, koaguliert und evaporisiert sauber und schnell. Argon hat eine Eindringtiefe von 0,4−0,8 mm. Es kommt nur im unmittelbaren Bereich der Fiberspitze zur Vaporisation und in der umliegenden Zone zur Koagulation, bei Entfernungen von über 2 cm geht der thermische Effekt verloren. Wegen der Wellenlänge zwischen 488−515 nm ist die Wirkung auf Rot (Hämosiderin) und Schwarz (Melanin) besonders gut, während z.B. gesundes weißes Ovarialgewebe wenig zerstört wird.

Im Video wird der Einsatz bei folgenden laparoskopischen Eingriffen demonstriert:
1. Photokoagulation von Endometrioseherden
2. Abtragung von Ovarialzysten, bzw. Photokoagulation der inneren Zytenwand
3. Adhäsiolyse (von Tube, Ovar, Darm)
4. Eröffnung der Tube zur Entfernung des extrauterinen Schwangerschaftsproduktes (lineare Salpingotomie)

## Laser-Laparoskopie bei Adnextumoren

Th. Gyr, G. Berclaz, H. U. Bratschi, R. Fravi, E. Dreher
Universitäts-Frauenklinik, Bern

Die operative Laparoskopie wird zunehmend zur Behandlung von Tumoren im Adnex-bereich eingesetzt. Uns interessierten Vor- und Nachteile der Laser-Laparoskopie in der Sanierung von zystischen Adnexbefunden.

Wir untersuchten retrospektiv alle Patientinnen, welche wegen zystischen Adnexbefun-den zur operativen Laparoskopie eingewiesen wurden. Präoperativ wurde ein vaginaler Ultraschall durchgeführt. Bei suspekten Befunden wurde zusätzlich das Ca 125 bestimmt. Die präoperative Diagnose wurde mit dem intraoperativen Befund und den histologischen Befunden verglichen.

Vom 1. 1. 1989 bis zum 28. 2. 1991 wurden insgesamt 149 Patientinnen einer operativen Laparoskopie unterzogen, davon wurden 113 mit Argon-Laser und 36 mit $CO_2$-Laser operiert. Die Indikationen verteilten sich auf 30 Sterilitätsfälle, 21 extrauterine Schwan-gerschaften, 5 Myome und 50 Adnextumoren, 69 Patientinnen klagten über chronische und 21 über akute Schmerzen. Die Adnexbefunde betrafen seröse Zysten in 30%, Endometriome in 24%, weitere einfache Zysten in 24%, Teratome in 8% der Fälle. In 2 Fällen lag ein muzinöses Kystadenom vor, in 2 Fällen ein seröses Kystadenom, in 1 Fall ein papilläres Kystadenom (Borderline Tumor) und in 1 Fall ein papilläres Ovarialkarzinom Stadium I. Das Ca 125 war erhöht bei Ovarialkarzinom und bei 8 Patientinnen mit benigner histologischer Diagnose. Die Patientin mit Borderline Tumor wies ein normales Ca 125 auf. Die Operation wurde in 5 Fällen durch eine Laparotomie beendet, in 4 Fällen wegen der Ausdehnung des Tumors und in einem Fall zur Sicherstellung eines adäquaten Staging. Im Mittel betrug die postoperative Hospitalisation 4,7 Tage, der Blutverlust unter 50 ml. Es traten keine postoperativen Komplikationen auf.

Die operative Laparoskopie stellt eine sinnvolle Alternative in der Behandlung von Adnextumoren dar. Mit dem Vorliegen eines Karzinomes muß gerechnet werden. Die Vorbereitung der Patientin, die operative Strategie sowie die Infrastruktur des Spitales sollten diesem Umstand Rechnung tragen.

## Traitement laparoscopique de la grossesse tubaire: données d'un hôpital périphérique

G. Spinosa, P. Y. Dubuis, R. Born
Hôpital de zone, Morges

25 patientes souffrant d'une grossesse ectopique tubai re ont été traitées dans notre service par laparoscopie, salpingotomie et extraction de la GEU.

9 autres patients, sans confirmation histopathologique ou présentant une grossesse tubaire interstitielle un état de choc ou chez lesquelles une laparoscopie était contre-indiquée ont été exclues de ce protocole. Nous avons pratiqué un dosage du bêta-HCG immédiatement avant et 48 h après l'intervention, chez toutes les malades.

Le traitement est considéré réussi lorsque la valeur de bêta-HCG 48 h après l'interven-tion est inférieure à 15% de la valeur de départ. 16 patientes front partie de ce groupe.

Lorsque la valeur se situe entre 15 et 35%, le pronostic est incertain et nous contrôlons l'évolution des taux jusqu'a négativation; 7 patientes font partie de ce groupe.

Au dessus de 35%, l'echec est certain et nécéssite un nouveau traitement. 2 patientes font partie de ce groupe et ont du être réopérées par laparotomie. La durée moyenne de l'hospitalisation est de 2,8 jours et celle de l'arrêt de travail de 9,6 jours.

Ces données d'un petit collectif confirment que le traitement de la GEU tubaire, une fois les contreindications exclues, peut se faire par laparoscopie de manière moins agressive, permettant la reprise d'une activité journalière habituelle plus rapide, à moindres frais.

## Aspekte der konventionellen und Laser gestützten operativen Pelviskopie

P. D. Hagmann, J. Jung
Geburtshilflich-gynäkologische Abt., Krankenhaus Sanitas

Video-Demonstration der Anwendung verschiedener pelviskopischer Operationstechniken wie Schlingen, PDS-Clips u. ä. inklusiv $CO_2$- und KPT-Laser anhand ausschnittweiser Operationen wie Adhäsiolyse, Adnexektomie, Salpingoneostomie, Endometriose und Myomektomie. Diskussion einiger logistischer Aspekte bei der praktischen Durchführung der operativen Pelviskopie.

## Evolution du traitement endoscopique de la GEU

P. Rey, G. P. Balmelli
Clinica Ostetrica e Ginecologica, Ospedale Civico, Lugano

Les auteurs présentent l'évolution du traitement de la Grossesse Extra Utérine depuis l'introduction, en 1989, de la chirurgie endoscopique à l'Ospedale Civico.

Malgré le nombre absolu relativement faible on assiste à une très nette tendance à la diminution des laparotomies (qui restent cependant indispensables en cas d'important hémopéritoine) parallèlement à la généralisation du traitement endoscopique.

Trois techniques differentes sont présentées avec leurs differentes indications:
– la salpingectomie
– la salpingotomie
– l'injection intratubaire de Méthotrexate®.
On souligne également comment le pourcentage de salpingotomies et, plus récemment, d'injections de Méthotrexate®, a augmenté progressivement au depens des salpingectomies qui ont actuellement pratiquement disparu.

Les auteurs rappellent l'importance du diagnostic précoce qui permet de traiter le plus grand nombre de GEU de façon de plus en plus conservatrice.

## Désobstruction de la portion tubaire proximale par balooning et tuboscopies hystéroscopiques

G. Waddell, J. Dequesne
Clinique Cecil, Lausanne

La laparoscopie opératoire a limité les indications de la microchirurgie tubaire à la destérilisation et à la chirurgie cornuale. Depuis le début de 1990, nous avons traité les obstructions tubaires proximales en les dilatant au moyen d'un ballonnet de 4 mm × 2 cm, après cathétérisation similaire à celle utilisée en chirurgie cardiaque. Le cathéter est introduit dans un hystéroscope flexible, et, après hystéroscopie, nous procédons, par des mouvements de gonflage et de dégonflage, permettant la progression du cathéter au fur et à mesure de la levée de l'obstacle. Dans le temps de cette intervention, on procède à l'injection d'un produit de contraste, de façon à surveiller par hystérographie, la levée réelle de l'obstacle.

Sur les dix premiers cas cathétérisés, nous avons connus deux échecs de cathétérisation, et sur les huit cas dilatés, cinq ont permis la reperméabilisation et trois patients ont actuellement un test de grossesse positif.

Das les cas d'obstruction tubaire plus distale, ou de la portion isthmique, une tuboscopie par hystéroscopie est effectuée au moyen d'un endoscope souple d' ¼ mm de diamètre, permettant d'évaleur la qualité de la muqueuse tubaire er la nature de l'obstacle. Cette évalution, bien que difficile et en développement, nous a permis de renoncer, dans des cas d'atrophie totale des plis tubaires, à toute intervention sur les régions tubo-ovariennes, et de passer les patientes en fécondation in vitro.

Ces examens n'ont pas été suivi de complications et ont été en général bien supportés; ils ont été effectués sous narcose.

# Schwangerschaft IV: Infektionen/Tokolyse/Hausgeburt
# Grossesse IV: Infections/tocolyse/accouchement à domicile

## Schwangerschaft bei HIV-positiven Frauen

K. Biedermann, Ch. Rudin, U. Lauper, O. Irion
Schweizerische Arbeitsgruppe HIV und Schwangerschaft

Seit der Aktivierung unserer gesamtschweizerischen Studie bei HIV-positiven Schwange-ren am 1. Mai 1990 sind bereits 62 Frauen in die Studie aufgenommen worden, vorab aus den Zentren Zürich, Basel, Lausanne, Bern und Genf. 23 Kinder sind schon geboren, 14 Schwangerschaften werden noch ausgetragen, 17 Schwangerschaften wurden in der Berichtsperiode abgebrochen. Mittlerweile liegen auch die ersten Auswertungen der Laboruntersuchungen vor. Interessanterweise zeigt das Zürcher Kollektiv fast durchwegs schlechtere Werte der prognostisch relevanten HIV-Parameter (p24-Antikörper, Lym-phozytenstimulationsteste, Beta-2-Mikroglobulin, Neopterin, Interleukin-2-Rezepto-ren), nicht jedoch in den absoluten T4-Zellzahlen und der T4/T8-Ratio.

Möglicherweise hängt dies damit zusammen, daß der Infektionszeitpunkt im Zürcher Kollektiv weiter zurückliegt. Dieser Verdacht kann jedoch aus unseren Daten nicht erhärtet werden, da der Zeitpunkt des ersten positiven HIV-Antikörpertestes wie auch der Einstieg in den Drogenabusus im Zürcher und im Basler Kollektiv übereinstimmen. Es ist jedoch anzunehmen, daß die HIV-Infektion im Zürcher Drogenmilieu früher auf-tauchte als in Basel, Lausanne oder Genf.

Der Verlauf der Immunparameter während der Schwangerschaft zeigt einen signifikan-ten Abfall der IgG und der T4-Lymphozyten vom ersten zum dritten Trimester, während die Werte für CRP, Neopterin und Beta-2-Mikroglobulin ansteigen, was im HIV-negativen Kontrollkollektiv nicht beobachtet werden kann. Dieser Befund korreliert mit der vermehrten Infektanfälligkeit der HIV-positiven Schwangeren, die im Zürcher Kollektiv gefunden wurde. Ob dabei nur die HIV-Infektion oder auch der Drogenkonsum in der Schwangerschaft ursächlich involviert waren, läßt sich kaum abschätzen. Immerhin zeigten drogenabhängige Schwangere schlechtere Prognose-Faktoren auf als Frauen, die heterosexuell HIV-infiziert wurden. Diese letztere Gruppe wurde allerdings auch später infiziert, sodaß die Laborwerte dieser beiden Gruppen nur bedingt vergleichbar sind.


## L'étude collaborative Suisse VIH et grossesse

O. Irion[1], K. Biedermann[2], Ch. Rudin[3], et les membres de l'étude collaborative suisse VIH et grossesse
[1]Département de Gynécologie et d'Obstétrique, Hôpital Cantonal Universitaire de Genève, [2]Departement für Frauenheilkunde, Universitätsspital, Zürich, [3]Universitäts-Kinderklinik, Basel


### But

L'infection de la femme enceinte par le VIH (virus de l'immunodéficience humaine) pose de nombreuses questions auxquelles on n'a pas apporté de réponses définitives. Plusieurs études ont montré que l'infection n'augmente pas les complications de grossesse. Le taux de transmission à l'enfant diffère selon les auteurs. L'étude collaborative européenne analysant 372 enfants d'au moins 18 mois de vie rapporte un taux d'infection de 12,9% (Lancet 2. 2. 91). Une influence défavorable sur le pronostic maternel semble peu probable mais ce point reste controversé. L'étude néonatale suisse (Dr. C. Kind) recensait 286 enfants nés de mères séropositives pour le VIH au 31 juillet 1990. L'étude collaborative suisse VIH et grossesse a pour but de recueillir des données épidémiologiques, d'étudier les interactions entre VIH et grossesse, d'identifier d'éventuels facteurs maternels pronostics de la transmission à l'enfant et de mesurer l'impact de la grossesse menée à terme ou interrompue sur la progression de la maladie.

### Matériel et méthodes

Après consentement éclairé de la patiente, un ürotocole incluant anamnèse et status est complété et des examens sanguins sérologiques et immunologiques sont pratiqués chaque 3 mois, jusqu'à 6 mois post-partum. L'étude est couplée à l'étude néonatale et l'étude de cohorte suisse.

### Résultats

Du 1er mai 1990 au 24 février 1991, 62 femmes séropositives de 20 à 35 ans annoncées par 11 cantons ont été enregistrées prospectivement dans l'étude. 17 patientes ont obtenu une interruption de grossesse (<20 sem.), 25 ont accouché, 12 grossesses sont en cours. Les résultats préliminaires partiels indiquent 39 infections par toxicomanie, 9 par voie hétérosexuelle, 1 par transfusion, incertains pour les autres. Le stade clinique (CDC) a été défini pour 38 patientes, 35 aux stades II–III, 3 au stade IVc2. Chez 5 femmes la séroconversion a été documentée au cours de la grossesse. Chez 83% des femmes, le premier test positif était anfrieur à 1990.

### Conclusion

Après huit mois d'étude, on ne peut pas encore répondre aux questions posées. Cependant, un nombre élevé de patientes a été inclus. Nous disposons déjà de reseignements épidémiologiques intéressants malgré a diversité des centres de référence. Seules des études prospectives de ce type incluant le plus grand nombre des cas possible permettront de clarifier cette problématique de manière à offrir aux patientes une prise en charge optimale.

## Grossesse gémellaire avec atteinte d'un des deux jumeaux lors d'une infection a cytomégalovirus: diagnostic prénatal et management

Y. Vial[1], P. Hohlfeld[1], C. Maillard-Brignon[1], A. Calame[2], H. Bossart[1]
[1]Département de Gynécologie-Obstétrique et [2]Division de néonatologie, CHUV, Lausanne

Il s'agit d'une patiente de 40 ans, III-geste II-pare qui nous a été adressée à 28 semaines d'une grossesse gémellaire par souffrance fœtale d'un des jumeaux au CTG. Lors de l'admission l'échographie a montré un hydrops généralisé d'un des fœtus (J1) avec ascite, hépatomégalie, épanchement pleural et péricardique, œdèmes sous-cutanés et dilatations des oreillettes. L'autre fœtus (J2) avait une morphologie et une vitalité normale.

Après avoir exclus un malformation cardiaque par échocardiographie, un prélèvement de sang fœtal a permis de diagnostiquer une infection à CMV (IgM spécifiques et culture du liquide amniotique positives); l'autre jumeau s'est révélé non infecté. Le tableau montre les éléments du syndrome biologique en comparaison avec le fœtus sain et les normes pour l'âge gestationnel.

| Paramètres | J1 | J2 | Normes pour l'âge |
| --- | --- | --- | --- |
| Erythrocytes | 0,7 T/l | 4,01 T/l | 3,38 ± 0,32 T/l |
| Hémoglobine | 27 g/l | 140 g/l | 128 ± 8 g/l |
| Hématocrite | 8% | 43% | 38 ± 2% |
| Plaquettes | 15 G/l | 247 G/l | 228 ± 45 G/l |
| Phosphatase alcaline | 324 UI/l | 273 UI/l | 224 ± 37 UI/l |
| ASAT | 2160 UI/l | 24 UI/l | 17 ± 6 UI/l |
| ALAT | 131 UI/l | 1 UI/l | 4 ± 2 UI/l |
| IgM totales | 1380 mg/l | 26,9 mg/l | 34 ± 11 mg/l |
| IgM spécifiques CMV | positif | négatif | négatif |

Une transfusion intra-utérine de 65 cc a permis de corriger l'anémie (Hb après transfusion = 112 g/l; Hte = 37%), d'exclure un syndrome transfuseur-transfusé lors de la curarisation et de prolonger la grossesse. La patiente a accouché à 33 semaines d'un enfant présentant une maladie des inclusions cytomégaliques, décédé peu après la naissance. L'autre enfant était sain et l'absence d'infection congénitale à CMV a été confirmée.

# Le diagnostic prénatal de la toxoplasmose congénitale

E.-O. Adjahoto[1], P. Hohlfeld[1], P. Jacquier[4], C. Maillard-Brignon[1], A. Calame[2], C.-L. Fawer[2], B. Vaudaux[2], J. Zufferey[3], H. Bossart[1]
[1]Département de Gynécologie-Obstétrique, [2]Division de néonatologie et [3]Laboratoire de Sérologie, CHUV, Lausanne, [4]Institut für Parasitologie, Universität Zürich

Le diagnostic prénatal de l'infection congénitale à Toxoplasma gondii repose sur l'échographie, l'amniocentèse et le prélvement de sang fœtal. Nous présentons une série de 80 cas de séroconversion durant la grossesse, survenues de la période péei-conceptionnelle à la 29ème semaine d'aménorrhée. Toutes les mères avaient reçu un traitement de spyramycine dès le diagnostic de séroconversion.

Le diagnostic prénatal a été effectué entre 19 et 32 semaines de gestation et seuls 3 fœtus étaient atteints. Le diagnostic prénatal a été très rapide dans ces cas puisque la présence de signes biologiques indirects d'infection a entraîne la mise en évidence du parasite par examen direct dans les 24 heures à deux reprises. Le dernier cas a été diagnostiqué sur cultures cellulaires après une semaine. Tous ces résultats ont été confirmés par inoculation de liquide amniotique et de sang fœtal àla souris. Ces trois enfants ont été traités in utero au moyen d'une association de pyriméthamine et de sulfadiazine et le bilan complet effectué à la naissance n'a pas révélé de lésions cérébrales ou oculaires. Actuellement ils sont âgés de 4, 7 et 9 mois et ils ne présentent aucune séquelle de toxoplasmose congénitale.

Sur les 77 cas de diagnostic prénatal négatif, 59 enfants sont nés et le bilan effectué à la naissance a toujours été négatif. Ces enfants âgés de 1 à 22 mois, sont suivis jusqu'à disparition des anticorps IgG anti-toxoplasme d'origine maternelle. A l'heure actuelle, 29 enfants ont plus de 10 mois et l'absence de toxoplasmose congénitale a été confirmée dans chaque cas.

Le diagnostic prénatal a entraîné une mort fœtale dans deux cas de cette série. Ce sont les seules complications observées sur l'ensemble des diagnostics effectués par prélèvement de sang fœtal depuis juin 1989 ($n = 174$), ce qui représente un risque de 1,14%. Ce chiffre est à mettre en relation avec le nombre d'interruptions de grossesse évitées par cette approche, puisques plus de la moitié des cas nous a été adressé pour interruption.

## Vorzeitiger Blasensprung am Termin: eine akute Gefahr für Mutter und Kind?

M. Egger[1], Th. Gyr[2], H. Schneider[2]
[1]Bezirksspital, Niederbipp, [2]Universitäts-Frauenklinik, Bern

Das geburtshilfliche Vorgehen bei Vorzeitigem Blasensprung (VBS) am Termin wird weitgehend durch das Risiko des drohenden intrauterinen Infektes bestimmt. Uns interessierte die Frage der Bedeutung des VBS für Schwangerschaft und Geburt und dessen Einfluß auf das geburtshilfliche Management.

Im Rahmen einer retrospektiven Analyse untersuchten wir den peripartalen Verlauf von Terminschwangerschaften nach VBS im Vergleich zu Geburten mit rechtzeitigem Blasensprung unter Bildung von matched pairs.

Es wurden 452 Schwangere in die Studie aufgenommen, von welchen 203 matched pairs gebildet werden konnten. Bei 2% der Schwangeren mit VBS und 0,5% ohne VBS wurde ein Amnioninfektsyndrom (AIS) diagnostiziert (n.s.). Ein AIS trat signifikant häufiger auf bei einer Latenzzeit VBS–Spitaleintritt von >4 Stunden, bei einer Latenzzeit Wehenbeginn bis zur Geburt von >24 Stunden, sowie bei einer Latenzzeit erste Digitaluntersuchung bis zur Geburt von >12 Stunden. Eine Einleitung (16% bzw. 17%) oder Unterstützung von Wehen (40% bzw. 38%) wurde in beiden Kollektiven gleich häufig verordnet. Patientinnen mit einer Latenzzeit VBS–Wehenbeginn <12 Stunden wiesen eine Sectiofrequenz von 4% auf gegenüber 19% bei einer Latenzzeit von >12 Stunden und 12% ohne VBS ($P < 0,05$). Bezüglich puerperaler Infektion wurden keine Unterschiede gefunden. Neonatale Infekte traten nach VBS in 6,9% der Fälle auf gegenüber 1,5% ohne VBS ($P < 0,01$). Es fanden sich 2 Fälle von neonataler Sepsis, beide nach VBS.

Das Infektrisiko ist nach VBS am Termin erhöht, Zeitpunkt der Hospitalisation, Anzahl von digitalen Vaginaluntersuchungen sowie die Latenzzeit VBS–Geburt ist dabei von Bedeutung. Der Verlauf nach VBS ist günstig, wenn innerhalb von 12–24 Stunden spontan Kontraktionen einsetzen. Nach dieser Frist ist eine Einleitung möglicherweise vorteilhaft.

## Zur Frage der Tragzeitverlängerung durch antepartale Hospitalisation und/oder Tokolyse bei Frühgeburtsbestrebung

C. Fässli, U. Gigon
Frauenklinik, Kantonsspital, Olten

Bei der Analyse der kumulierten Statistik der Arbeitsgemeinschaft Schweizerischer Frauenkliniken von 1983 bis 1990 fiel auf, daß unser Schwangerschafts- und Geburtenkollektiv seltener hospitalisiert war, Tokolytika und Surfactantstimulation restriktiv angewendet wurden. Wir fragten uns, ob in der von unserer Klinik versorgten Region Frühgeburten gegenüber dem Vergleichskollektiv häufiger auftraten, die perinatalen Verläufe komplizierter waren und die perinatale Mortalität über dem Durchschnitt lag.

In der Beobachtungszeit registrierten wir 8738 geburtshilfliche Fälle. Sie wurden 325 902 Fällen in der Arbeitsgemeinschaft für die gleiche Zeitperiode gegenübergestellt. Wir verzeichneten 73,23% ($n = 6399$) Geburtseintritte, im Vergleichskollektiv 72,68% ($n = 236 906$). Sämtliche Daten wurden mit dem Chiquadrat-Homogenitätstest statistisch geprüft, bei Gruppen mit zu kleinen Häufigkeiten wurde der exakte Fisher-Test berechnet. Die Analyse der anamnestischen Frühgeburtsursachen ergab keine Unterschiede hinsichtlich sozialen oder medizinischen Daten der beiden Kollektive. Wir stellen die Diagnosen Abortus imminens, klinische Cervixinsuffizienz, drohende Frühgeburt und vorzeitige Wehentätigkeit signifikant weniger als die übrigen Kliniken. Gegenüber der Vergleichsgruppe wurden therapeutisch stationäre Behandlungen präpartal, Surfactant-stimulationen und Cervix-Cerclagen um 50% weniger durchgeführt. Tokolysiert wurde viermal weniger. Trotz dieser Unterschiede in bezug auf Diagnose und Therapie der drohenden Frühgeburt fanden wir keine signifikante Diskrepanz zwischen den Kollektiven bezüglich Anzahl der Frühgeburten, Vorkommen von fetaler Unreife und perinataler Morbidität und Mortalität.

Aufgrund unserer Resultate ist es fraglich, ob Hospitalisation, Tokolyse und Cerclagen Wesentliches zur Tragzeitverlängerung beitragen. Es wäre zu diskutieren, ob die diagnostischen Kriterien für drohende Frühgeburt und vorzeitige Wehentätigkeit überdacht werden müssen, um die Rate überflüssiger therapeutischer Maßnahmen, v.a. von Hospitalisationen, zu reduzieren und dadurch kostenbewußter zu werden.

## Intrapartale Notfalltokolyse mit Fenoterol

U. von Mandach, R. und A. Huch
Klinik und Poliklinik für Geburtshilfe, Universität, Zürich

Verschiedene fetale Notfallsituationen stellen eine wichtige Indikation für die Anwendung von Betamimetika unter der Geburt dar. Die vorgelegte Arbeit zeigt Untersuchungen zur Plazentagängigkeit von Fenoterol (Partusisten) appliziert als Bolusinjektionen zur intrapartalen Notfalltokolyse. 16 gebärende Frauen erhielten in einem Zeitraum von 10 Min. bis 8 Std. vor der Entbindung 1 bis 4 i.v. Boli mit je 100 µg und/oder 1 bis 2 Boli mit 50 µg Fenoterol. Die Konzentration von Fenoterol im fetalen Serum (NS-Mischblut) lag bei allen Fällen nahe der Nachweisgrenze von 50 pg/ml. Die Höhe der Spiegel steht in keinem Zusammenhang mit den verwendeten Dosen und dem Zeitpunkt der Applikation. Diese Ergebnisse lassen wie unsere früheren Untersuchungen nach verschieden langer i.v. Dauerinfusion auf einen langsamen Plazentaübertritt von Fenoterol schließen. Beim Feten sind somit direkte betamimetische Effekte (Kreislauf und/oder Stoffwechsel) aufgrund von Fenoterol im fetalen Blut nach einer intrapartalen Tokolyse mit i.v. Bolusinjektionen nicht zu erwarten. Diese Ergebnisse sollen im Vergleich mit den Resultaten aus Untersuchungen mit anderen Betamimetika diskutiert werden.

## Mütterliches Lungenödem als Narkosekomplikation bei Status nach i.v.-Tokolyse und Lungenreifungsstimulation

P. Beer, W. Stoll
Frauenklinik, Kantonsspital, Aarau

Das mütterliche Lungenödem ist eine gut dokumentierte Komplikation bei der Anwendung von Beta-2-Sympathikomimetika zur Tokolyse bei vorzeitiger Wehentätigkeit und gleichzeitiger Lungenreifungsstimulation mit Glukokortikoiden. Im geburtshilflichen Routinebetrieb wird die Komplikation wegen wohlbeachteter Vorsichtsmaßnahmen kaum mehr beobachtet. Das Risiko steigt mit weiteren Faktoren, dazu gehören die Mehrlingsschwangerschaft, die Kombination der erwähnten Substanzen mit Magnesiumsulfat, das Amnioninfektsyndrom und die Inhalationsnarkose.

Wir beschreiben das Auftreten eines massiven Lungenödems bei einer 24jährigen Primipara mit unauffälliger kardio-pulmonaler Anamnese, bei der bei einer Schwangerschaftsdauer von 35 5/7 Wochen wegen eines beginnenden Amnioninfektsyndroms nach Blasensprung, Tokolyse und Glukokortikoidgabe die Schnittentbindung durchgeführt wurde. Die pulmonale Komplikation stellte sich unmittelbar post operationem ein und erforderte die Reintubation und weitere intensivmedizinische Maßnahmen. Die bedrohliche Situation stellt sich in eindrücklicher Weise anhand der Serie der Thoraxbilder dar. Unter PEEP-Beatmung, Diuretikagabe und energischer antibiotischer Abschirmung gelang es, die Situation inerhalb von 24 Stunden unter Kontrolle zu bringen. Die Analyse des Geschehens führt zum Schluß, daß während der Narkose die Flüssigkeitszufuhr nicht genügend restriktiv gehandhabt wurde. Entsprechende Empfehlungen werden formuliert.

## L'accouchement prématuré à Genève

I. Comte, O. Irion, F. Béguin
Département de Gynécologie et d'Obstétrique, Hôpital Cantonal Universitaire de Genève

### But

Identifier les facteurs de risque gynéco-obstétricaux d'accouchement prématuré à Genève.

### Matériel et méthodes

Du 22 Février 1988 au 15 mai 1989, une étude rétrospective de type cas-témoins a été réalisée dans le post-partum immédiat. Un questionnaire documentant les antécédents gynéco-obstétricaux et l'évolution de la grossesse actuelle a été complété par des sages-femmes et des médecins.

### Résultats

3081 patientes ont accouché durant la période de l'étude dont 300 prématurément (9,4%). Nous avons interrogé 269 patientes ayant accouché prématurément et 281 contrôles. Nos résultats ont montré un risque d'accouchement prématuré statistiquement lié aux facteurs suivants: antécédent d'accouchement prématuré, béance cervico-isthmique, menace d'avortement, menace d'accouchement prématuré, hydramnios, oligoamnios, infection amniotique, grossesse multiple, rupture spontanée prématurée des membranes, malformation fœtale, infection fœtale, retard de croissance intra-utérin, hypertension maternelle. D'autres facteurs de risque connus de la littérature n'ont pas été mis en évidence, par exemple une taille maternelle inférieure à 150 cm, un poids avant la grossesse inférieur à 45 kg, le placenta praevia et l'infection uro-génitale.

### Conclusion

Le taux d'accouchement prématuré est trop élevé à Genève, specialement dans notre clinique (9,4%) et est en partie dû au fait que de nombreuses patientes nous sont adressées par les gynécologues et les Cliniques privées lorsqu'un accouchement prématuré est imminent. Un programme de prévention efficace doit être basé sur l'information aux patientes des risques liés à l'apparition de symptômes et de signes de menace d'accouchement prématuré et sur la sélection des patientes à haut risque afin de permettre une surveillance accrue.

# Komplikationen in der Hausgeburtshilfe

I. Vilàghy
Muttenz

Ziel dieser Arbeit war die Komplikationsrate der Geburten außerhalb von Spitälern aufgrund eigener Erfahrungen zu ermitteln. In der Region Basel kommen immerhin ca. 5% aller Kinder nicht im Spital auf die Welt. Ich kann aus persönlichen Erfahrungen aus den Jahren 1978–90 240 Haus- und Heimgeburten überblicken. Diese Geburten fanden in enger Zusammenarbeit zwischen Hebammen und Geburtshelfer statt. Hausgeburten, bei denen die Hebamme allein arbeitet, sind meiner Ansicht nach nicht mehr zeitgemäß.

Die Selektion bzw. Zulassung zur Hausgeburt ist als Prävention von Komplikationen äußerst wichtig. Meine häufigsten Ablehnungsgründe sind: Frühgeburt, Status nach Sectio, Beckenendlage (absolut nur bei I-Para, EPH-Gestose, Verdacht auf Mißverhältnis, Placentainsuffizienz. Manche solche Fälle habe ich in der Privatklinik ambulant entbunden. Die Zahl der sekundären Spitaleinweisungen lag mit 7 Fällen bei 2,9%. Ein einziger Fall mußte unter der Geburt verlegt werden und wurde wegen Mißverhältnis per Sectio entbunden. Die weiteren Verlegungen fanden postpartal statt wegen Atonie (3 ×), Placentaretention, Eklampsia und tiefer Venenthrombose. Folgende Problem-Fälle konnten ohne Verlegung behandelt werden: 28 Forzeps-Entbindungen (18 × wegen protrahierter AP oder Geburtsstillstand und 10 × wegen absinkenden HT oder Dezelerationen), 3 × Beckenendlage bei II-Para, 2 × atonische Blutungen, 4 × Placentaretentionen (2 × Credé und 2 × manuelle Lösung) und 1 × Cervix-Revision mit Naht. Insgesamt wurden 10 Kinder verlegt; ein einziges Kind unmittelbar post partum wegen Herzinsuffizienz mit Ascites. Dieses hatte eine virusbedingte Myocarditis. Weitere Verlegungen fanden 2–5 Tage post partum wegen Hyperbilirubinämie (7 ×), Duodenalatresie sowie Sepsis statt.

Zusammenfassend erlebte ich bei 240 Geburten in 198 Fällen (82,5% aller Geburten) keinerlei Komplikationen, bei weiteren 35 Fällen (14,6%) konnten die Probleme ohne Spitaleinweisung gelöst werden. Keine Frau und kein Kind hat Schaden davontragen müssen, daß die Entbindung nicht im Spital stattfand. Unter den geschilderten Umständen: strenge Auswahlkriterien und enge Zusammenarbeit zwischen Hebamme und Geburtshelfer, bin ich überzeugt, daß solche Hausgeburtshilfe kein zusätzliches Risiko bedeutet.

## *Onkologie III: Endometrium/Vulva/Tube*
## *Oncologie III: Endomètre/vulve/trompe*

### Endometrium <4 mm:
### Soll man noch curettieren?
### Faut-il encore cureter?

R. Lysek, Ch. Gschwind
Abt. für Gynäkologie, Kreisspital, Männedorf

**Conclusions**

Curetage et histologie d'une part, échographie vaginale d'autre part sont des examens complémentaires. Toutes les précancéroses et cancéroses présentaient un endomètre $\geq 4$ mm. En s'abstenant de pratiquer un curetage lors d'un endomètre <4 mm, on pourrait éviter jusqu'à 23% de curetages inutiles.

Während 18 Monaten haben wir im Kreisspital Männedorf (ZH) systematisch Patientinnen ($n = 168$, Alter 30–89 Jahre, Mittel 46,3) mit Meno-/Metrorhagien präoperativ vaginal sonographiert (Hitachi EUB 410, Vaginalsonde 6,5 MHz).

Wir unterteilten die Patientinnen in 2 Kollektive nach Endometriumsdicke. Gruppe A <4 mm ($n = 39$), Gruppe B $\geq 4$ mm ($n = 129$). Sämtliche Patientinnen mit einer adenomatösen Hyperplasie ($n = 11$, 6,5%) oder einem Endometriumcarzinom ($n = 9$, 5,3%) fanden sich in Gruppe B (>4 mm). In Gruppe A fanden sich ausschließlich normale Histologien.

Wenn man eine Endometriumsdicke von <4 mm als Normgrenze annimmt, hätte man in dem untersuchten Kollektiv bei 39 Patientinnen (23%) auf eine Curettage verzichten können.

In 15 Fällen (9%) war das histologische Material ungenügend und nicht beurteilbar. Hiervon war bei 11 Fällen (73%) eine sonographische Endometriumsdicke von weniger als 4 mm nachweisbar.

**Schlußfolgerungen**

Curettage mit Histologie und vaginale Sonographie sind komplementäre Untersuchungen. Durch routinemäßige Vagino-Sonographie kann auf eine erhebliche Anzahl Curettagen verzichtet werden. Wenn sich diese Resultate in weiteren Studien bestätigen, könnte bei einer Endometriumsdicke <4 mm auf den Eingriff verzichtet werden.


## Lavage péritonéal et cancer de l'endomètre

D. Tonna[1], S. Vigano[2], X. Albe[2], P. Vassilakos[2], F. Krauer[1]
[1]Clinique de Gynécologie, Hôpital Cantonal, [2]Centre de Cytologie et de Dépistage du Cancer, Genève

Plusieurs facteurs pronostiques ont été établis pour le cancer de l'endomètre comprenant notamment: le stade, le type histologique, le grade histologique, la profondeur d'invasion myométriale, la présence de métastases dans les ganglions para-aortiques, une cytologie positive dans le liquide péritonéal.

La valeur pronostique du lavage péritonéal n'est pas unanimement acceptée. Nous nous proposons de passer en revue les études récentes sur le sujet et de donner un aperçu de la tendance qui se dégage à l'étude des cas qui se sont présentés dans notre clinique de 1984 à 1989, soit un collectif de 163 patientes.

## Suboptimale initiale Therapie beim Korpuskarzinom und Zervixkarzinom, eine Analyse aufgrund der gemeinsamen Statistik schweizerischer Frauenkliniken

M. Litschgi, M. Eberhard, C. Braschler
Frauenklinik, Kantonsspital Schaffhausen

Tumortherapie bei gynäkologischen Karzinomen ist heute in großen Teilen standardisiert, zum Teil aber noch Gegenstand von Kontroversen. Versucht wird, die Situation einer initialen suboptimalen Therapie beim Korpuskarzinom sowie Zervixkarzinom zu definieren. Eindeutig gilt dies bei der Hysterektomie ohne Adnexektomie beim Korpuskarzinom sowie bei der einfachen Hysterektomie beim Zervixkarzinom FIGO Ib. Aufgrund der Zahlen der Arbeitsgemeinschaft schweizerischer Frauenkliniken wird die Häufigkeit dieser Situation im klinischen Alltag ermittelt. Beim Korpuskarzinom sind vermehrt jüngere, prämenopausale Frauen betroffen. Beim Zervixkarzinom Ib und II wurden mindestens 5% der Patientinnen suboptimal behandelt. Weitere Besonderheiten werden diskutiert.

## Behandlungsresultate des Korpuskarzinoms an der Universitäts-Frauenklinik Bern 1978–1987

J. U. von Hospenthal, W. Hänggi, A. Gasser*, E. Dreher
Universitäts-Frauenklinik Bern

Zwischen dem 1. 1. 1978–31. 12. 1987 wurden an der UFKB 223 Frauen mit primärem Korpuskarzinom behandelt. Das Durchschnittsalter der Patientinnen betrug 66,9 Jahre (Bereich: 34–91). Die Mehrheit der Frauen (202) waren postmenopausal, lediglich 21 Frauen (9,4%) erkrankten im prämenopausalen Alter.

In 176 Fällen (84,2%) lag ein endometrioides Adenokarzinom vor, 7mal zeigte die Histologie Karzino-Sarkom sowie 7mal ein adenosquamöses Karzinom. In weiteren 4 Fällen handelte es sich um ein klarzelliges Karzinom und 2mal um einen malignen Müllerschen Mischtumor.

184 Frauen (82,5%) wurden primär chirurgisch behandelt: bei 131 Patientinnen wurde eine abdominale totale Hysterektomie mit beidseitiger Adnexektomie sowie bei 45 zusätzlich eine Lymphonodektomie durchgeführt. 5 Frauen wurden vaginal hysterektomiert und 3mal erfolgte eine Probelaparotomie. Eine alleinige Strahlentherapie wurde bei 29 Frauen durchgeführt, 21 Frauen erhielten eine Vorbestrahlung, 67 mußten sich einer Nachbestrahlung unterziehen und 8 wurden sowohl vor- wie auch nachbestrahlt.

Die Indikation zur Strahlentherapie wurde gestellt bei: Wandinfiltration >1/3, Grading 2 und 3, Parametriumbefall und positiver Lymphknotenbefall.

Die 5-Jahres-Rezidivrate beim Korpuskarzinom in den Stadien I und II mit alleiniger Operation betrug 14,8%, mit Vorbestrahlung 16,8%, mit zusätzlicher Nachbestrahlung 17,9 und mit alleiniger Bestrahlung 37,4%.

Die 5-Jahres-Überlebensrate der verschiedenen Stadien zeigt folgende Tabelle:

| klinisches Stadium nach FIGO | n | % | 5-Jahres-Überlebensrate (%) |
|---|---|---|---|
| 0 | 17 | 7,6 | |
| I a | 53 | 23,8 | 91,6 |
| I b | 65 | 29,1 | 83,1 |
| II | 60 | 26,9 | 77,7 |
| III | 20 | 9,0 | 24,4 |
| IV a + b | 8 | 3,6 | 38,1 |

* Tumorregister am Inselspital Bern

## Das Adenosarkom des Uterus – Fallbericht und Literaturübersicht

D. Passweg, S. Huber, W. Stoll, B. Stamm
Frauenklinik und Pathologisches Institut, Kantonsspital Aarau

Wir berichten über eine 67jährige postmenopausale Patientin. Ein seit einem Jahr progredienter vaginaler Fluor führte zur weiteren Abklärung. Bei der Spekulumeinstellung stießen wir – wenige Zentimeter oberhalb des Introitus – auf einen ca. 10 cm großen, weichen, düsterroten und gelappten Tumor. Die digitale Austastung ergab überall glatte Vaginalwände. Der Rektaluntersuch und die Zystoskopie waren unauffällig. Der in die Vagina geborene, gestielte, polypöse Tumor wurde morcelliert und abgetragen. Gewebemassen von 400 g wurden entfernt. Die Histologie ergab ein Adenosarkom des Uterus. 2 Wochen später wurde die abdominale Hysterektomie mit Adnexektomie beidseits durchgeführt. Im Uterusamputat war kein Resttumor nachweisbar, lediglich im linken Tubenwinkel zeigten sich polypöse Wandveränderungen, welche histologisch einem Adenomyom entsprachen. Bei fehlendem invasivem Wachstum verzichteten wir auf eine postoperative Strahlentherapie. In der bisher halbjährigen Beobachtungsperiode fanden wir keine Anhaltspunkte für ein Rezidiv.

Das Adenosarkom ist ein seltener Tumor aus der Gruppe der gemischten mesodermalen Tumoren des Uterus, in der Literatur sind ca. 200 Fälle beschrieben. Er besteht aus einer benignen epithelialen und malignen mesenchymalen Komponente: Das sarkomatöse Stroma entspricht häufig einem Fibrosarkom oder Stromasarkom und bildet typischerweise periglandulär hyperzelluläre Areale. Die Mitosehäufigkeit im Stroma ist das entscheidende Kriterium, um das Andenosarkom vom benignen Adenofibrom abzugrenzen. Die benigne epitheliale Komponente entspricht meist dem Epithel der endometralen Drüsen. Makroskopisch präsentiert sich das Adenosarkom als großer, solitärer, polypoider Tumor, welcher als gestielter Polyp durch den Zervikalkanal prolabiert oder aber als breitbasig verankerter Tumor die Gebärmutterhöhle ausfüllt und erweitert. Häufige Symptome sind vaginale Blutung oder vaginaler Fluor. Die übliche Therapie ist die abdominale Hysterektomie mit Adnexektomie. Fälle mit konservativem chirurgischem Vorgehen sind beschrieben. Ein erhöhtes Rezidiv- und Metastasierungsrisiko besteht bei myometraler Infiltration. In dieser Situation wird eine kombinierte Strahlentherapie empfohlen.

# Beitrag zum besseren Verständnis des Morbus Paget der Vulva Fallbericht eines inguinal metastasierenden Morbus Paget der Vulva

O. R. Köchli[1], I. Baltissen[2], J. Eberhard[1]
[1]Frauenklinik Frauenfeld und [2]Institut für Pathologie Münsterlingen

Definition: Der M. Paget der Vulva entspricht einer speziellen Lokalisationsform des extramammären Paget. Histologisch liegt eine intraepitheliale Neoplasie mit typischen Paget-Zellen vor. Bei weniger als einem Drittel der Patientinnen mit Vulva-Paget liegt gleichzeitig ein tiefer liegendes Adenokarzinom der Hautanhangdrüsen vor. Außerdem ist in ca. einem Viertel der Fälle die Vergesellschaftung des M. Paget der Vulva mit malignen Tumoren anderer Lokalisation auffallend. Fallbericht: Klinik und Therapie: 44jährige Frau mit vulvärem Pruritus und hell-rötlicher vulvärer Läsion am linken Labium majus links. Biopsie: M. Paget. Klinikeinweisung. Partielle Vulvektomie links. Histologie: Invasiver M. Paget der Vulva pT2, medial knapp im Gesunden. Vulväre Nachresektion medial und ipsilaterale inguinale Lymphadenektomie. Histologie: Lymphknotenmetastasen in allen 3 Lymphknotenstationen. Entschluß: Perkutane Bestrahlung der Inguina und der pelvinen Lymphknoten beidseits. Pathologische Anatomie: Mikroskopisch finden sich vorwiegend im Bereich der Papillen Nester aus Paget-Zellen. An mehreren Stellen zeigen sich Durchbrüche der Basalmembran mit Vorhandensein der Paget-Zellen. Max. Tumordicke 0,7 mm. In allen untersuchten Lymphknotenstationen sind Nester aus Paget-Zellen nachweisbar. Schlußfolgerungen: 1. Histologisch entsprechen Paget-Zellen einer abnorm differenzierten epidermalen Stammzelle mit der Fähigkeit zur horizontalen und vertikalen Migration. 2. Grundsätzlich ist der M. Paget intraepithelial. Es gibt jedoch auch invasive Erscheinungsbilder. a) M. Paget plus invasives Andenokarzinom der Hautanhangdrüsen. b) Invasiver P. Paget mit invasiven Paget-Zellen (vorliegender Fall). 3. Selbst bei minimaler stromaler Infiltration von unten 1 mm kann es zur lymphogenen regionalen Metastasierung kommen. Diese Tatsache ist im Therapieplan zu berücksichtigen.

# Chirurgische und kombinierte percutane und interstitielle Radiotherapie bei rezidivierendem Ca in situ der Vulva/Fallbericht

B. von Castelberg, R. Greiner, R. Kann, J. C. Rageth
Frauenklinik und Klinik für Radioonkologie, Kantonsspital, Luzern

Rezidivierende intraepitheliale Neoplasien im Genitalbereich stellen oft ein therapeutisches Problem dar. Wir berichten über ein rezidivierendes, multizentrisches, ausgedehntes Ca in situa der Vulva bei einer 60jährigen Frau.

Wegen eines bioptisch gesicherten, ausgedehnten Ca in situ der Vulva wurde im Juni 1987 eine einfache Vulvektomie durchgeführt (Ausdehnung $5 \times 5 \times 2$ cm). Eine lokale Bestrahlung wurde damals abgelehnt. Klinische und bioptische Kontrollen zeigten im Verlauf immer eine mittelgradige bis deutliche Plattenepitheldysplasie. Im Oktober 1990 fand man jedoch wieder ein Ca in situ bds. Trotz großzügiger Exzision, welche rechts durch einen Rotationslappen gedeckt werden mußte, reichten die histologischen Veränderungen rechts wiederum bis an den Resektionsrand. Im Anschluß an die Operation wurde deshalb eine percutane Radiotherapie der Dammregion mit 4050 cGy in 25 Sitzungen und eine einmalige interstitielle Brachytherapie der rechtsseitigen Dammregion mit 10 Gy durchgeführt. Die Nadeln für die Brachytherapie wurden in PDA eingeführt und die Bestrahlung fand bei liegendem Periduralkatheter statt. Durch die interstitielle Therapie konnten wir, bei ausgezeichneter lokaler Verträglichkeit und ohne wesentliche Reaktionen von seiten des Darmes oder der ableitenden Harnwege eine hohe lokale Strahlendosis (50 Gy) erreichen.

Weil die interstitielle Radiotherapie keinen hohen operativen Aufwand darstellt und durch die Patientinnen gut toleriert wird, kann sie zur Erreichung einer maximalen lokalen Dosis gut empfohlen werden.

## Die chirurgische Behandlung des Vulvakarzinoms

F. Haberthür, A. C. Almendral
Universitäts-Frauenklinik, Basel

Das Vulvakarzinom ist ein eher seltenes Malignom unter denen des weiblichen Genitaltraktes. In letzter Zeit wird es jedoch häufiger beobachtet.

An der Universitäts-Frauenklinik in Basel sind in den letzten 20 Jahren zwischen 1970 und 1990 83 an einem Vulvakarzinom erkrankte Patientinnen primär chirurgisch behandelt worden. Bei 79 Frauen (94%) lag ein Plattenepithelkarzinom vor.

51 Patientinnen (62%) wurden primär radikal vulvektomiert mit inguinofemoraler Lymphonodektomie. 6 Frauen (7%) unterzogen sich einer radikalen Vulvektomie mit pelviner Eviszeration wegen eines fortgeschrittenen Vulvakarzinoms und bei 17 Patientinnen (21%) wurde lediglich eine einfache Vulvektomie ohne Lymphonodektomie vorgenommen.

Nur bei 6 Frauen (7%) war keine chirurgische Intervention möglich. Die Operationsmortalität betrug 1%. Die absolute 5-Jahresüberlebensrate betrug in unserem Kollektiv 82% bei negativen inguinofemoralen Lymphknoten, sank jedoch auf 40% ab, wenn Lymphknotenmetastasen vorhanden waren.

Die 5-Jahresüberlebensrate aller an unserer Klinik ausgewerteten Vulvakarzinome beträgt 66%, gereinigt 69%. Zusammenfassend meinen wir, gestützt auf unsere Erfahrungen und die internationale Literatur, daß bei einem ausgedehnten Vulvakarzinom mit Aussicht auf Heilung die ultraradikale Vulvektomie mit pelviner Eviszeration und eventueller plastischer Wunddeckung angewendet werden sollte. Auf der anderen Seite bietet im Stadium I oder II die modifizierte radikale Vulvektomie mit bilateraler inguinofemoraler Lymphonodektomie eine sichere Alternative für die Patientin.

## Seltene Genitalkarzinome: das Tubenkarzinom

J. Rickli[1], N. Pavic[1], J. Torhorst[2], A. C. Almendral[1]
[1]Universitätsfrauenklinik Basel, [2]Institut für Pathologie Basel

Das Tubenkarzinom ist eines der seltensten genitalen Karzinome. Die Diagnose wird nur in ganz wenigen Einzelfällen präoperativ gestellt. Den ersten klassischen Fall eines Tubenkarzinomes hat Orthmann bereits 1886 publiziert. 1910 hat Latzko die klassische Trias vaginaler, bernsteinfarbener Ausfluß, Schmerz und Adnextumor beschrieben. Sie wurde als „hydrops tubae profluens" bezeichnet und galt pathognomonsich für das Tubenkarzinom. Diese Konstellation wird aber relativ selten gefunden. So wurde in einer Serie von 71 Fällen kein einziges Mal diese Symptome festgestellt.

Aus mehreren Übersichtsarbeiten geht hervor, daß das häufigste Symptom die pathologische vaginale Blutung und/oder chronischer Ausfluß ist. Das zweihäufigste Symptom sind die Schmerzen, die häufig intermittierend oder kolikartig sind. Bei der Untersuchung findet sich gewöhnlich ein Adnextumor. In Einzelfällen ist der Pap-Abstrich pathologisch.

In Basel wurden zwischen 1981 und 1988 14 Tubenkarzinome beobachtet. Sie stellen weniger als ein halbes Prozent aller gynäkologischen Malignome dar. Das Durchschnittsalter lag bei 63,8 Jahren, was verglichen mit den anderen Angaben sehr hoch ist.

Es gibt noch kein offizielles Staging für das Tubenkarzinom. Dodson hat empfohlen, die FIGO-Einteilung des Ovarialkarzinoms zu übernehmen. Nachteilig ist, daß die Schichtung des Hohlorganes nicht berücksichtigt wird. Erez und andere haben Stadieneinteilungen empfohlen, welche diesem Umstand gerecht werden. Die 5-Jahresüberlebensrate liegt insgesamt bei 36%, wobei die Stadien III und IV prognostisch sehr schlecht sind. Nur die Stadien I und II haben eine 5-Jahresüberlebensrate von ungefähr 50%.

Histologisch handelt es sich meist um Adenokarzinome, ganz selten werden Sarkome oder Choriokarzinome gefunden. Bei unserem kleinen Kollektiv waren 12 Adenokarzinome und 2 Mischtumore. Die Behandlung des Tubenkarzinomes ist noch nicht standardisiert. Die meisten Autoren empfehlen ein ähnliches Vorgehen wie beim Ovarialkarzinom.

## Les tumeurs rétropéritonéales. Rétrospective de 10 ans

B. Sapin, P. A. Brioschi, M. A. Galfetti, F. Krauer
Département de Gynécologie et d'Obstétrique, Hôpital Cantonal Universitaire de Genève

Les tumeurs rétropéritonéales répondent à des critères de délimitation anatomique et histologique. De ce groupe sont exclues les tumeurs issues des structures rétropéritonéales tlles que les reins, les glandes surrénales, le duodénum, le pancréas ou celles dérivant d'un processus métastatique.

Dans le cadre de notre consultation de la clinique de gynécologie de l'HCUG nous avons observé 13 cas de tumeurs rétropéritonéales de 1980 à 1990.

La symptômatologie initiale est souvent caractérisées par des douleurs pelviennes, une augmentation du périmètre abdominal ou des répercussions sur le système urogénitale qui en imposent pour un diagnostic différentiel avec les pathologies tumorales gynécologiques. Les masses pélviennes découvertes cliniquement et confirmées par des investigations paracliniques nous ont conduit dans tous les cas à une intervention chirurgicale à visée curative. Une patiente a subi une radiothérapie, et une autre une association chimiothérapie comme traitement complémentaire.

**Tableau.** Tumeurs rétropéritonéales 1980–1990 ($n = 13$ patientes)

| Histologie | T. bénigne Nbre ptes | T. maligne Nbre ptes | Survie (mois) | Follow-up (mois) |
|---|---|---|---|---|
| Léiomyome | 3 | | | 12, 12, 12 |
| Hyperplasie lymphoïde angio-folliculaire | 1 | | | 12 |
| Adéno-Ca cell. claires | | 2 | 24 | |
| Liposarcome | | 4 | 12 | 72, 36, 12 |
| Léiomyo-sarcome | | 1 | 72 | |
| Histiocytome fibreux malin | | 1 | 4 | |
| T. mésenchymat. maligne | | 1 | | 24 |

Les types histologiques (cf. tableau) montrent dans notre collectif une prédominance maligne, bien connue dans la littérature, pour ces pathologies (11/13 patientes).

Certains auteurs préconisent un traitement adjuvant (chimio, radio) systématiquement et obtiennent une survie de 53% à 5 ans.

## Conclusions

Les tumeurs malignes du rétropéritoine sont des tumeurs agressives dont le pronostic est mauvais malgré les traitements complémentaires de radio et de chimiothérapie actuelle. La chirurgie de réduction tumorale extensive reste le traitement primaire déterminant.

*Pathologische Schwangerschaft*
*Pathologie de grossesse*

## Ursache, Klinik und Therapie der Hydronephrose in der Schwangerschaft

R. Müller[1], U. Lauper[1], A. Zoelly[2], A. Huch[1]
[1]Departement für Frauenheilkunde, [2]Urologische Klinik, Universitätsspital, Zürich

Wir berichten über 2 Patientinnen mit rezidivierenden Harnwegsdefekten und intermittierenden Flankenschmerzen, bei denen im Ultraschall einseitige Hydronephrosen und erweiterte Uretheren festgestellt wurden. Mit den üblichen konservativen Maßnahmen wie Bettruhe und Lagewechsel konnte keine Besserung der Symptomatik erzielt werden. Die Nierenparameter im Serum waren bei beiden Frauen im Normbereich.

Schließlich entschied man sich aufgrund des US-Befundes und der Klinik bei beiden Patientinnen zur Uretherschienung mittels Pig Tail-Kathetern. Eine Entbindung kam wegen der Unreife der Kinder in der 30. SSW respektive 26. SSW nicht in Frage.

Die besonderen Probleme bei der Uretherschienung während der SS sowie die wichtige Frage der Dauer-Antibiotikaprophylaxe werden diskutiert.

## Blasenmole und koexistierende intakte Schwangerschaft

M. Isenschmid, P. Dürig, H. Schneider
UFK, Bern

Anhand eines Fallberichts sollen das Management dieser seltenen Situation sowie diagnostische und prognostische Faktoren diskutiert werden.

Wegen rezidivierender vaginaler Blutungen ab der 7. SSW mußte die Patientin in der 14. SSW schließlich hospitalisiert werden. Die ausgedehnte US-Untersuchung zeigte im oberen Anteil der Gebärmutter einen strukturell unauffälligen Feten mit normaler Plazenta, daneben in der unteren Hälfte des Uterus eine Blasenmole. Das B-HCG betrug zu diesem Zeitpunkt 382 000 IE/l. Bei normalem männlichem Karyotyp wurde die SS nicht abgebrochen, die Patientin jedoch zur intensiven Überwachung hospitalisiert. Der B-HCG-Spiegel stieg auf max. 751 000 in der 18. SSW, um dann innert 3 Wochen wieder auf 643 000 abzusinken. In der 21. SSW kam es zum Anstieg der durchschnittlichen Blutdruckwerte (145/90), eine Woche später zu einer massiven vaginalen Blutung mit einem Blutverlust von 2–3 l. Unter Tonisierung des Uterus mit Syntocinon wurde versucht, nur die Mole abzusaugen. Dabei kam es jedoch zum Blasensprung und partieller Plazentaablösung mit Absterben des Feten. Bei stehender Blutung wurde daraufhin mit Nalador eingeleitet. Bereits am Tag darauf betrug das B-HCG nur noch 52 500, in den folgenden Wochen fiel es auf Null ab.

Blasenmolen mit koexistierenden Foeten treten mit einer Häufigkeit von 1 : 100 000 bis 1 : 30 000 SS auf, bei den meisten handelt es sich allerdings um partielle Molen. Es sind auch komplette Molen mit lebenden Feten beschrieben als Ausdruck einer ursprünglichen Zwillings-SS. Die Unterscheidung zwischen partieller und kompletter Mole ist histologisch nicht immer eindeutig möglich. Da partielle Molen meist triploid sind, kann man sich zur Diagnosesicherung zusätzlicher Methoden wie der Flow-Zytometrie bedienen. Von Bedeutung ist dies wegen der unterschiedlichen Prognose. Nach partiellen Molen sind bisher keine, nach kompletten Molen jedoch in 4–14% der Fälle maligne Trophoblasterkrankungen aufgetreten. Sowohl partielle wie komplette Molen sollten deshalb mittels serieller B-HCG-Titer nachkontrolliert werden.

## Die zervikale Schwangerschaft: eine gynäkologische-geburtshilfliche Notfallsituation

G. Patorelli, U. Lauper, R. Steiner, A. Huch, U. Haller
Departement für Frauenheilkunde, Universitätsspital, Zürich

Die Zervixschwangerschaft ist eine bedrohliche und seltene Form der Extrauteringravidität. Die Häufigkeit schwankt laut Literaturangaben zwischen 1:100 und 1:32000.

Ein mechanischer Mucosadefekt o./u. ein zu schneller Eitransport werden als ätiologische Faktoren diskutiert. Die Einführung der Vaginalsonographie hat neue diagnostische Möglichkeiten eröffnet.

Im Vordergrund steht als therapeutische Herausforderung die oft massive vaginale Blutung. Wir berichten über 3 Fälle von Zervikalschwangerschaften, die wir zwischen Februar 1989 und April 1990 an der UFKZ gesehen haben. In zwei Fällen konnte nach Curettage und transvaginaler Ligatur der descendierenden Äste der Art. uterinae die Blutung definitiv gestillt werden. In einem Fall, bei abgeschlossener Familienplanung, mußte eine Hysterektomie durchgeführt werden. Anhand dieser 3 Fälle werden Klinik, Diagnostik besprochen und die unterschiedlichen therapeutischen Vorgehensweisen beurteilt und diskutiert.

## Erfolgreiche Behandlung eines akuten Hydramnions mit Hydrops fetalis bei einer Zwillingsschwangerschaft mit fetofetalem Transfusionssyndrom in der 21. SSW

D. Wyss, W. Tandjung
Frauenklinik, Kantonsspital, Aarau

Ein akutes Hydramnion, aufgetreten in der 21. SSW bei einer 27jährigen II. Para, III. Gravida mit Zwillings-SS, wurde mit i.v. Tokolyse und wiederholten therapeutischen Amniozentesen behandelt. Die diagnostischen Abklärungen ergaben als Ursache ein fetofetales Transfusionssyndrom. Unter anfänglich täglichen Entlastungspunktionen von 300–600 ml nahmen der Bauchumfang in der 1. Behandlungswoche von 103 auf 98 cm, das größte vertikale Fruchtwasserdepot von 12,0 auf 7,4 cm ab. Am 7. Hospitalisationstag erkrankte Zwilling A mit Hydramnion an einem Hydrops fetalis, zusätzlich trat eine Kardiomegalie auf. Die übermäßige Fruchtwasserproduktion nahm ab, wohingegen sich die Fruchtwassermenge bei Zwilling B normalisierte, gleichzeitig war bei diesem ein Aufholwachstum zu verzeichnen. Der Hydrops fetalis bildete sich unter einer Digitalistherapie (via Mutter) zurück, lediglich die Kardiomegalie persistierte bis zur Geburt. Unter i.v. Tokolyse und Lungenreifungsinduktion wurde die SS bis zur vollendeten 32. SSW engmaschig sonographisch und kardiotokographisch überwacht. Sectio caesarea mit 32 ½ SSW.
*Mädchen A:* 1410 g, 39 cm, Apgar 7/9/10, pH art 7,28. Ausstreichen der Nabelschnur in fetoplazentarer Richtung. Hb 13,3, Hk 41,9 (1 h pp), Hb 16,1, Hk 50,0 (24 h pp).

*Mädchen B:* 1370 g, 40 cm, Apgar 7/9/10, pH art 7,23. Spätabnabelung mit intensivem „Ausmelken" der Nabelschnur in plazentofetaler Richtung. Hb 13,4, Hk 42,5 (1 h pp), Hb 19,5, Hk 59,9 (24 h pp).

Problemloser Verlauf ohne Intubation, ohne Transfusion.

### Schlußfolgerung

Je früher bei monochorial-diamniotischer Zwillings-SS ein fetofetales Transfusionssyndrom durch akutes Hydramnion und Hydrops fetales symptomatisch festgestellt wird, um so reservierter muß die Prognose für das fetal outcome gestellt werden. Wie unser Fallbericht mit sehr befriedigendem Resultat zeigt, wäre jedoch ein therapeutischer Nihilismus bei diesem Krankheitsbild falsch. Da beim Spontanverlauf mit einer fetalen Mortalität von 100% gerechnet werden muß, sind möglichst frühzeitige Interventionen angezeigt. Gemäß Literatur dürfte die symptomatische Therapie des Polyhydramnions durch wiederholte Amniozentesen zur Zeit die Therapie der Wahl sein.

# L'Indométacine dans le traitement de l'hydramnios grave idiopathique

P.-Y. Dubuis, G.-P. Spinosa, R. Born
Service de gynécologie-obstétrique, Hôpital de Zone, Morges

L'hydramnios est une complication rare de la grossesse, mais dont les répercussions maternelles et surtout fœtales peuvent être très graves. Une étiologie est retrouvée dans 70% des cas. Le tiers restant est d'origine idiopathique.

Ces cas sont difficiles à traiter par les méthodes connues (repos, tocolyse, amniocentèses de draînage itératives) qui sont grevées de complications fréquentes et d'un succès aléatoire.

L'Indométacine, puissant inhibiteur des prostaglandines, est de plus en plus souvent utilisé dans cette indication, avec des résultats encouragements. Nous contribuons à démontrer l'utilité de ce traitement à propos de deux cas suivis en 1990 dans notre service et dont l'issue maternelle et surtout fœtale a été favorable.

La première patiente est une III-G, I-P hospitalisée à la 25ème semaine pour un hydramnios idiopathique et un saignement vaginal sur hématome rétro-placentaire. Le repos et la tocolyse ne permettent pas d'enrayer une menace d'accouchement prématuré. Un traitement par Indocid est introduit, à raison de $4 \times 50$ mg par jour la première semaine, puis de $3 \times 50$ mg par jour jusqu'à 30 ⅔ semaines, avec une bonne réponse. La patiente es césarisée au cours de la 31ème semaine et les suites maternelles et fœtales ont été favorables.

La deuxième patiente est une II-G, I-P hospitalisée aussi à la 25ème semaine, avec le diagnostic d'hydramnios idiopathique et une menace d'accouchement prématuré. Le traitement par Indocid est instauré d'emblée, à raison de $2 \times 50$ mg par jour, jusqu'à la 32ème semaine. Au cours de la 34ème semaine, la patiente est césarisée et les suites paternelles et fœtales se sont déroulées normalement.

La revue de la littérature permet de relativiser les risques du traitement; en revanche, il n'existe pas encore de consensus sur les doses à administrer et sur la durée du traitement. Les risques et les effets secondaires de ce type de thérapie sont discutés, de même que nous proposons un schéma de traitement et de surveillance.

# Facteurs de risque et dépistage du diabète gestationnel

P. Rapin, O. Irion, Ph. Extermann, F. Béguin
Département de Gynécologie et d'Obstétrique, HCU, Genève

Le diabète gestationnel (DG) est une complication fréquente dans notre population, présente dans environ 8% des grossesses. Le DG représente un risque à court terme pour l'évolution de la grossesse (hydramnios, infections, macrosomie), pour l'accouchement (dystocie, accouchements opératoires, traumatismes) et pour le nouveau-né (troubles métaboliques), ainsi qu'à plus long terme pour la mère (risque accru de diabéte) et peut être pour l'enfant (diabète, obésité?). Bien que la plupart des auteurs préconisent et pratiquent un dépistage systématique du DG, suivant ainsi les recommandations du 3ème International Workshop Conference on GDM (Chicago, 1990), un nombre toujours important de patientes ne sont testées qu'en fonction de la présence de facteurs de risque. Le but de notre étude est de déterminer quels sont les facteurs de risque du diabète gestationnel dans notre population obstétricale et quelle est la valeur de ces facteurs en tant qu'outil de dépistage. L'étude porte sur un collectif de 1805 grossesses au cours desquelles un dépistage systématique du DG a été pratiqué (test de O'Sullivan: glycémie veineuse 1 h après une charge de 50 g de glucose p. o. Valeur normale: <7,3 mmol/l), suivi par un test diagnostic en cas de valeur anormale (hyperglyce1mie avec 100 g de glucose p. o. et glycémies veineuses à jeun, 1 h, 2 h et 3 h après surcharge. Valeurs normales [mmol/ l]: <5,3, <10, <8,5, <7,7). Deux groupes ont ainsi été selectionnés: groupe 1, «sans diabète» ($n = 1665$) et groupe 2, «diabète gestationnel9 ($n = 140$; 7,8%). La prévalence des facteurs de risques traditionellement décrits pour le DG a ensuite été comparée entre ces 2 groupe. Les variables comparées étaient l'âge maternel (âge moyen et ≥30 ans), l'obésité maternelle (BMI moyen et >27; BMI = kg/m$^2$), la parité moyenne, les antécédentes familliaux de diabète, l'HTA maternelle chronique, les antécédents obstétricaux de DG, de macrosomie, de malformation et de mort périnatale. Des facteurs liés à la grossesse en cours tels que l'hydramnios ou la suspicion de macrosomie ont été écartés, se sont des complications trop tardives pour servir à un réel dépistage.

## Résultats

Des Différences significatives entre les 2 groupes ont été trouvées concernant l'âge maternel moyen (gr. 1: 28,5 ans; gr. 2: 30,6 ans; $P \leq 0,0005$), le nombre de patientes d'âge ≥30 ans (gr. 1: 23,6%; gr. 2: 57,9%; $P \leq 0,001$), l'obésité: BMI moyen (gr. 1: 22,2; gr. 2: 23,1; $P \leq 0,005$) et BMI >27 (gr. 1: 8%; gr. 2: 13,6%; $P \leq 0,05$), les antécédents familliaux de diabète (gr. 1: 9,6%; gr. 2: 15,7%; $P \leq 0,01$) et les antécédents de DG (gr. 1: 0,1%; gr. 2: 3,6%; $P \leq 0,01$). Aucune différence significative n'est apparue concernant la parité moyenne (gr. 1: 1,6; gr. 2: 1,7), l'HTA cronique (gr. 1: 1,4%; gr. 2: 1,4%), les antécédents de macrosomie (gr. 1: 3,4%; gr. 2: 5,7%), de malformation néonatale (gr. 1: 1,3%; gr. 2: 2,9%) et de mort périnatale (gr. 1: 0,9%; gr. 2: 2,1%). Si l'on ne prend en considération que les facteurs de risque statistiquement significatifs (âge maternel, obésité, antécédents familliaux et antécédents de DG), on constate que seulement 32,1% (45/140) des patientes du groupe DG présentent au moins un facteur de risque et que 83,2% (1385/1665) des patientes du groupe 1 n'en présentent aucun. On en conclu que si la spécificité des facteurs de risque pour le dépistage du DG est de 83,2%, leur sensibilité n'est que de 32,1%, avec une valeur prédictive en présence de facteurs de risque de seulement 13,8% et de 93,6% en l'absence de tels facteurs.

**Conclusion**

Le diabète gestationnel représente un risque réel pour la grossesse et pour le nouveau-né, et sa présence indique une prédisposition à un diabète ultérieur chez la mère. Dans ce contexte il est important de diagnostiquer tous les cas de DG. Compte tenu des mauvaises sensibilité, spécificité et valeur prédictive des facteurs de risque dans notre population un dépistage systématique doit être pratiqué.

# Fetale und mütterliche Reaktionen bei einem Sportprogramm zur Therapie des Gestationsdiabetes (GDM)

P. Bung[1], C. Bung[1], N. Khodguian[2], R. Artal[2]
[1]Universitätsfrauenklinik, Bonn, [2]Women's Hospital, University of Southern California, Los Angeles

Sport und regelmäßige körperliche Aktivität haben ihren Stellenwert in der Therapie des Typ I- und II-Diabetes; beim Gestationsdiabetes existieren hingegen mit dieser Behandlung kaum Erfahrungen. In einer prospektiven Studie sollte ein Sportprogramm hinsichtlich seiner Effizienz auf den Glucosemetabolismus von Gestationsdiabetikerinnen und seiner Auswirkungen auf den Feten und Neonaten überprüft werden. 41 Schwangere mit A2-GDM wurden zwischen der 26. und 32. Schwangerschaftswoche randomisiert (nach Körpergewicht und Alter) und entweder einer „Sport und Diät" (EXE)- oder einer „Insulin und Diät" (INS)-Gruppe zugeordent. Die EXE-Patientinnen ($n = 21$) wurden einem $VO_{2\,max}$-Test unterzogen und trainierten dann unter Supervision 3 × wöchentlich bei 50% $VO_{2\,max}$ über 3 × 15 Minuten auf einem Fahrradergometer. Alle Patientinnen überprüften ihren Blutzucker mehrfach täglich zu Hause, 1 x/Woche wurde ein Nüchternblutzuckerwert (NBZ) in der Klinik bestimmt.

**Ergebnisse**

Keine signifikanten Unterschiede im NBZ ($<100$ mg%) zwischen den Gruppen. $VO_{2\,max}$-Teste und Sportsitzungen wurden von den Schwangeren wie ihren Feten ohne Distress toleriert. Die Schwangerschaftsverläufe und das fetal outcome sowie die neonatale Anpassung waren ohne signifikante Unterschiede zwischen den Gruppen. Gestationsalter und Kindsgewicht bei der Geburt differierten nicht signifikant: 38,97 ± 1,74 (EXE) vs 38,18 ± 2,04 (INS) sowie 3379 ± 534 g (EXE) vs 3482 ± 502 g (INS).

**Schlußfolgerung**

Ein ärztlich überwachtes Sportprogramm kann bei A2-Gestationsdiabetikerinnen sicher und effizient durchgeführt werden. Insulin läßt sich somit vermeiden.

# Über die Risiken einer Schwangerschaft nach Nierentransplantation und Immunsuppression mit Cyclosporin A

C. Bung[1], P. Bung[1], D. Molitor[2]
[1]Universitätsfrauenklinik, [2]Urologische Universitätsklinik, Bonn

Die Zahl der Schwangerschaften nach Nierentransplantation und Immunosuppression mit Cyclosporin A ist mit etwa 50 Fällen weltweit noch gering. Trotz der durch diese Therapie verbesserten Transplantationsergebnisse und durchweg positiver Kasuistiken über erfolg-reiche Schwangerschaften bleibt die Situation für Mutter und Kind sehr risikoreich.

Es wird über die eigene Erfahrung mit einer nierentransplantierten und triple-immunotherapierten Nullipara berichtet, deren Schwangerschaft ohne wesentliche Probleme bis zur 33. Woche gelangte und dann wegen einer foudroyant verlaufenden Präeklampsie per Kaiserschnitt beendet werden mußte. Der Fall wird mit Berichten aus der Weltliteratur verglichen. Es werden die möglichen Wechselwirkungen zwischen Transplantation, triple Immunotherapie und Schwangerschaft auch in der Postpartalzeit, die in unserem Fall durch eine Sepsis verkompliziert wurde, dargestellt. Hieraus werden Empfehlungen für die Frauen mit Kinderwunsch und ihre betreuenden Ärzte abgeleitet.

## Triples et quadruples de Suisse, 1985–1988

R. Arlettaz, G. Duc
Departement für Frauenheilkunde, Abt. für Neonatologie, Universitätsspital, Zürich

### Questions

Quelle est l'incidence des grossesses multiples suisses, jumeaux exclus? Cette incidence est-elle en augmentation? Comment se déroulent ces grossesses? Quelles sont les principales pathologies néonatales? Quel est le taux de survie néonatale?

### Méthode

Dans une étude rétrospective, nous avons regroupé les dossiers (mères et enfants) de toutes les naissances triples et quadruples suisses survenues entre le 1. 1. 1985 et le 31. 12. 1988. Ces chiffres sont comparables aux données de l'office fédéral des statistiques.

### Résultats

77 naissances triples (227 enfants) et 9 naissances quadruples (34 enfants) ont été évaluées, ce qui représente une incidence annuelle de 1/3968 pour les naissances triples et 1/33947 pour les naissances quadruples. Cette incidence est en augmentation constante de 1985 à 1988, l'augmentation se faisant essentiellement au profit des grossesses induites. Le 60% des grossesses triples et le 100% des grossesses quadruples ont été induites. Les principales complications observées durant la grossesse ont été la survenue de contractions prématurées (91% des grossesses triples, 100% des grossesses quadruples) et les prééclampsies (12%). Ces complications ont nécessité une hospitalisation moyenne de 5 semaines (1 j à 20 sem) pour les mères de triplés et de 9 semaine (2 j à 25 sem) pour les mères de quadruplés. Neuf triplés sur dix et la totalité des quadruplés sont nés prématurément, l'âge gestationnel moyen étant de 33 $^{5}/_{7}$ semaines (25 $^{5}/_{7}$–38 $^{5}/_{7}$) pour les triplés et de 30 $^{5}/_{7}$ semaines (27 $^{5}/_{7}$–36$^{3}/_{7}$) pour les quadruplés. Le 90% des triplés et le 100% des quadruplés sont nés par césarienne. Le poids de naissance moyen a été de 1787 g (560 g–3000 g) pour les triplés et de 1189 g (590 g–1980 g) pour les quadruplés. La principale pathologie néonatale a été le syndrome de détresse respiratoire (65,5% des triplés et 85,2% des quadruplés). 18,8% des triplés et 61,8% des quadruplés ont été ventilés artificiellement. La mortalité néonatale des triplés est de 8,9%, celle des quadruplés de 14,7% (en comparaison, celle d'un nouveau-né suisse «moyen» est de 0,44%). La durée d'hospitalisation moyenne pour les enfants ayant survécu a été de 37,3 jours (15–115 j) pour les triplés et de 65 jours (10–112 j) pour les quadruplés.

**Conclusion**

Ces résultats montrent que l'incidence des grossesses multiples induites, jumeaux exclus, augmente. Les complications associées à ces grossesses nécessitent une hospitalisation prolongée des mères. La pathologie néonatale la plus fréquente est le syndrome de détresse respiratoire. La mortalité néonatale des triplés et des quadruplés est respectivement 20 et 33 fois supérieure à celle du nouveau-né suisse moyen.

# Artery-artery twin disruption sequence: Problematik einer monozygoten Geminigravidität

B. von Dach[1], M. K. Hohl[2]
[1]Universitätsfrauenklinik Zürich, [2]Kantonsspital Baden

Monozygote Geminigraviditäten erscheinen mit einer Häufigkeit von 1:200 Lebendgeburten. Häufiger als bei dizygoten Zwillingsschwangerschaften zeigen sich Malformationen sowie Disruptionen als auch Wachstumsrückstände eines Partners aufgrund von Zwillingstransfusion bei gemeinsamer Plazenta.

Wir behandelten im Kantonsspital Baden eine 27jährige Primipara Drittgravida, bei welcher auswärts anläßlich einer sonographischen Kontrolle in der 21. SSW eine Geminigravidität mit Wachstumsretardierung und Hygroma colli von Zwilling B festgestellt worden war. In der 27. SSW gramnegative Sepsis bei Pyelonephritis links und rezidivierende Lungenembolien. Sonographisch hatte Zwilling B noch positive Herztöne, jedoch multiple cystische Strukturen und ein Polyhydramnion. Zwilling A zeigte eine beginnende symmetrische Retardierung und Oligohydramnie. Die Amniocentese ergab bei beiden 46 XX. Wegen Wachstumsstillstand von Zwilling A mit beginnender Herzinsuffizienz und pathologischem CTG, Entbindung eines 830 g leichten Mädchens per sectionem sowie Entwicklung eines Arcadiacus amorphus, welcher postpartal verstarb.

Bei der „Twin reversed arterial perfusion sequence" bestehen arterio-arterielle sowie veno-venöse Shunts der gemeinsamen, meist monochorialen Plazenta. Der arterielle Blutdruck des einen Zwillings übertrifft den des anderen Zwillings früh in der Morphogenese. Der „Unterlegene" übernimmt dann einen umgekehrten arteriellen Fluß vom anderen Zwilling. Es wird „gebrauchtes" Blut vom Donor in die iliakalen Gefäße des Empfängers gesendet. Dies durchblutet v. a. den unteren Teil des Körpers. Im Extremfall bildet sich ein amorpher Zwilling. Der Donorzwilling dagegen hat eine exzessive cardiale Belastung mit allen Konsequenzen. Strukturdefekte aufgrund von Gefäßmißbildungen der gemeinsamen Plazenta treten bei 1% der monozygoten Zwillinge auf. Unsere Kasuistik soll auf die potentielle Problematik einer monozygoten Geminigravidität aufmerksam machen.

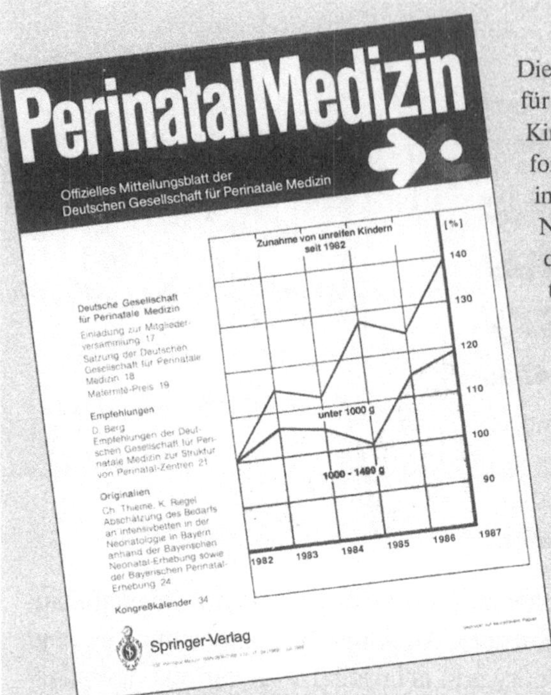


Die Zeitschrift **PerinatalMedizin** ist ein Forum für alle, die in der Versorgung von Mutter und Kind praktisch und theoretisch arbeiten und forschen. Die Zeitschrift richtet sich an Ärzte in Praxis und Klinik, Geburtshelfer und Neonatologen sowie die mit dem Kind in der Perinatalmedizin befaßten und in theoretischen Instituten arbeitenden Wissenschaftler. In **PerinatalMedizin** finden Sie Originalarbeiten, Übersichts-arbeiten, Kasuistiken, Buchbesprechun gen, Kongreßberichte sowie die Mit-teilungen der Deutschen Gesellschaft für Perinatale Medizin, mit Leitlinien und Standardempfehlungen.

Schriftleiter:   J. W. Dudenhausen, Berlin

Herausgeber:   A. Huch, Zürich

W. Künzel, Gießen

K. Riegel, München

E. Saling, Berlin

E. Schmidt, Düsseldorf

In Zusammenarbeit mit einem Wissenschaftlichen Beirat

**Interessengebiete:**
Perinatalmedizin, Neonatologie, Gynäkologie, Geburtshilfe

**Bezugsbedingungen:**
1991 (4 Hefte) DM 96,–
zuzgl. Versandkosten

---

**BESTELLSCHEIN**

*PerinatalMedizin*

Titel Nr. 152          ISSN 0936-7160

☐ Hiermit abonniere ich ab 1991, Heft 1 (4 Hefte): DM 96,– zzgl. Versandkosten*
☐ Bitte schicken Sie ein Probeheft.

Name/Adresse

Datum/Unterschrift

Bitte bestellen Sie bei Ihrem Buchhändler oder bei Springer-Verlag Wissenschaftliche Information Tiergartenstrasse 17 D-6900 Heidelberg

* Hinweis: Ich weiß, daß ich diese Bestellung innerhalb von 10 Tagen schriftlich bei der Bestelladresse widerrufen kann, wobei die rechtzeitige Absendung des Widerrufschreibens zur Wahrung der Frist genügt. Ich bestätige die Kenntnis dieser Widerrufsbelehrung durch meine zweite Unterschrift:

2. Unterschrift

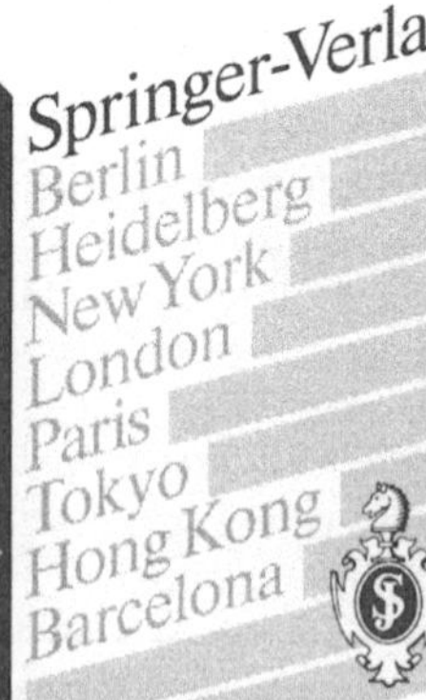


tm.20.375/E/1

A 6

**Subscription Information**

Volumes 249–250 (4 issues each) will appear in 1991.

*North America.* Recommended annual subscription rate: Approx. US $ 515.00 (single issue price: approx. US $ 73.00) including carriage charges. Subscriptions are entered with prepayment only. Orders should be addressed to:
Springer-Verlag New York Inc.
Service Center Secaucus
44 Hartz Way
Secaucus, NJ 07094, USA
Tel. (201) 348-4033, Telex 023-125994

*All Other Countries.* Recommended annual subscription rate: DM 756.00 plus carriage charges; [Federal Republic of Germany: DM 18.40 incl. value added tax; all other countries: DM 40.40 except for the following countries to which SAL delivery (Surface Airmail Lifted) is mandatory: Japan DM 83.60, India DM 64.40, Australia/New Zealand DM 94.00. Airmail delivery to all other countries is available upon request.] Volume price: DM 378.00, single issue price: DM 113.40 plus carriage charges. Subscriptions can either be placed via a bookdealer or sent directly to:
Springer-Verlag, Heidelberger Platz 3,
1000 Berlin 33, FRG, Tel. (0) 30/8207-1,
Telex 1-83319

*Changes of Address.* Allow six weeks for all changes to become effective. All Communications should include both old and new addresses (with Postal Codes) and should be accompanied by a mailing label from a recent issue.

*Back Volumes.* Prices are available on request.

*Microform.* Microform editions are available from:
University Microfilm International
300 N. Zeeb Road
Ann Arbor, MI 48106, USA

**Production**

Springer-Verlag
Ina Conrad
Journal Production Department I
Postfach 105280
W-6900 Heidelberg 1
Federal Republic of Germany
Tel. (0) 6221/487-431, Telex 4-61723
FAX (0) 6221/487624

**Responsible for Advertisements**

Springer-Verlag
E. Lückermann
Heidelberger Platz 3
1000 Berlin 33
Federal Republic of Germany
Tel. (0) 30/8207-0, Telex 1-85411
FAX (0) 30/8207300

**Printers**

Druckhaus Beltz
W-6944 Hemsbach/Bergstrasse
Federal Republic of Germany

© Springer-Verlag Berlin Heidelberg 1991
Originally published by Springer-Verlag
Berlin Heidelberg New York in 1991.

ISBN 978-3-662-37103-9     ISBN 978-3-662-37811-3 (eBook)
DOI 10.1007/978-3-662-37811-3